Oeffentliche Rechenschaft

über

meine zwölfjährige Dienstführung

als zweiter Arzt

des

Königl. Charité-Krankenhauses zu Berlin,

nebst Erfahrungen

über

Krankenhäuser und Irrenanstalten.

Vom

Dr. Ernst Horn,

Königl. Preuß. Geheimen Medizinalrathe, ordentl. öffentl. Professor der Klinik an der Königl. mediz.-chirurg. Militär-Akademie, Direktor der Königl. mediz.-klinischen Lehranstalt im Charité-Krankenhause, zweitem Direktor des klinischen Kursus der Militär-Aerzte, ordentl. Mitgliede der Königl. wissenschaftl. Deputation für das Medizinalwesen im Ministerium der Geistlichen-, Unterrichts- und Medizinal-Angelegenheiten, Ritter des eisernen Kreuzes am w. B. zweiter Klasse, und mehrerer gelehrten Gesellschaften in Deutschland, Frankreich und in der Schweiz Mitgliede.

Mit 6 Kupfern.

Berlin 1818.

In der Realschulbuchhandlung.

Vorrede.

Als ich im Anfange dieses Jahres, aus Gründen, die zur öffentlichen Mittheilung nicht geeignet sind, den Entschluß gefaßt hatte, das Amt des zweiten Arztes des Königl. Charité-Krankenhauses niederzulegen, und hierauf am 8ten Februar 1818 **Seine Majestät** den **König** wirklich um meine Entlassung dringend bat, erkannte ich es auch zugleich für eine heilige Pflicht, öffentliche Rechenschaft zu geben von meiner zwölfjährigen Dienstführung, und darzuthun, daß ich redlich bemüht gewesen sei, in dem mir anvertrauten Berufe zum Heil der Menschheit zu wirken.

Nach dem dabei zum Grunde gelegten Plane sollten in dieser Schrift ausschließlich nur meine Wirksamkeit als Lazaretharzt dargestellt und die Resultate meiner Erfahrungen über Krankenhäuser und Irrenanstalten mitgetheilt werden. Dadurch hoffte ich, nicht nur der mir selbst auferlegten Verpflichtung zu genügen, sondern auch zugleich zur Erweiterung der Lazarethkunde beizutragen und angehenden Lazareth- und Irrenärzten durch manchen guten Rath nützlich zu werden.

Da erschien aber (zu Ende des Aprils 1818) die Vertheidigungsschrift des Herrn Geheimen Ober-Medizinalraths Dr. Kohlrausch*), in welcher ich nicht nur der Härte, Grausamkeit und Unwissenheit beschuldigt, sondern auch für die wichtigsten Mängel der Anstalt in Anspruch genommen werde. Und dies veränderte den ursprünglichen Plan zur gegenwärtigen Schrift; machte eine bedeutende Erweiterung derselben und die Erwähnung alles Dessen nothwendig, was zum Beweise dient, daß die Behauptungen und Beschuldigungen des Herrn ꝛc. Dr. Kohlrausch gegen mich von ihm selbst wohl nicht ernstlich gemeint, daß sie unrichtig und ungegründet sind, und daß die mancherlei Mängel und Uebelstände des Charité-Krankenhauses nicht mir zur Last gelegt werden können.

---

*) Des Geheimen Ober-Medizinalraths Dr. Heinrich Kohlrausch zu Berlin öffentliche Vertheidigung gegen öffentliche Verunglimpfung. Verfaßt von Dr. Carl Ernst Schmid, Geh. u. Ober-Appellationsrathe zu Jena. Jena 1818.

Sollte jedoch das Publikum hiervon die vollkommene Ueberzeugung erhalten: so durfte auch die bittere Wahrheit nicht verschwiegen werden, und obwohl ich es selbst fühle, wie viel besser es gewesen wäre, wenn Herr rc. Dr. Kohlrausch mich zu der in der folgenden Darstellung enthaltenen Ausführlichkeit nicht gezwungen hätte; so wird solche doch von Niemandem gemißbilligt werden können und auch von den Aufsichts- und Verwaltungsbehörden der Anstalt nicht, welche den Inhalt jener Vertheidigungsschrift unbeachtet — und mir die **Selbstvertheidigung** überlassen haben.

Wie der Inhalt der gegenwärtigen Schrift klar beweisen wird, bin ich, so viel es meine beschränkte Dienststellung erlaubte, zur Abhülfe der Mängel der Anstalt stets bemüht gewesen. Die Anstalt ist in vielen wesentlichen Beziehungen, verglichen mit ihrer frühern Beschaffenheit, durch mich verbessert, und von mir nicht unterlassen worden, die vorgesetzten Behörden um die Mittel zu einer größeren Vervollkommnung der Anstalt unausgesetzt zu bitten. Auch würde diese gewiß gelungen sein, wenn die bisherigen Zeitumstände sie nicht gewaltsam verhindert hätten.

Nie war ich indeß wirklicher Direktor

der Anstalt. — Niemals war die ökonomische oder finanzielle Verwaltung derselben mir anvertraut. Nur die medizinische Behandlung von vier Krankenabtheilungen der Anstalt habe ich zu besorgen gehabt, und mein Verhältniß als zweiter Arzt zur Administration des Hauses (vergl. die im Ersten Abschnitte mitgetheilten Dienst-Instruktionen der Aerzte, Offizianten ꝛc. desselben) war ganz dasselbe, wie das des Herrn ꝛc. Dr. Kohlrausch, der das Amt des dirigirenden Wundarztes und Geburtshelfers der Charité einige Jahre verwaltete.

Oeffentlich muß ich mit tief empfundenem Danke der wohlwollenden Unterstützungen und Ermunterungen gedenken, mit welchen die vorgesetzten Behörden, und vor allen Se. Exzellenz, der Königl. Statsminister Herr Freiherr von Schuckmann, während seiner Verwaltung des Medizinal-Departements, die Königl. Regierung und das Königl. Armen-Direktorium, das letztere während meiner ganzen Dienstzeit, meinen Bestrebungen entgegen gekommen sind; denn ohne ihr menschenfreundliches Wohlwollen und ohne höhere Unterstützung würde mir manche Verbesserung der Anstalt nicht gelungen sein, die kein unbefangener

Sachkundiger in ihr verkennen wird, der die wahren und wichtigsten Bedürfnisse einer großen Krankenanstalt recht zu würdigen versteht. Und wie viel weniger würde ich jetzt noch zu beklagen gehabt haben, wenn die anerkannt unglücklichen Zeitverhältnisse vom Jahre 1806 — 1813 eine hinreichende Vergrößerung der Statsfonds nicht so ganz vereitelt hätten.

Aus dem angedeuteten Gesichtspunkte der gegenwärtigen Schrift folgt von selbst, daß ich bei der Entwickelung der Umstände und Ursachen der Gebrechen der Anstalt ohne Ausnahme Niemanden habe kränken wollen.

Für den, nach dem ursprünglichen Plan beabsichtigten, wissenschaftlichen Zweck schien es mir auch passend, einige Verfahrungsarten bei Behandlung der Irren, welche durch die Erfahrung sich völlig bewährt haben, näher zu erläutern, andere durch Zeichnungen zu versinnlichen. Manche therapeutische Bemerkungen, so wie die Erfahrungen aus dem Gebiete der lazarethärztlichen Praxis, werden vielen von meinen entfernten Zuhörern vielleicht nicht unwillkommen sein.

Gewiß trägt endlich auch die gegenwärtige Schrift zur künftigen zweckmäßigern Einrichtung, mithin zur wahren Verbesserung des Charité-Krankenhauses bei, und dann darf ich die harten Beschuldigungen vergessen, welche zur Erweiterung des Inhalts dieser Schrift die Veranlassung gegeben haben.

Und so scheide ich, nachdem Se. Majestät der König am 13ten September d. J. meine Entlassung als Arzt der Anstalt mir in Gnaden bewilligt, jetzt aus einem Wirkungskreise, dem ich in einer Reihe von Jahren meine besten Kräfte gewidmet habe. Ich scheide, in meinem Gewissen über die Erfüllung meiner schweren Pflichten völlig beruhigt, ich scheide mit dankbarer Erinnerung an Alle, welche mich in meinen guten Absichten zum Wohl der Anstalt redlich unterstützt haben, und verlasse die Anstalt (wiewohl ich auch ferner, als öffentlicher Lehrer der medizinischen Klinik der Königl. medizinisch-chirurgischen Militär-Akademie, die medizinisch-klinische Lehranstalt im Charité-Krankenhause leite) mit den herzlichsten Wünschen für das Gedeihen derselben.

Geschrieben bei meinem Abgange als Arzt des Charité-Krankenhauses, am 2ten Oktober 1818.

Dr. Ernst Horn.

Inhalts-Verzeichniß.

Erster Abschnitt.

Zweiter Abschnitt.

Dritter Abschnitt.

Vierter Abschnitt.

Vierzehnter Abschnitt.

Erster Abschnitt.

Alter des Charité=Krankenhauses zu Berlin. Zwecke dieser Anstalt. Ihre bisherigen Aerzte und Wundärzte. Dienst=Instruktionen derselben. Pensionär= und Stabs=Chirurgen. Deren Dienst=Instruktion. Subchirurgen. Deren Dienst=Instruktion Ober=Inspektor, Oekonomie=Inspektor, Hausväter. Dienst=Instruktionen derselben.

Das Charité=Krankenhaus wurde auf Befehl des Königs Friedrich I. im Jahre 1710 erbaut. Es sollte dazu dienen, arme und gebrechliche Alte bis zu ihrem Tode zu verpflegen, Schwangere aufzunehmen, um solche unentgeldlich zu entbinden, und ansteckende Kranke, besonders Venerische und Krätzige, dem Publikum zu entziehen und zu heilen. Ein anderer Zweck, das neue Institut zu einem Krankenhause für die Garnison zu widmen, ging nicht ganz in Erfüllung, obwohl zu allen Zeiten, und bis zu diesem Augenblicke, wichtige Militärkranke, z. B. Geisteskranke, in dasselbe aufgenommen wurden.

Im Jahre 1726 wurde dieses Institut, nach einem von dem um die Stiftung des Königl. Collegii medico-chirurgici verdienten General=Chirurgus und Leibarzt Holzendorff entworfenen und von Sr. Maj. dem Könige genehmigten Plane, nach welchem die Charité zugleich als eine praktische Bildungs=Anstalt der Militär=

Aerzte diente, als ein allgemeines Krankenhaus für die Residenz betrachtet, in welchem sowohl arme bürgerliche Kranke aus der Stadt, als auch gefährlich kranke Soldaten, unentgeldlich behandelt wurden, und im Jahre 1727 erhielt die Anstalt nach dem Willen des Königs den Namen der Charité. Friedrich II. ließ das Charité-Gebäude bedeutend erweitern, und dieser neue Bau ward 1786 vollendet.

Das ganze Gebäude bekam bei diesem Bau die Gestalt eines griechischen Π. Die Vorderseite erhielt eine Länge von 450 und jeder Seitenflügel von 280 Fuß. Das Gebäude ist 3 Abtheilungen hoch.

Im Jahre 1799, als das in Berlin gelegene Irrenhaus in der Nacht vom 1sten auf den 2ten Septbr. 1798 abgebrannt war, wurde ein großer Theil der darauf einstweilen im Arbeitshause untergebrachten Geisteskranken in die Charité aufgenommen, und seit dieser Zeit blieb die Irren-Anstalt, die größte und wichtigste im Lande, mit diesem allgemeinen Krankenhause in Verbindung. Dafür wurde aber auch auf des Königs Befehl das Hospital der Altersschwachen aus der Charité entfernt und in einem besonderen Gebäude in der Stadt (im Neuen Hospital) untergebracht.

Im Jahre 1798 wurde ein zweiter dirigirender Arzt unter der Verpflichtung für die Anstalt angestellt, in dem Gebäude der Charité selbst zu wohnen und unter der Direktion des Königl. Armen-Direktoriums die ärztliche Aufsicht zu führen, und 1810 wurde auch ein zweiter dirigirender Wundarzt und Geburtshelfer angestellt und ihm ebenfalls eine Wohnung im Gebäude der Anstalt angewiesen.

Die Summe aller Krankenzimmer gewährt einen Raum, um im Nothfalle 750 Kranke unterzubringen. Dieser Raum ist aber nicht hinreichend, da die Zahl der gesammten Kranken häufig die Summe von 800 übersteigt, und unter diesen sich viele befinden, die ohne Beeinträchtigung der Krankenpflege, nicht mit mehreren anderen Kranken ein Zimmer theilen, sondern isolirt werden sollten.

Zu einer zweckmäßigen Aufnahme und Pflege von 750 Kranken ist daher der Raum nicht groß genug, um so weniger, da die meisten Krankenzimmer billig von Zeit zu Zeit leer stehen und vollständig gereinigt und gelüftet werden sollten, was sich jetzt nur dann thun läßt, wenn die Kranken dichter, als es erlaubt ist, zusammengelegt werden, oder wenn man seine Zuflucht zu Fluren und Badezimmern nimmt und die leichten Kranken einige Tage in denselben unterzubringen sucht. Doch ist dies häufig mit Nachtheilen verbunden, da die Temperatur der Luft oft zu schnell wechselt, und die meisten Abtheilungen der Fluren der Zugluft zu sehr ausgesetzt sind, um die in denselben untergebrachten Kranken vor Erkältung hinreichend zu schützen. Diese Beschränktheit des Raums ist von Jahr zu Jahr fühlbarer geworden, da nicht zu leugnen ist, daß die Zahl der Armen, mithin auch der armen Kranken, seit den lezten Jahren zugenommen hat. Hierin liegt der Grund, daß in der Regel in der hiesigen Anstalt sich stets mehr Kranke befinden, als nach den Forderungen einer guten Lazareth-Ordnung darin zu Einer Zeit verpflegt werden sollten.

Bei der dermaligen Verfassung dient nun die ganze Anstalt zur Erreichung folgender Zwecke:

1) Sie ist zuerst Heilanstalt für arme Kranke, zunächst für Berlin und die umliegende Gegend. Eine Menge von Kranken aus den untersten Klassen, die von allen Hülfsmitteln entblößt sind, werden darin aufgenommen und geheilt. Dies gilt namentlich von denen mit ansteckenden Krankheiten, sowohl hitzigen als chronischen, die nach den Forderungen der Medicinalpolizei, vom Publikum entfernt und isolirt werden sollen. Hierzu gehören ansteckende Fieber aller Art, Nervenfieber, Faulfieber, Pocken, Scharlach, Masern, Wasserscheu, und von den chronischen Krankheiten vorzüglich die venerische Krankheit und die Krätze, zu deren Aufnahme die Charité von jeher besonders bestimmt war. Nicht weniger aber finden auch Verunglückte, Verwundete, die auf eine geschickte chirurgische Hülfe und äußere Pflege Anspruch machen, hier eine solche.

Hierher gehören auch die armen Schwangern, die armen und kranken Wöchnerinnen und die Geisteskranken, welche sich zur Aufnahme in eine öffentliche Anstalt eignen, wenn ihnen die gehörige Aufsicht fehlt, und sie deshalb leicht sich selbst und andern gefährlich werden können. Zur Erfüllung dieser Zwecke dienen daher die Entbindungsanstalt und die Irrenanstalt.

Diese Heilanstalten sind seit geraumer Zeit dahin ausgedehnt, daß viele Kranke, theils aus den vornehmern, theils aus den mittlern, theils aus den geringern Ständen, nach verschiedenen Verpflegungssätzen, für Geld aufgenommen werden. Diese Verpflegungssätze betragen monatlich 4 Rthlr., 4 Rthlr. 16 gr., 6 Rthlr., 14 Rthlr., und wenn besondere Zimmer und eigene Wärter verlangt werden, wenn der beste Tisch (der sogenannte Officianten-Tisch) gereicht wird, wenn eine besondere Erleuchtung, wenn Recreationen u. s. w. nöthig werden, 25 — 30 — 50 Rthlr. monatlich.

Die Aufnahme der sämmtlichen Kranken hing sonst von dem Königl. Armen-Direktorium ab. Seit kurzem hat jedoch die Königl. Regierung verfügt, daß ohne ihre Genehmigung zwar alle übrigen Kranken, nur nicht Geisteskranke aufgenommen werden sollen.

2) Der zweite Hauptzweck der Anstalt ist der des medizinisch- und chirurgisch-klinischen Unterrichts, welcher nach der Königl. Verfügung, und namentlich nach den Statuten der Königl. medizinisch-chirurgischen Militär-Akademie vom 27sten Juli 1811, Behufs der Bildung angehender Militärärzte, in der hiesigen Anstalt ertheilt wird. Hierauf beruht die Gründung zweier klinischer Lehranstalten für die Königl. medizinisch-chirurgische Militär-Akademie: einer medizinisch-klinischen und einer chirurgisch-ophthalmologisch-klinischen. Die bei diesen Instituten angestellten Lehrer haben die Befugniß, die dazu sich eignenden Kranken in die für die klinischen Vorträge bestimmten Zimmer zu legen und an die öffentliche Beobachtung und Behandlung derselben die Anleitungen zur medizinischen und chirurgischen Praxis zu knüpfen.

Außer diesen beiden klinischen Lehranstalten existirt hier auch seit kurzer Zeit eine Hebammen-Schule, in welcher alle Jahr die aus der Provinz Brandenburg sich zu Hebammen eignenden Subjekte zu ihrem künftigen Beruf angewiesen und praktisch geübt werden.

Die erste medizinische Oberaufsicht über die Charité war dem General-Chirurgus Dr. Holzendorff anvertraut und unter ihm stand als erster Arzt Dr. Eller *). Der erste Wundarzt, der Regiments-Chirurgus Senf und einige Pensionär- und andere Chirurgen, die für den Felddienst bei der Armee sich bilden sollten, waren ihnen als Gehülfen angewiesen. An die Stelle des Eller trat der Dr. Schaarschmidt, welcher jedoch, nach dem Antrage Eines Königl Armen-Direktoriums, durch eine Kabinets-Order vom Jahre 1744, „von der Function als Medicus in der Charité removirt wurde." — An dessen Stelle wurde, auf Empfehlung Eines Königl. Armen-Directoriums, im April 1744 der Dr. Muzel angestellt, welcher diesem Geschäfte über 30 Jahre vorstand. Die demselben ertheilte Dienst-Instruktion **) legt ihm die

*) Nützliche auserlesene medizinische und chirurgische Anmerkungen, sowohl von innerlichen als äusserlichen Krankheiten und bei selbigen zum Theil verrichteten Operationen, welche bisher in dem von Sr. Königl. Majestät in Preußen gestifteten Lazareth der Charité zu Berlin vorgefallen, nebst einer vorangegebenen kurzen Beschreibung der Stiftung, Anwachs und jetziger Beschaffenheit dieses Hauses, entworfen von Dr. Johann Theodor Eller, Königl. Feldmedicus ꝛc. Berlin 1730.

**) Aus diesen und den folgenden Dienst-Instruktionen ergiebt sich am besten die Natur und der Umfang des Geschäfts eines jeden bei dieser Anstalt angestellten Beamten. Aus diesem Grunde glaubte ich sie mittheilen zu müssen. Es erhellt daraus, wie sehr beschränkt die Sphäre der amtlichen Wirksamkeit war, welche dem zweiten Arzt der Anstalt angewiesen worden, und wie we-

Verpflichtung auf, die Anstalt wenigstens zweimal in der Woche zu besuchen, auch, auf gebührendes Anzeigen des Ober-Inspektors und der Pensionär-Chirurgen, bei gefährlichen Krankheiten sich extraordinär einzufinden und sich von den Pensionär-Chirurgen oft rapportiren zu lassen. Wie die in der Charité befindlichen Kranken zu curiren und zu tractiren, werde desselben Geschicklichkeit und Dexterität überlassen, da man nicht zweifle, er werde seine Kuren so einrichten, wie er es vor Gott und vor Sr. Königl. Majestät verantworten könne. Auf die Inficirten müsse besser als bisher Achtung gegeben werden. Alle Woche müsse Revision im Lazareth gehalten und examinirt werden: welche Kranke gesund oder inkurabel, damit die Gesundgewordenen nicht unnöthig der Charité zur Last liegen blieben, die Inkurablen aber entweder in das Lazareth der Charité gebracht oder sonst vom Armen-Direktorium versorgt werden könnten.

Am 3ten October 1776 genehmigte des Königs Majestät den Antrag des Geheimen Raths Dr. Muzel, seinem einzigen Sohne seine Stelle als Arzt der Charité abtreten zu dürfen, welcher den 28sten October desselben

---

nig der Name eines Direktors für ihn paßte, welches er auch nie gewesen ist, nie seyn sollte! Das Publikum mag, nach den Resultaten dieser Schrift, beurtheilen, ob es vielleicht nützlicher für die Anstalt gewesen seyn möchte, wenn er nicht bloß Arzt von vier Krankenabtheilungen, sondern auch Direktor des Hauses gewesen wäre. — Hoffentlich werden diese Instruktionen in Zukunft zweckmäßige Abänderungen, deren sie wohl bedürfen, erhalten. Ihre öffentliche Mittheilung kann diese Reform befördern.

Jahres eingeführt wurde. Im April 1778 starb aber derselbe schon, und der Dr. Selle bewarb sich um dessen Stelle. Der damalige Ober-Inspektor Habermaaß verwandte sich für den lezteren, indem er dem Königl. Armen-Direktorium versicherte: der Dr. Selle habe sich, seit dem Tode des Professors Muzel, die Interims-Besorgung der Charité, vorzüglich der innerlich Kranken, dermaßen angelegen seyn lassen, daß ihm darüber das Lob eines sehr fleißigen, willfährigen und mühsamen, auch, nach seiner Einsicht, geschickten Arztes ertheilt werden könne. Mit Recht wurde diese Anmaßung von der medizinischen Oberbehörde gemißbilligt; denn nach dem Antrage des Geheimen Raths Koth[illegible]ius wurde der Habermaaß dahin beschieden: „wie er sich habe unterstehen können, bei vacanten medizinischen oder chirurgischen Plätzen Subjekte in Vorschlag zu bringen?" — Der Dr. Selle bekam diese Stelle, und nach seiner Dienst-Instruktion vom 20sten May 1778 wurde er verpflichtet, die Charité wöchentlich wenigstens zweimal zu besuchen.

Am 9ten November 1800 starb der Dr. Selle und nach einer Königl. Kabinets-Order vom 23sten Decbr. dieses Jahres wurde der damalige Hofrath und Professor Dr. Hufeland in Jena an Selle's Stelle als Königl. Leibarzt und 1ster Arzt der Charité berufen, nachdem zu Anfange des Jahres 1798 der Geheime Rath Dr. Fritze als 2ter dirigirender Arzt der Anstalt, mit der Verpflichtung, in derselben zu wohnen, angestellt worden war.

Nach der Dienst-Instruktion des 1sten Arztes der Charité vom 23sten Januar 1801, vollzogen von den Herren Staatsministern von Schulenburg und von Massow Excellenzien, soll derselbe nach §. 1. als wirkliches Mitglied den Konferenzen des Königl. Armen-Direktorii beiwohnen, dabei seine Meinung nach seiner Einsicht, Wissenschaft oder Erfahrung, mündlich oder schriftlich, pflichtmäßig geben; die ihm vom Präsidio des Armen-Direktorii eingesandten Vorträge und Arbeiten gründlich und prompt besorgen; vorzüglich aber die bei den unter dem Armen-Direktorio stehenden Armen-Anstalten errichteten Lazarethe von Zeit zu Zeit visitiren, die bei selbigen entdeckten Mängel dem Collegio anzeigen, und etwanige Vorschläge zu deren Verbesserung machen.

Nach §. 2. soll er als 1ster Arzt der Charité gemeinschaftlich mit dem 2ten Arzte, die Mitaufsicht über sämmtliche darin befindliche Ober- und Unter-Wundärzte, Provisors der Apotheke, Aufwärter und Aufwärterinnen, in medizinischer Rücksicht, haben, und dahin sehen, daß von diesen sämmtlichen Personen die Kranken gehörig behandelt und verpflegt werden.

Nach §. 3. soll, was die medizinische Behandlung der Kranken betrifft, hauptsächlich zu seinem Ressort alles gehören, was im Allgemeinen hierauf Bezug hat. Besonders bei wichtigen Dingen und gefährlichen Krankheiten, werde der 2te Arzt seinen Rath einzuholen nicht ermangeln. Insbesondere werde er aber auf die dem Geheimen Rath Fritze, als 2ten Arzte, unter dem 17ten Januar 1798 ertheilte Instruktion gleichfalls verwiesen, um sich hiernach in vorkommenden Fällen nicht nur selbst zu achten, sondern auch darauf mit zu sehen, daß solcher überall nachgelebt werde.

Nach §. 4. wird ihm zur besondern und vorzüglichen Pflicht gemacht, alle Woche, an einem von ihm für beständig festzusetzenden Tage, das Lazareth der Charité in allen Stationen zu visitiren, wobei ihn der 2te Arzt begleiten wird. Bei dieser Gelegenheit hat er gemeinschaftlich mit selbigem das, was zur Beförderung der Gesundheit der Patienten und zur Abhelfung kleiner Mängel gehört, wohl zu überlegen und das Erforderliche hierüber gleich anzuordnen.

Nach §. 5. hat er wichtige Gegenstände in chirurgischer, medizinischer und pharmazeutischer Hinsicht, die einer Abänderung oder Verbesserung bedürfen, bei den Konferenzen, welche alle Monat den lezten Sonnabend in der Charité selbst, unter dem Vorsitz der beiden unterzeichneten Chefs (v. Schulenburg und v. Massow), gehalten werden, vorzulegen und sie deren weiterer Prüfung und Entscheidung zu unterwerfen.

Im §. 6. heißt es: Im Fall der 2te Arzt zu einer Reise genöthigt, oder von einer ihn befallenen Krankheit an der Ausübung seiner Geschäfte verhindert werden sollte, wird ihm solches vom 2ten Arzt angezeigt werden, und liegt ihm alsdann ob, entweder selbst dessen Stelle nach ihrem ganzen Umfange zu vertreten, oder falls habender Verhinderungen einen andern Arzt hierzu vorzuschlagen.

Nach §. 7.: Schließlich haben beide Chefs, sowohl des Medizinalwesens, als des Armen-Direktorii, zu dem ersten dirigirenden Arzte das Zutrauen, daß, da die Charité Hülfe, Liebe und Trost den aufzunehmenden Patienten gewähren soll, er zur Erreichung dieses so wichtigen

Endzwecks alles beitragen, und daher durch Folgsamkeit gegen seine Vorgesetzten, Verträglichkeit gegen die neben ihm Dienenden und strenge, aber freundliche, Aufsicht auf die unter ihm stehenden Diener des Hauses vorangehen und mit seinem eigenen Beispiele die übrigen zur Ausübung ihrer Pflichten ermuntern werde.

Der lutherische Charité-Prediger Pramer gab im Jahre 1796 eine kleine Schrift unter dem Titel: „Einige Worte über die Berlinische Charité" in den Druck, worin mit starken, doch größtentheils wahren, Farben mehrere drückende Mängel derselben gerügt wurden. Des Königs Majestät befahl deshalb unter dem 4ten Septbr. 1798 dem Ober-Konsistorial-Präsidenten Hrn. von Scheve, den Zustand der Charité auf das genaueste untersuchen und den gegründeten Beschwerden abhelfen zu lassen, und hierzu, nach seiner Auswahl, einige Aerzte zuzuziehen. Hiermit wurden beauftragt: der Geheime Rath Dr. Heim, der Geheime Rath Dr. Formey und der Hof-Rath Dr. Bremer, welche die Anstalt aufs Genaueste und nach allen ihren Zweigen untersuchten, und den 5ten Oktober 1798 einen vollständigen Bericht darüber erstatteten. Leider fand man jene Rügen größtentheils gegründet. Als Ursachen derselben wurden angegeben:

1) Der zu geringe Fond der Anstalt; 2) das mit der Charité verbundene Hospital; 3) der damals auf Allerhöchsten Befehl betriebene Bau des Hauptgebäudes, wodurch der Raum für die Kranken beengt wurde, und 4) der Mangel einer beständigen Aufsicht des Arztes, da derselbe nicht im Hause wohne.

Hierauf erfolgte unter dem 27sten Oktober 1798 an den Ober-Konsistorial-Präsidenten Herrn von Scheve eine Königl. Kabinets-Order, wodurch die Trennung des sogenannten Hospitals von der Charité, die Verbesserung der Fonds, und die Ernennung des Geheimen Raths Fritze zum zweiten dirigirenden Arzte, mit der Verpflichtung, in der Anstalt selbst zu wohnen, bestimmt wurden.

Derselbe wurde mit zweien Dienst-Instruktionen versehen, welche wörtlich also lauten:

I.

Instruktion für den Herrn Geheimen Rath und Professor Fritze, als zweiter Arzt der Charité.

Nachdem durch das Uebereinkommen der beiden jetzigen Chefs des Medizinalwesens und Armen-Direktoriums, der Herr Geheime Rath und Professor Fritze als zweiter Arzt der Charité Sr. Majestät dem Könige vorgeschlagen, und dieser Vorschlag von Höchstdenenselben genehmigt worden: so wird ihm über seine Amtsverrichtungen hiermit folgende Instruktion ertheilt:

1.

Der zweite Arzt ist verpflichtet, die Charité unausgesetzt alle Tage in den Vormittagsstunden zu besuchen und eine genaue Revision aller daselbst befindlichen, zu seinem Ressort gehörigen Kranken zu halten, die neu angekommenen gehörig zu untersuchen und die erforderlichen Heil- und Pflegemittel zu verordnen.

2.

Zu seiner Station gehören alle innern Krankheiten, zu welchen die krätzigen und, in Rücksicht der innern Behandlung, auch die venerischen Krankheiten gehören, über welche leztere er, im Fall wichtige äußere Verletzungen vorhanden sind, den Beistand des Professors Chirurgiae, dermalen des Herrn General-Chirurgus Mursinna, zu fordern hat.

3.

Zu seiner Station hat er, so lange die jetzige Verfassung der Charité, in Rücksicht der Ober- und Unterwundärzte, wie sie jezt ist, besteht, entweder zwei Königl. Pensionär-Chirurgi oder einen von diesen, oder einen Ober-Chirurgus aus der chirurgischen Pépinière, 6 bis 7 Unter-Chirurgi, und die erforderlichen Aufwärter.

4.

Alle diese Personen stehen in medizinischer Rücksicht unter ihm und sind angewiesen, seine Verordnungen genau zu befolgen, worauf er denn, damit die Kranken gehörig behandelt und verpflegt werden, die strengste Aufsicht haben, und selbige zu ihrer Pflicht, bei verweigerter Befolgung, mit Zuziehung des ersten Arztes, und bei fortdauernder Unfolgsamkeit durch gemeinschaftliche Anzeige an das Armen-Direktorium anhalten muß, und wird dieses nicht unterlassen, ihm hierbei alle Assistenz zu leisten, die in dessen Kräften steht.

5.

Was die medizinische Behandlung der Kranken anbetrifft: so wird diese zwar seiner Ueberzeugung, wie er sie vor Gott und Sr. Majestät dem Könige rechtfertigen kann, überlassen, inzwischen hat er doch in wichtigen Fällen den Rath des ersten dirigirenden Arztes einzuhohlen, so wie zu dem Ressort des leztern alles dasjenige gehört, was auf das Allgemeine der medizinischen Behandlung Bezug hat.

6.

Bei Verschreibung der Arzneien läßt er sich so viel als möglich angelegen seyn, Einfachheit in der Wahl und Sparsamkeit in der Menge der Mittel zu beobachten.

7.

Er hält auf gute Führung eines Journals, aus welchem, wenn Nachfrage geschieht, sogleich alles zu einem hinlänglichen und sichern Berichte Erforderliche ersehen werden kann.

8.

Alles, was zur Pflege und Nahrung der Kranken gehört, ist er anzuwenden befugt; aber auch verpflichtet, so viel als möglich Einfachheit und Sparsamkeit in der Wahl und Bestimmung der Speisen und Getränke, der Erfrischungen und Stärkungen zu beobachten, dabei die eingeschränkten Fonds der Charité nicht außer Augen zu setzen und denselben dadurch nicht nachtheilig zu werden. Er muß daher den täglichen Bedarf der Speisen, Getränke und Erfrischungen genau kontrolliren, und nicht gestatten, daß die Ober- und Unterwundärzte hierin willkührlich verfahren, wie sich denn das Armen-Direktorium vorbehält, künftig, nach zu etablirenden Diätsgrundsätzen, bestimmte Einrichtungen und Verordnungen über ökonomische Verpflegung der Kranken zu wachen.

9.

Der erste Arzt wird das Lazareth alle Dienstage Vormittags visitiren, wobei der 2te Arzt jederzeit gegenwärtig seyn muß. Und damit allen etwanigen Mangeln und

Klagen so viel als möglich, ohne Uneinigkeit und bald abgeholfen werden könne, wird ein bestimmter Tag in jedem Monat festgesetzt werden, an welchem beide Aerzte mit den Departements-Räthen der Charité, mit dem Professor Chirurgiae und mit dem Ober-Inspektor des Hauses sich zu einer Konferenz vereinigen, um in medizinischer, chirurgischer, pharmazeutischer und ökonomischer Hinsicht das Nöthige entweder unmittelbar zu verfügen, oder, im Fall dies die Umstände nicht erlauben, einen Bericht an das Armen-Direktorium aufzusetzen und einzusenden.

10.

Im Fall einer Krankheit oder nothwendigen Reise, wird er dies dem ersten dirigirenden Arzte anzeigen, damit dieser entweder selbst seine Stelle vertrete, oder einen dazu vorschlagen könne.

11.

Da das Königl. Armen-Direktorium mit dem Chef der medizinischen Anstalten, des Herrn Grafen von der Schulenburg Excellenz, in Besetzung dieser Stelle dahin übereingekommen, und von Sr. Majestät dem Könige befohlen ist, daß der zweite Arzt zugleich Professor der Klinik und 2ter Direktor des von den zu approbirenden Aerzten durchzugehenden praktischen Cursus seyn sollte: so erwartet das Armen-Direktorium, daß er alle diese Pflichten, über welche leztere er von des Herrn ꝛc. von der Schulenburg Excellenz besondere Instruktionen erhalten wird, so vereinigen werde, daß keine der Erfüllung der andern im Wege stehe.

12.

Ueberhaupt versieht sich das Armen-Direktorium zu

dem Herrn Geheimen Rath Fritze, daß, da er bei diesem Hause so zu sagen in der Mitte steht, er es nicht an der gehörigen Folgsamkeit gegen seine Vorgesetzten, noch an der unumgänglich nothwendigen Verträglichkeit gegen seine neben ihm Dienende, noch der eben so nothwendigen zwar strengen, aber freundlichen Aufsicht auf die unter ihm stehenden Diener des Hauses fehlen lassen werde.

Das Haus soll Hülfe, Liebe und Trost gewähren, und so müssen die Vorgesetzten mit ihrem eigenen Beispiele in Ausübung dieser Tugenden vorangehen.

Berlin den 17ten Januar 1798.

v. d. Schulenburg. v. Wöllner.

II.

Se. Königliche Majestät von Preußen ꝛc. Unser ꝛc. lassen dem Geheimen Rath und Professor Fritze bekannt machen, wie Allerhöchstdieselben durch eine Kabinets-Order vom 6ten November c. die Oberaufsicht und alleinige Direktion des Medizinal-Wesens bei der Charité, in medizinischer und chirurgischer Rücksicht, Allerhöchstdero General der Kavallerie, General-Kontrolleur der Finanzen, Geheimen Etats-Minister, Medizinal-Departements-Chef, Grafen von der Schulenburg, zu übertragen geruhet haben.

Damit nun die Leitung der in diesem Zweige der Charité-Administration vorkommenden Geschäfte mit möglichster Ordnung geschehen könne, und damit diese Anstalt den verschiedenen wohlthätigen Endzwecken, deren sie fähig ist, möglichst entspreche: so wollen und befehlen Allerhöchstdieselben dem ꝛc. Fritze, folgende, demselben hierdurch ertheilte Vorschriften auf das Genaueste zu beobachten.

1.

Soll der ꝛc. Fritze verbunden seyn, mit dem Ende einer jeden Woche bei dem Medizinal-Departements-Chef eine summarische Liste der in der Charité befindlichen innerlichen Kranken, einzureichen.

2.

Mit dem Ablauf eines jeden Monats hat derselbe einen detaillirten Rapport über den Zustand der Charité in medizinischer Hinsicht zu entwerfen und einzureichen. In diesem muß der allgemeine Witterungszustand und die wichtigsten Veränderungen desselben angeführt, der Karakter der epidemisch herrschenden Krankheiten, nebst der Anzahl der, davon in der Charité krank gewesenen, genesenen und gestorbenen, so wie die zuträglichste Kurmethode im Allgemeinen bemerkt, imgleichen, ob ansteckende fieberhafte Krankheiten, und welche, sich geäußert, welches die wahrscheinliche Ursach derselben gewesen, und wodurch die fernere Verbreitung am zweckmäßigsten gehemmt werden könne? angezeigt werden. Nicht weniger müssen bei einer größeren Sterblichkeit, als die gewöhnliche, die wahrscheinlichen Ursachen derselben angezeigt werden.

3.

Alle 3 Monat muß derselbe eine ausführliche Liste der seiner Behandlung anvertrauten Kranken einreichen, derselben eine kurze Rekapitulation der monatlichen Rapports beifügen, und das Verhältniß der Genesenen und Gestorbenen zu der ganzen Anzahl der Kranken angeben.

Außerdem erwarten Se. Königl. Majestät noch von der bekannten Thätigkeit und Liebe zur Wissenschaft des ꝛc. Fritze, daß derselbe seine Beobachtungen über wichtige und seltene Krankheitsfälle, so wie über den Erfolg der etwanigen Anwendung neu empfohlener Kurmethoden und Arzeneimittel anzeigen werde, indem die Würdigung der Zuverläßigkeit derselben von einem geschickten Arzte bei einer großen und wohl eingerichteten Krankenanstalt, am besten geschehen kann.

Zur Erreichung dieser wichtigen Absichten bleibt es dem rc. Fritze überlassen, die nöthigen Einrichtungen zu treffen, wobei nur zu bemerken ist, daß derselbe überhaupt im Stande sein muß, eine jede von ihm zu fodernde Nachweisung über die Charitékranken, ihre Anzahl, den Gang der Krankheiten und die Behandlung derselben, ungesäumt einzureichen.

4.

Hat der rc. Fritze halbjährig und zwar am 1sten Januar und 1sten Juli einen Rapport über den Zustand der Apotheke in der Charité ebenfalls einzureichen. Außer diesen, demselben als Arzt der Charité von nun an obliegenden besondern Pflichten, hat er auch wegen der daselbst seiner Aufsicht anvertrauten klinischen Lehranstalt dafür zu sorgen, daß der Unterricht weder im Allgemeinen der Krankenpflege auf irgend eine Art hinderlich sei, noch daß einzelne Kranke durch die Behandlung der den klinischen Kursus verrichtenden Aerzte und Wundärzte leiden mögen.

In dieser Hinsicht soll derselbe verbunden sein, alle halbe Jahr eine Nachweisung einzureichen, in welcher angeführt wird, wie viele Kranke zum klinischen Kursus nöthig gewesen, welche Krankheiten sie gehabt haben, wer sie behandelt hat, und wie der Ausgang der Behandlung ausgefallen sei.

Auch hat derselbe alle Monat eine namentliche Liste der in der Charité befindlichen Pensionärs, Stabs- und Sub-Chirurgen, nebst Bemerkungen über die

Aufführung derselben einzureichen: außerdem muß jedoch derselbe die vorfallenden Veränderungen in diesem Personale, so wie sie geschehen, dem Medizinal-Departements-Chef unverzüglich anzeigen.

Diesen verschiedenen Forderungen hat der ꝛc. Fritze auf das pünktlichste Genüge zu leisten und die deshalb nöthigen Einrichtungen mit dem Anfange des künftigen Jahres zu treffen. *)

Berlin den 3ten December 1798.

A. S. B.

v. d. Schulenburg.

Was die Stelle eines dirigirenden Wundarztes und Geburtshelfers der Charité betrifft: so übernahm dieselbe nach dem Tode des Regiments-Chirurgus Senf, im Jahre 1737, der Regiments-Chirurgus Neubauer, dann folgte der Dr. Pallas, welcher 20 Jahre hindurch diesem Amte vorstand. An Pallas Stelle trat 1770 der Dr. Henckel, nach dessen Tode dieselbe dem Regiments-Chirurgus Voitus anvertraut wurde. Dieser starb im Jahre 1787, wo dann dessen Amt dem ehemaligen Regiments-Chirurgus des Regiments von Möllendorf Dr. Mursinna übertragen wurde. Mittelst Kabinets-Ordre vom 12ten Dezemb. 1816 wurde endlich der General-Divisionsarzt und Professor Dr Rust dem Dr. Mursinna bei seinem zunehmenden Alter in seinen ämtlichen Obliegenheiten in der Charité adjungirt und zu seinem dereinstigen Nachfolger ernannt.

---

*) Diese beiden Dienstinstruktionen für den im April 1807 verstorbenen Geheimen Rath Dr. Fritze waren bisher auch die des Verfassers dieser Schrift, als dessen Nachfolgers im Amte.

Im May 1810 wurde der Dr. Kohlrausch, nach seinem Gesuche, als zweiter dirigirender Wundarzt und Geburtshelfer dem General=Chirurgus und Professor Dr. Mursinna zur Seite gesetzt, und ihm die Erlaubniß ertheilt, im Gebäude der Charité zu wohnen.

Im Oktober 1811 entfernte sich der Dr. Kohlrausch auf einige Monate aus der Anstalt Behufs einer Reise nach Petersburg, und Anfangs Juli 1813 wieder, um sich zur Englisch=Russischen Armee nach Mecklenburg zu begeben, und am 4ten Oktober 1814 zeigten des wirklichen Geheimen Stats=Ministers von Schuckmann Excellenz dem Königl Armen=Direktorium an, daß der rc. Kohlrausch, der bis dahin abwesend gewesen, seiner Geschäfte bei der Charité enthoben, und daß dieselben dem Professor Dr. Kluge übertragen wären. Dieser hat solche seit jener Zeit ununterbrochen versehen.

Die Dienst=Instruktionen der dirigirenden Wundärzte und Geburtshelfer sind folgende:

Instruktion für den Professor und General=Chirurgus Herrn Christian Ludwig Mursinna, als Operateur und Ober=Chirurgus im Maison de Charité.

Nachdem Se. Königliche Majestät von Preussen, Unser allergnädigster Herr, den General=Chirurgus Herrn Christian Ludwig Mursinna an die Stelle des mit Tode abgegangenen Professor und General=Chirurgus Voitus hinwiederum allergnädigst zu bestellen geruhet, und solches dem Königl. Armen=Direktorio mittelst Kommunikation der dieserhalb an den Chef des Collegii medico-chirurgici erlassenen Kabinets=Ordre vom 18ten Mai c. bei kannt gemacht, worauf derselbe als Operateur und Ober-Chirurgus im Maison de Charité vereidiget und introduciret worden: so wird demselben dieses Amtes halber folgende Instruktion ertheilet.

1.

Die vornehmste Pflicht desselben gehet dahin, daß er sich alle Woche zweimal in der Charité einfinde, alle dort befindliche äußerliche Kranke in seine Aufsicht nehme, und dieselben nicht allein in seiner Gegenwart von dem ihm zugegebenen Königl. Pensionär-Chirurgus, auch übrigen Lazareth-Feldscheren verbinden lasse, sondern auch bei dem Eintritt eines Patienten in dieses Lazareth, jeden über seinen Zustand befrage, und dasjenige, was er demselben zu verordnen für nöthig finden wird, dem gegenwärtigen Pensionär-Chirurgo in die Feder diktire, zugleich auch dem unter dem Pensionär-Chirurgo stehenden Lazareth-Feldscher deutlich anzeige, auf was Art die verordneten Medikamente sollen angewendet werden.

2.

Weil denn aber auch Sr. Königl. Majestät allergnädigste Intention dahin gehet, daß die Königl. Pensionärs von diesen Charité-Anstalten Nutzen ziehen und sich in ihrer Kunst vollkommner machen sollen; so muß der Herr Professor Mursinna zu diesen zweien wöchentlichen Besuchen solche Tage und Stunden wählen, in welchen keine öffentlichen Collegia auf dem theatro anatomico gelesen werden, damit sie solche nicht unterbrechen dürfen.

3.

Es gehören aber unter seine chirurgische Obsicht alle diejenige äußerliche Kranke, welche von dem Armen-Direktorio zur Aufnahme in der Charité angewiesen werden.

4.

Dem bei der Charité ordentlich bestellten Mediko ist zwar die Aufsicht über alle innerliche Kranke absonders anvertraut worden, weil aber auch bei denen gefährlichen äußerlichen Patienten ohne innerliche Arzenei nichts mag ausgerichtet werden, und es hierzu einer tiefern medizinischen Einsicht bedarf: so verbleibet dem dazu bestellten Mediko überhaupt auch, nach wie vor, die innerliche Verordnung bei denenselben; weshalb der Herr Professor Mursinna dahin angewiesen wird, in solchen Fällen mit dem Mediko in der Charité gemeinschaftlich zu handeln, und dessen guten Einsichten zu folgen, so wie es gegenseitig allezeit zu des Medici Pflicht gezählet worden, dem Chirurgo und Operateur der Königl. Charité in allen und jeden Fällen mit gutem Rath an die Hand zu gehen, damit der gemeinschaftliche Zweck oder die Erhaltung des Patienten durch beiderseitige, des Medici und des Chirurgi Gott wohlgefällige Bemühungen befördert werde, als welches wohl durch nichts gewisser, als durch ein friedsames, uneigensinniges Betragen mag erhalten werden.

5.

Da nun hieraus folget, daß der Medikus und Chirurgus sich zu gleicher Zeit in der Charité einfinden müssen: so wird der Herr Professor Mursinna sich mit dem Herrn Professor Selle, als gegenwärtigem Charité-Mediko, dahin vergleichen, daß sie sich zu einer gewissen Stunde daselbst zugleich antreffen, und über die gefährlichen äußerlichen Kranken die nöthigen Maasregeln gemeinschaftlich nehmen können.

6.

Wann Operationen vorzunehmen sind: so wird dem Herrn Professor Mursinna die Menschenliebe so viel Mitleiden einflößen, daß er dieselbe keinem noch nicht genug geübten Pensionär= oder andern Chirurgo anvertraue, sondern selbst Hand anlege, und vorhero, ehe er dergleichen wichtige Verrichtungen unternimmt, dieselbe mit dem Mediko wohl überlege: wie er denn für diejenigen unglücklich ablaufenden Operationen, welche er durch ungeschickte Leute verrichten lassen, dergestalt einstehen und responsabel sein muß, als wenn sie wirklich durch ihn selbst verrichtet wären.

7.

So wird derselbe auch darauf dringen, daß der Pensionär=Chirurgus ein Buch halte, in welchem er, sobald ein Patient aufgenommen worden, dessen Alter und sowohl innerliche als äußerliche Beschaffenheit, umständlich aufzeichnet; auch die Mittel, welche sowohl innerlich als äußerlich verordnet sind, aus des Medici und des Herrn Professors Mursinna Munde in die Feder fasse und pünktlich aufschreibe, auch hiermit täglich dergestalt verfahre, daß eine jede Verordnung der Wunde oder des Schadens alsofort bemerket, und die neue Verordnung dabeigefüget werde. *)

12.

Die verschriebenen Arzeneien ist der in der Charité bestellte Provisor nach den ihm zugeschickten und von dem

*) Die §§. 8. 9. 10. und 11. beziehen sich auf die Führung der Lazarethbücher und auf die Erlaubniß angehender Chirurgen, die chirurgische Abtheilung des Hauses besuchen zu dürfen.

Herrn Professor Mursinna autorisirten Recepten mit allem Fleiße zu verfertigen schuldig.

13.

Diese sämmtlichen auf obige Art verschriebenen Arzeneien müssen gut beschaffen und ohne Mangel sein. Es ist aber auch von jeher erinnert worden, daß man weder überflüßige, noch allzu kostbare Arzeneien verschreiben müsse, da es mehr als zu bekannt und in der Theorie sowohl als in der Erfahrung gegründet ist, daß man mit weniger überflüßigen und weniger kostbaren Arzeneien eben dasjenige, ja wohl noch mehr, ausrichten könne, als mancher mit seltenen, kostbaren und in Ueberfluß gereichten Medikamenten nicht zu Stande bringt. *)

16.

Da auch das Verhalten der Patienten nebst der Pflege und Wartung bei allen, sowohl innerlichen als äußerlichen Kuren einen Haupttheil ausmachen: so muß der Herr Professor die Diät der unter seiner Kur begriffenen Patienten, ihren Umständen gemäß anordnen, und dem unter seiner Direktion stehenden Pensionär, auch übrigen Chirurgen aufgeben, auf derselben Beobachtung fleißig Acht zu haben, daß hierunter weder etwas verabsäumt, noch weniger einige Fehler begangen werden, sondern daß es mit denen ihnen zu reichenden Speisen und Trank, sowohl in Qualitate als Quantitate, seine gute Richtigkeit habe.

---

*) Der 14te und 15te §. bezieht sich auf die Fälle, wo Klagen über die von der Hofapotheke gelieferten Arzeneien entstånden.

17.

Wann sich gefährliche Patienten in dem Lazarethe befinden, welche mehr als gewöhnliche Aufsicht bedürfen: so wird sich der Herr Professor nicht verdrießen lassen, sie auch außer den gesetzten Tagen zu besuchen.

18.

Wann Operationes sollen vorgenommen werden: so muß der dazu angesetzte Tag und Stunde denen Pensionär- und andern Chirurgis, welche die Kollegia auf dem theatro anatomico fleißig besuchen und sich vorzüglich appliciren, bekannt gemacht werden, damit sie davon Nutzen ziehen können. *)

21.

Sonst gehört annoch zur Pflicht des Herrn Professors Mursinna, den Accoucheur-Saal der Charité unter seine besondere Aufsicht zu nehmen und darauf zu sehen, daß die Schwangern nicht allzufrüh zum Nachtheil der Charité aufgenommen, aber auch nicht zur Ungebühr, wann sie zur Geburt nahe wären, abgewiesen werden.

22.

Er muß aber nicht allein dem Pensionär-Chirurgo, sondern auch den darin von dem Armen-Direktorio bestellten angehenden Wehemüttern die nöthigen Handgriffe und Kautelen bei der Geburt deutlich zeigen, und nicht zugeben, daß sich jemand mit der Geburtshülfe abgebe, welcher nicht die dazu nöthige Geschicklichkeit besitzt. Am wenigsten muß er zulassen, daß hierunter von leichtsinni-

---

*) Der 19te und 20ste §. bezieht sich auf die Aufsicht über die chirurgischen Instrumente, und auf die ungesäumte Entlassung der Geheilten.

gen und vorwitzigen jungen Leuten Leichtfertigkeiten begangen werden.

23.

Wann obbemeldete, zur Geburtshülfe der Schwangern in der Charité bestellte Personen, oder der Herr Ober-Inspektor die schleunige Gegenwart und Hülfe des Herrn Professors Mursinna bei kreisenden Weibesleuten verlangen: so wird er sich allezeit willig finden lassen, seiner ihm obliegenden Pflicht hierunter ein schleuniges Genüge zu leisten.

24.

Bei innerlichen Krankheiten der Schwangern und Wöchnerinnen muß der bei der Charité bestellte ordentliche Medikus, so wie auch bei schweren Geburten allerdings zu Rathe gezogen, und bei einer so wichtigen Sache ohne desselben Anordnung innerlich nichts gebraucht werden rc. rc.

Berlin den 13ten Juni 1787.

(L. S.)

Königl. Preuß. wirkliche Geheime Etats-Räthe und zum Armen-Direktorio verordnete Präsident, Direktor und Räthe.

Instruktion für den Doktor Kohlrausch bei der ihm übertragenen speciellen Aufsicht über die Abtheilungen der äußern Kranken und des Accouchements in dem Charité-Krankenhause.

1.

Der Dr. Kohlrausch übernimmt bei den genannten Abtheilungen der äußern Kranken und des Accouchements in der Charité, die Verrichtungen eines zweiten dirigirenden Wundarztes, unter der Leitung des General Chirurgus Mursinna, als des ersten; vertritt in Abwesenheit desselben dessen Stelle, und wird demselben in den ihm in der Charité obliegenden Geschäften assistiren.

2.

Zu dem Ende hat der Dr. Kohlrausch sich über alle wichtige Fälle mit dem General-Chirurgus Mursinna zu berathen, und solche nach gemeinschaftlich getroffener Uebereinkunft zu behandeln.

3.

Auf sorgfältige Anfertigung und regelmäßige Absendung der gewöhnlichen Rapports an den General Chirurgus Mursinna, hat der Dr. Kohlrausch zu sehen, und von ersterem die Bestimmung der chirurgischen Operationen überhaupt, und von wem sie verrichtet werden sollen, zu erwarten.

4.

Diejenigen Wundärzte, welche die Kranken der genannten beiden Abtheilungen besorgen, sind, außer dem ersten dirigirenden Wundarzte, auch dem Dr. Kohlrausch untergeordnet, und dürfen, was die Krankenbesorgung betrifft, ohne Anfrage bei ihm und ohne seine Authorisation nichts vornehmen, in Abwesenheit des ersten Wundarztes der Anstalt.

5.

Die äußere und innerliche Behandlung der übernommenen Kranken in der Abtheilung des Accouchements, so wie der äußern Kranken, steht dem Dr. Kohlrausch uneingeschränkt zu; doch wird derselbe bei vorkommenden wichtigen Fällen sich mit dem Hofrath Dr. Horn berathen und diesem zu seiner Klinik allen möglichen Beistand leisten.

6.

Die bestehenden Verhältnisse des Professors Ribcke zu der Abtheilung des Accouchements bleiben unverändert, und der Dr. Kohlrausch wird bei wichtigen Fällen, an den dem ꝛc. Ribcke zuständigen Tagen, desselben collegialischen Rath und Beistand verlangen.

Berlin den 18ten Juni 1810.

Section im Ministerio des Innern für das Medizinal-Wesen.

v. Humboldt.

Was die Königl. Pensionär- und Stabs-Chirurgen betrifft, so ist einer derselben als vorstehender Arzt der innerlichen Kranken, ein zweiter als solcher der chirurgischen Kranken, ein dritter bei der Entbindungsanstalt und zugleich bei den venerischen Kranken, ein vierter bei der Irren-Anstalt und zugleich bei den krätzigen Kranken angestellt. Die Subchirurgen sind nach der Verschiedenheit der Größe und Wichtigkeit der einzelnen Abtheilungen dergestalt angestellt, daß sie von Monat zu Monat, bei den wichtigsten Abtheilungen aber alle 2 bis 3 Monat wechseln, so daß sie binnen einem Jahre bei den meisten Abtheilungen der Anstalt beschäftigt gewesen sein können.

Nach der den Pensionär- und Stabs-Chirurgen in der Charité vorgeschriebenen Dienst-Instruktion, welche von den Herren Ministern von Schulenburg und von Massow Excellenzien unter dem 20sten Februar 1799 vollzogen wurde, sollen sie die spezielle Aufsicht der Pflege der Kranken aller Art übernehmen, und für die gewissenhafte Anwendung der verordneten Arzeneimittel sowohl, als für das diätetische Verhalten sorgen. Bei den Besuchen der Aerzte, so wie des Professors der Chirurgie, sollen sie, nach §. 5., alle Veränderungen in dem Abgang und Zuwachs im Lazareth anzeigen; die etwa vorgekommenen Unordnungen bemerken; die jedesmalige Verordnung ordentlich aufzeichnen; die erforderlichen Arzeneien aus der Apotheke, mit Unterzeichnung ihres Namens, verschreiben; die Quantitäten dabei genau bemerken. Die verordneten Speisen und Getränke sollen sie, nach §. 9., nach Anleitung des besondern Speise-Reglements in das dazu bestimmte Buch einschreiben und auf eine genaue Verabreichung derselben halten, und, nach §. 11., als bereits ausgebildete Medizinalpersonen, liebreich und menschenfreundlich mit denen ihrer Sorgfalt und Aufsicht anvertrauten Kranken aller Art umgehen u. s. w.

Die Subchirurgen sollen, nach der von den Herren Ministern von Schulenburg und von Massow Excellenzien unter dem 23sten April 1799 vollzogenen Dienst-Instruktion, die Königl. Pensionär- und Stabs-Chirurgen als ihre Vorgesetzten ansehen und alle ihre Anordnungen mit Bereitwilligkeit befolgen. Sie sollen die Speisebücher kontrolliren, und genau nachsehen, daß die Speisen und Getränke, welche den Kranken verordnet worden, richtig verabfolgt werden. Die ihrer speziellen Sorgfalt anvertrauten Kranken (§. 2.) sollen sie mit der größten Gewissenhaftigkeit, bei Tage und, wenn es erfordert wird, auch des Nachts, abwarten. Sie sollen die Kranken täglich 4 mal, gefährliche 5 mal besuchen und zu dieser Zeit die verordneten Arzneien in gehöriger Dosis selbst eingeben. Nach §. 5. sollen sie die in ihren Stationen verordneten Arzeneien verschreiben und den ihnen vorgesetzten Pensionär- und Stabs-Chirurgen vorlegen, damit sie das Maas und Gewicht selbst bestimmen und unterschreiben, und dann dafür sorgen, daß alles, an Quantität und Qualität ordentlich bereitet, zur rechten Zeit aus der Apotheke des Krankenhauses geliefert werde. Sie sollen, nach §. 6., mit den Kranken aller Art liebreich und menschenfreundlich umgehen; sie zum Gebrauch der verordneten Arzneimittel, jedoch ohne Härte, anhalten, sie trösten und aufrichten, und für ihre Abwartung und Bequemlichkeit, so viel es sein kann, sorgen; auch Fremden, die das Lazareth besuchen, keinen Lerm und Störung der Kranken erlauben.

Außer der ärztlichen Behörde der Anstalt bildet die Administration der Charite eine besondere, die der ärztlichen zur Seite steht, ihr aber keinesweges subordinirt ist. Diese Verwaltung der Anstalt ist einem Ober-Inspektor anvertraut, welcher die ökonomische und finanzielle Aufsicht über die ganze Anstalt führen soll, wodurch der Wirkungskreis der ärztlichen Behörde bis jetzt sehr beschränkt und gehemmt wurde.

Die letzte Dienst-Instruktion, welche das Königl. Armen-Direktorium unterm 23sten Juli 1800 dem ehemaligen Ober-Inspektor und Rittmeister Felgentreu ertheilte, schreibt ihm besondere Pflichten in Bezug auf die Verwaltung der Oekonomie, bei Behandlung der Kranken; auf die Polizei des Hauses und auf das Rechnungswesen vor. Es wird ihm hierin befohlen, die Güte des gelieferten Fleisches zu kontrolliren, Uebertheuerungen der Lieferungen zu verhüten, über schädliche Lieferungen der vorgesetzten Behörde Anzeige zu thun. Nach §. 6. soll ihm der Ankauf sämmtlicher Viktualien, Konsumtibilien und Bedürfnisse der Kranken überlassen bleiben. Er soll dafür sorgen, daß alle zum Unterhalt und zur Verpflegung der Kranken erforderlichen Bedürfnisse, welche ins Große gehen, als: Getreide zum Brauen, Schlachtvieh, Leinwand, Tuch und Viktualien, mit Zuziehung der hierüber vorgesetzten Offizianten, besonders bei der Gerste mit Zuziehung des Brauers, und bei den Viktualien mit Zuziehung des 2ten oder Oekonomie-Inspektors, dem die mehrste Aufsicht über diese Bedürfnisse übertragen worden, und welcher für deren getreue Verwaltung dem Kollegio durch eine besondere Kaution gerecht geworden, bei Zeiten und sonderlich, wenn wohlfeile Preise zu erhalten, nach vorgängiger vom Kollegio eingeholter Approbation angeschafft, aufs Beste geliefert und aufs Genaueste bedungen werden. Bei dem Ankaufe selbst hat er mit aller Treue und bei eigener Verantwortung darauf zu sehen, daß verdorbene Waaren nicht angekauft, und diejenigen, die beim Aufbewahren dem Verderben ausgesetzt sind, nicht in zu großer Quantität angeschafft werden.

Nach §. 9. soll der besonders angestellte Oekonomie-Inspektor die Verausgabung der Viktualien an die Ausgeberinn (erste Köchinn) besorgen. Hierbei bleibt die Pflicht des Ober-Inspektors, genau darauf zu halten, daß die Offizianten, Domestiken und Aufwärter, nach dem besondern Konsumtions-Etat, und die Kranken nach dem vollzogenen Speise-Etat, und nach den von den Herrn Aerzten verschriebenen Portionssätzen verspeiset werden. Für die gute Zubereitung der Speisen hat zwar der 2te Inspektor zunächst zu sorgen; es bleibt aber auch die Pflicht des Ober-Inspektors, sich auch die Speisebücher, nach welchen die in der Charité befindlichen Personen bisher verpflegt worden, genau bekannt zu machen, und wöchentlich 2 oder 1 mal in der Küche zu erscheinen, um sich davon zu überzeugen, daß die Speisen reinlich und gut zubereitet werden, einem jeden Patienten das Vorgeschriebene gereicht, aber auch hierbei die nöthige Sparsamkeit beobachtet werde. Sollte er hierbei Unordnungen gewahr werden: so muß er diese einem oder dem andern von den Departementsräthen anzeigen, damit dieser die nöthige Remedur entweder selbst einleite, oder eine Anzeige, mit seinem pflichtmäßigen Gutachten begleitet, an das Kollegium abstatte. Nach §. 11. soll er die Verwendung des Holzes und sonstiger Feuerungsmaterialien zu einem besondern Gegenstande seiner Aufmerksamkeit machen, da das Holz so kostbar sei; auch dafür Sorge tragen, daß keine Stube ohne Noth geheizt werde.

Nach §. 13. behält sich die vorgesetzte Behörde vor, über die Reparaturen, das Ausweißen der Stuben, Ausbesserung der Oefen selbst zu verfügen; jedoch soll der Ober-Inspektor, mit Zuziehung eines Departementsraths und eines Oberhofbauraths, die desfalsigen Anschläge zu Ende März und September jedes Jahres einreichen. Nach §. 14. soll er über alle zur Kur in der Charité befindliche Kranke die genaueste Aufsicht führen, damit die eingeführte Ordnung, Reinlichkeit des

Hauses

Hauses und der Zimmer, auch die Wartung und Pflege erhalten und möglichst befördert werde, auch jeder der in der Charité befindlichen Offizianten und Domestiken seine Pflichten nach seinen Instruktionen erfülle.

Nach §. 15. sollen sämmtliche Offizianten unter der Aufsicht des ersten Inspektors stehen.

Das Dienstverhältniß des Ober-Inspektors zur ärztlichen Behörde wurde hiernach nicht bestimmt; doch folgte aus dem Inhalte dieser Instruktion, daß die eigentliche Verwaltung der Anstalt, mit allem was dazu gehört, nicht von der ärztlichen Behörde, sondern von dem Ober-Inspektor abhängen solle. Dies leidet um so weniger Zweifel, da auch in den Instruktionen der Aerzte kein Umstand vorkömmt, welcher dem Inhalte der Instruktion des Ober-Inspektors widerspräche. Als daher der Ober-Inspektor Felgentreu, nach der Verfügung Eines Hohen Ministeriums des Innern, seines hohen Alters wegen, im Frühjahre 1815 auf Pension gesetzt wurde, glaubte ich, die vorgesetzten Behörden auf dies dem Wohl der Anstalt nachtheilige Dienstverhältniß aufmerksam machen zu müssen, und erhielt darauf von dem Königl. Armen-Direktorium unterm 17ten Mai 1815 den Auftrag, meine Vorschläge zur Verbesserung und Vervollständigung der Dienst-Instruktion für den künftigen Ober-Inspektor einzureichen. Dies geschah unterm 15sten Juli desselben Jahres. Bei diesem Entwurfe ging ich von der Idee aus: daß bei jeder Krankenanstalt das medizinische Interesse dem ökonomischen und finanziellen stets vorgehen müsse, und daß der Ober-Inspektor eines allgemeinen Krankenhauses vorzüglich dazu da sei, den eigentlichen Zweck der Anstalt: die möglichst befriedigende **Verpflegung und Heilung der Kranken** nach allen Seiten hin zu befördern. Ich glaubte, daß der Arzt die erste Person, der Ober-Inspektor hingegen die zweite seyn müsse, und daß ein Lazaretharzt, dem nur die Befugniß zusteht, Arzneien zu verordnen, die Diätsform zu bestimmen, allenfalls schlechte Wärter anzustellen und wieder abzusetzen, der aber nicht die Erlaubniß hat, über den Wärmegrad in den Krankenzimmern, über den Wechsel der Wäsche, über die Art der Erleuchtung, über die Güte der Speisen und Getränke, über viele andere ökonomische und finanzielle Angelegenheiten, ja nicht einmal über das **Weißen der Krankenzimmer** zu entscheiden: daß ein solcher Lazaretharzt in allen seinen Bestrebungen gehemmt werde. Der Entwurf zu dieser neuen Dienst-Instruktion fand den Beifall der vorgesetzten Behörde. Noch hin und wieder wurden einige Abänderungen gemacht; doch viele wichtige Vorschläge, die ein zweckmäßigeres Dienstverhältniß zur ärztlichen Behörde beabsichtigten, beibehalten. Es wurde unter andern noch ein 17ter §. hinzugefügt, mit folgendem Inhalte:

> Um Zucht und Ordnung im Hause zu erhalten und, bei der Immoralität so vieler Patienten, Aufwärter rc., zu befördern, wird es dem Ober-Inspektor nachgelassen, eine **körperliche Züchtigung** mit der **Peitsche** zu verordnen und vollstrecken zu lassen. Diese darf jedoch nie die Zahl von 10 Hieben übersteigen, und darf nicht ohne Vorbewußt des Arztes, der dabei auf die körperliche Konstitution Bedacht zu nehmen hat, vollzogen werden. Von größeren Vergehungen, als

Diebstählen rc., hat der Ober-Inspektor dem Kollegio Anzeige zu thun und desselben Verfügung darüber abzuwarten.

Diese und andere Zusätze waren unbedenklich zweckmäßig, vorausgesetzt, daß der dirigirende Arzt wenigstens dieselbe Befugniß habe, solche Vergehen unbedeutender, nicht leidender Kranken, ebenfalls bestrafen lassen zu dürfen, z. B. krätziger, leichter venerischer, welche kranke Kinder zur Unzucht verführen rc., indem es sonst schlechterdings nicht möglich ist, manche in der Anstalt befindliche höchst verderbte Geschöpfe, bei denen jedes moralische Gefühl längst erloschen ist, theils für andere Kranke, theils für die Anstalt selbst, unschädlich zu machen. Die vorgesetzte Behörde hat daher durch diesen Zusatz die Richtigkeit meiner Ansicht über diese Angelegenheit selbst ausgesprochen.

Die Vollziehung dieses Entwurfs zur Instruktion für den neuen Ober-Inspektor erfolgte indeß nicht. Ein Hohes Ministerium des Innern verfügte vielmehr unterm 10ten Oktober 1815, daß, um die Sache von mehreren Seiten zu beleuchten und nicht zu übereilen, der neue Ober-Inspektor aufgefordert sei, nachdem er sich zu diesem Zwecke lange genug in der Charité aufgehalten zu haben und mit ihrem Innern gründlich bekannt zu sein glaube, seine Ideen über seine Dienstanstellung und Dienstpflichten selbst zu äußern, worauf dann das Weitere vorbehalten bleibe.

Daher ist es gekommen, daß der neue Ober-Inspektor seine Funktionen bis zu seinem Wiederabgange im Frühling 1818, ohne Dienst-Instruktionen verrichtet hat; daß das Verhältniß zwischen ihm und den dirigirenden Aerzten noch immer nicht ausgesprochen ist, und daß mithin die das ärztliche Wirken höchst beschränkenden Bestimmungen noch bis jetzt unverändert gelten. Ein Hohes Ministerium des Innern konnte mit Recht der höchst empfehlenswerthen Persönlichkeit des kürzlich abgegangenen Ober-Inspektors, dermalen Königl. Rechnungsraths Herrn Filitz unbedingt vertrauen, und ein tüchtiger, wackerer Beamter, wie dieser, leistete ohne alle Instruktionen für die Anstalt ungleich mehr, als mancher andere im Besitz der allervollständigsten Dienstanweisung vielleicht geleistet haben würde. Aber der fortdauernde Mangel gesetzlicher Vorschriften über ein Dienstverhältniß, welches das Wohl und Weh des ganzen Instituts so innig berührt, ist dessenungeachtet zu bedauern. Die Gründe liegen am Tage, welche eine baldige Entscheidung hierüber höchst wünschenswerth machen.

Die Instruktion für den zweiten, oder Oekonomie-Inspektor, (damals Hollatz,) vom 23sten Juli 1800, verlangt von ihm, daß er allen Befehlen des Kollegii und den Anordnungen des Ober-Inspektors schuldige Folge leisten soll. Nach §. 2. sollen sämmtliche Vorrathsböden, Stuben, Keller und Speisekammer mit zwiefachen Schlössern versehen seyn, wovon der Ober-Inspektor den Haupt-, der zweite Inspektor den Mitverschluß hat, damit ohne Vorwissen und ohne Beiseyn des erstern oder eines andern Offizianten, dem er in Fällen, die seine Gegenwart verhindern, seinen Schlüssel anvertraut, nichts, es möge Namen haben wie es wolle, eingenommen oder ausgegeben werde. Diesemnach hat der zweite Inspektor folgendes zu beobachten:

a) Wenn das erkaufte Vieh geschlachtet worden, so läßt er im Fleischkeller sowohl das Fleisch, als auch den Talg gehörig wägen, und notirt das Gewicht, von jedem Stück Vieh besonders, in dem gewöhnlichen Fleischbuche. Wird Fleisch, Speck oder Schinken von den Stadtschlächtern geliefert, (was seit mehreren Jahren stets geschieht,) so muß er solches, damit das Haus nicht betrogen und Offizianten, Deputanten und Patienten nicht hintergangen werden, im Beiseyn des Ueberbringers nachwägen und die Qualität genau untersuchen, ob es nämlich frisch und gut sey; andernfalls aber, wenn es nicht richtig gewogen und angelaufen, sogleich zurückschicken, damit alle Ursach zur Klage, die hieraus entnommen werden möchte, vermieden werde. Gleiches Verfahren hat er auch bei allen übrigen Viktualien, welche von Kaufleuten und Lieferanten geliefert werden, zu beobachten. Es bleibt hierbei dessen Hauptpflicht, die Quantität der Waaren genau zu prüfen, nachzuwägen, oder zu messen, und überhaupt sich zu bemühen, durch eine genaue Aufsicht allen Nachtheil und Schaden des Hauses und Klagen der Kranken zu verhindern.

b) Muß er mit allem Fleiß und Aufmerksamkeit sehen, daß keine Waaren verderben, und um deren Verderben zu verhüten, muß er Vorbeugungsmittel anzuwenden nicht unterlassen; bei schwerer Verantwortung darf er keine verdorbene Speise zur Verspeisung geben.

Nach dem 3ten §. soll er alle Nachmittage aus der Speisekammer die zur Speisung nöthigen Viktualien auf den folgenden Tag ausgeben, der Ausgeberinn und beiden Köchinnen gehörig zuwägen oder messen.

Nach §. 5. muß er auch auf die richtige Verwendung aller Viktualien ein wachsames Auge haben, und hierbei liegt ihm besonders ob, auch dahin zu sehen, daß die Ausgeberinn, auch Köchinnen, alles richtig in die Kessel thun, und an Butter, Fett, und was es sonst seyn mag, nichts zurückbehalten, weshalb er sowohl zu der Zeit, wo die Materialien in die Kessel und Töpfe gethan werden, als auch beim Anrichten und Austheilen der Speisen, sowohl für die Offizianten, Deputanten und Aufwärter persönlich zugegen seyn muß, damit sämmtliche Kranke nach ihren verschiedenen Stationen, in Gemäßheit der verschiedenen Portionen, das Essen richtig und unverkürzt erhalten. Er muß es aber hierbei nicht blos bewenden lassen, sondern auch auf Reinlichkeit der Küche und des Geschirrs, so wie auch dahin sehen, daß die Speisen gar, reinlich und in guter Quantität gekocht und zubereitet werden, weshalb er die Ausgeberinn, Köchinnen und Küchenmädchen zu ihrer Schuldigkeit anzuhalten hat.

Der an die Stelle des verstorbenen rc. Hollatz angestellte Oekonomie-Inspektor und Charité-Administrations-Sekretär Marquardt — jetzt interimist. Ober-Inspektor — erhielt unter dem 15ten Juli 1808 eine Dienst-Instruktion, in welcher die hier mitgetheilten wichtigsten Vorschriften, in Bezug auf die Kontrolle der gelieferten Verpflegungsmittel, deren Verabreichung, Bereitung und Benutzung aufgenommen wurden, weshalb dessen Wiederholung nicht nöthig ist.

Die vier Hausväter, Aufseher oder Oberkrankenwärter, die bei der Charité angestellt sind, von denen einer die Aufsicht bei der Irren-Anstalt, ein zweiter die Aufsicht bei den innern Kranken, ein dritter bei der chirurgischen Abtheilung und der Gebäranstalt, und ein vierter bei den venerischen und krätzigen Kranken übernommen hat, erhielten von dem Königl. Armen-Direktorium, nach meinem Antrage und Entwurfe, unterm 25sten März 1812, neue Dienst-Instruktionen, bei deren Bearbeitung ich von dem nämlichen Gesichtspunkte ausging, welchen ich bereits angedeutet habe. Ihre früheren Dienstanweisungen befriedigten die Forderungen nicht, die das Krankenhaus an sie zu machen berechtigt war. Das Verhüten der Entwendungen, das Ersparen des Holzes und Lichts, das Aufbewahren des Nachlasses der Verstorbenen, die Aufsicht über Feuer und Licht, können, so nöthig auch alle diese Rücksichten sind, unmöglich den Dienst eines Hausvaters erschöpfen. Es war bei dem zweifelhaften Dienstverhältnisse zwischen dem Arzt und dem Ober-Inspektor des Hauses deshalb auch nöthig, dem Hausvater ausdrücklich zur Pflicht zu machen, daß er in streitigen Fällen die Anordnungen des Arztes zunächst befolge und ins Werk richte. Für die jüngsten Hausväter der Anstalt sind dieselben Instruktionen, mit Genehmigung der Königl. Regierung in Berlin, mit geringen Abänderungen, beibehalten. Auch ist seit dieser Zeit, nach meinem Vorschlage, die gewiß zweckmäßige Bedingung bei der Anstellung eines Hausvaters hinzugekommen, daß die vorgesetzten Behörden sich ausdrücklich vorbehalten, ihm seinen Dienst, wenn er den in ihn gesetzten Erwartungen nicht entsprechen sollte, vierteljährig, ohne Anführung von Gründen, zu kündigen, so wie ihm eine gleiche Kündigung nicht unbenommen bleibt.

Dies wird verhüten, daß ein als schlecht und unbrauchbar erkannter Hausvater oder Oberkrankenwärter in Zukunft der Krankenanstalt nicht noch Jahrelang, bis zum Erscheinen eines richterlichen Erkenntnißes, zur Last falle, und, während das formelle Recht dem Interesse des Angeklagten nützt, nicht hundert von Kranken in ihren rechtlichen Ansprüchen auf Pflege und Wartung verletzt werden.

Die Krankenwärter und Krankenwärterinnen der Anstalt haben unter dem 24sten April 1799 eine von den Herren Ministern von Schulenburg und von Massow Excellenzen genehmigte Instruktion erhalten, welche die wichtigsten Dienstpflichten denselben vorgeschrieben hat. Nach §. 3. soll es den ganzen Tag über ihr Geschäft sein, den Kranken die nöthige Handreichung unverdrossen zu thun; ihnen ihr Lager in Ordnung zu halten; auf alle Veränderungen derselben genau Acht zu geben; die Kranken zu reinigen; ohne Erlaubniß sollen sie ihre Krankenstuben nicht verlassen (§. 6.); während der Nacht (§. 14.) den Kranken den nöthigen Beistand bereit und willig leisten. „Wenn sie alle ihre Pflichten, auch solche, die in dieser Instruktion nicht benannt sind (§. 18.), die aber zur Erhaltung guter Ordnung und zur Beförderung des Wohls der Anstalt abzwecken, pünktlich erfüllen: so erhalten sie jeder, außer den 3 Gr. für eine Nachtwache, monatlich 1 Rthlr., freie gute Kost und Bier, und, wenn sie sich ihres Dienstes mit Fleiß, Ordnung und Aufmerksamkeit annehmen, und keine Klage über sie geführt wird, zum Neuen-Jahre noch eine ihrem Betragen angemessene Gratifikation."

Zweiter Abschnitt.

Vorgesetzte Behörden der Charité als Heil- und Lehranstalt. Das Königl Armen-Direktorium. Die Königl. Regierung. Das Königl. Ministerium des Innern. Das Königl. Ministerium der Geistlichen-, Unterrichts- und Medizinal-Angelegenheiten. Das Königl. Ministerium des Krieges. Der Chef des Militär-Medizinal-Wesens der Königl. Preußischen Armee.

Das Charitékrankenhaus steht seit seiner Gründung unter der unmittelbaren Leitung und Direktion des Königl. Armen-Direktoriums, dessen Chef sonst und bis zum Ende des Jahres 1806 ein wirklicher Stats-Minister war. Dieses Direktorium bildet die nächste vorgesetzte Behörde der Anstalt, verwaltet ihre Fonds, bestimmt die Wahl der untern Beamten und concurrirt bei der Wahl der obern Offizianten des Instituts. Dasselbe entscheidet namentlich über die innere Verwaltung, über die Wahl der Lieferungen, über die Verfügung neuer Einrichtungen und Verbesserungen u. s. w. Seit dem Abgange des Herrn Ministers von Massow Excellenz ist der Präsident des Armen-Direktorii und des Kurmärkischen Pupillen-Kollegii Herr von Scheve der Chef desselben. Außer diesem sind der Oberbürgermeister und Geheime Kriegsrath Herr Büsching Direktor des Armen-Direktorii, der Krieges- und Departements-Rath Herr Lieder und Andere Mitglieder desselben. Zur Bearbeitung der Medizinal-Angelegenheiten sind der erste dirigirende Arzt der Charité, Herr Staatsrath Dr. Hufeland, und der Chef des Militär-Medizinal-Wesens, der General-

Stabsarzt Herr Dr. Görcke, und seit den letzten Jahren der General-Stabsarzt und Königl. Leibarzt Herr Dr. Wiebel und der Regierungs- und Obermedizinalrath Herr Dr von Könen Mitglieder dieser Behörde.

Bis zu Anfange des Jahres 1810 blieb das Königl. Armen-Direktorium die alleinige vorgesetzte Behörde der Charité, indem der Minister des Medizinal-Wesens und General von der Kavallerie, Graf von der Schulenburg-Kehnert - bis zum Oktober 1806 — nur in Hinsicht der Wahl der dirigirenden Aerzte und der Anstellung der Militär-Aerzte, die bei dieser Anstalt fungiren mußten, und in Bezug auf die oberste Aufsicht über die in der Charité eingerichteten Lehr- und Prüfungs-Anstalten, konkurrirte.

Nach der Auflösung des Medizinal-Departements im Oktober 1806 hatte von dieser Seite ein Ministerial-Ressort aufgehört. Nur das Ober-Collegium medicum et sanitatis dauerte, ohne einen Ministerial-Chef, fort bis zum Anfange des Jahres 1810, wo eine neu organisirte Medizinal-Section, zum Ministerium des Innern gehörig, die oberste Leitung der Medizinal-Angelegenheiten des Landes wieder übernahm. Zum Chef desselben wurde der damalige Geheime Statsrath Freiherr von Humboldt (jetzt wirklicher Geheime Stats-Minister) ernannt.

Bald nachher erhielt der Geheime Statsrath Freiherr von Humboldt eine anderweitige Bestimmung und an dessen Stelle übernahm der Staats-Minister des Innern, Herr Graf von Dohna Excellenz die oberste Leitung der Medizinal-Section. Auch dieser legte in kurzem diese Stelle nieder, da die Medizinal-Section zum allgemeinen Polizei-Departement des Ministeriums des Innern gerechnet, und zum Chef desselben der Geheime Statsrath Herr Sack ernannt wurde. Dieser erhielt aber auch bald nachher eine anderweitige Bestimmung, und an seine Stelle trat der damalige Geheime Statsrath, dermalige wirkliche Geheime Statsminister Herr Freiherr von Schuckmann Excellenz. Bei der späteren Abänderung, nach welcher letzterer das Ministerium des Innern und des Kultus vereinigt leitete, blieb auch die Oberaufsicht über alle bürgerliche Medizinal-Anlegenheiten des Landes in dessen Händen und zwar bis zum Ausgange des Jahres 1817, wo der wirkliche Geheime Stats-Minister Herr Freiherr Stein von Altenstein das Ministerium der Geistlichen-, Unterrichts- und Medizinal-Angelegenheiten übernahm.

Im Jahre 1816 erhielt das Charité-Krankenhaus noch eine neue Behörde, die hiesige Königl. Regierung, indem zum Ressort der 1sten Regierungsabtheilung die innern Angelegenheiten der Landeshoheit, die gesammte Sicherheits- und Ordnungspolizei und die Medizinal- und Gesundheits-Angelegenheiten gehören.

Hiernach bildet das Königl. Armen-Direktorium die nächste vorgesetzte Behörde des Charité-Krankenhauses. Diese ressortirt von der Königl. Regierung, und diese wieder von dem Königl. Ministerium der Geistlichen-, Unterrichts- und Medizinal-Angelegenheiten und von dem Königl. Ministerium des Innern, deren Entscheidungen in wichtigen Angelegenheiten von den Beschlüssen des Königl. Statskanzlers Herrn Fürsten von Hardenberg Durchlaucht abhängen.

Außerdem bildet das Königl. Krieges-Ministerium — jetzt des Königl. Geheimen Stats- und Kriegs-Ministers Herrn General-Lieutenant von Boyen Exzellenz — eine besondere Behörde der in der Charité eingerichteten klinischen Lehranstalten, sowohl der medizinischen, wie der chirurgisch-ophthalmologischen, als Bildungsanstalten der Königl. medizinisch-chirurgischen Militär-Akademie, worüber die Königliche Kabinets-Order vom 27sten Juli 1811, nach welcher die Charité vorzüglich als Klinikum für die, an die Stelle des im Jahre 1810 aufgehobenen Collegii medico-chirurgici getretene Militär-Akademie dienen soll, entschieden hat.

Hiezu kömmt dann noch eine andere selbstständige Behörde: der Chef des Militär-Medizinal-Wesens *), welcher die Befugniß hat, 4 Pensionär- und Stabsärzte und 19 Zöglinge aus dem Königl. medizinisch-chirurgischen Friedrich-Wilhelms-Institute für den ärztlich-chirurgischen Dienst

*) Aus den Akten des Königl. Armen-Direktoriums, die Stiftung der Charité betreffend, vom Jahre 1725. XIII. Nro. 1. erhellet, daß diese Anstalt nach den Vorschlägen eines Militär-Arztes, des General-Chirurgus Dr. Holzendorff, von der höchsten Behörde zu einer praktischen Bildungsanstalt der für die Königl. Armee bestimmten Aerzte gemacht wurde, und daß schon damals entschieden ist, daß stets angehende Militärärzte als Assistenten der dirigirenden Aerzte und Wundärzte dabei angestellt werden sollen. Dies Recht der Anstellung derselben in der Charité ging von dem General-Chirurgus Schmucker auf Theden über, von diesem auf Görcke, und nach der Königl. Kabinetsorder d. d. Paris den 9. Aug. 1815 soll diese Befugniß, nach Görcke's Tode, auf die substituirten General-Stabsärzte Dr. Wiebel und Dr. Büttner übergehen.

bei der Charité anzustellen, solche von Zeit zu Zeit mit andern zu verwechseln, und die abgegangenen bei der Königl. Armee als aktive Militärärzte eintreten zu lassen. Diese Verfassung existirt seit der Gründung der Charite, wie aus den Schriften des Leibmedikus Dr. Eller, Berlin 1730, und aus Thedens Unterricht für die Unterwundärzte bei Armeen, besonders bei dem Königl. Preuß. Artillerie-Corps, dritte vermehrte und verbesserte Auflage, Berlin 1782. S. 2. 3. und folg., erhellet. Des Königs Majestät haben diese Befugniß in den Statuten der Königl. medizinisch-chirurgischen Militär-Akademie de dato Berlin den 27sten Juli 1811 aufs Neue bestätigt, und zwar im §. 7. derselben, in welchem es heißt:

die Charité bleibt auf alle Fälle als Klinikum vorzüglich für die medizinisch-chirurgische Akademie für das Militär bestimmt, und eben so soll es unverändert dabei bleiben, daß beständig drei Pensionär-Chirurgen und ein Stabschirurgus der medizinisch-chirurgischen Pepinière abwechselnd bei der Charité angestellt und naturaliter, wie es bisher geschehen ist, verpflegt, auch so, wie sonst, lediglich vom General-Stabs-Chirurgus der Armee dazu kommandirt werden.

Aus den oben mitgetheilten Instruktionen, sowohl der Pensionär-, und Stabs-Chirurgen, wie der Subchirurgen ergiebt sich zwar: daß diese Individuen in speziellen Dienstangelegenheiten von den dirigirenden Aerzten und Wundärzten des Charitekrankenhauses abhängen; doch wird dies Dienstverhältniß dadurch eigens modifizirt, daß der General-Stabsarzt der Armee ihr eigentlicher Vorgesetzter bleibt, daß durch ihren Eintritt in die Charité ihre militär-ärztlichen Subordinationsverhältnisse nicht aufhören, und daß mithin ihre Ressortverhältnisse zu denen dirigirenden Wundärzten der Anstalt, die zugleich Militärärzte sind, namentlich den Herren General-Chirurgen Mursinna und Rust, ein anderes ist, wie das zu den Civilärzten des Hauses, die eben deshalb über Vergehungs- und Straffälle nicht verfügen können. — Nachtheile, die hieraus, besonders in Bezug auf die Subchirurgen, entspringen könnten, werden dadurch verhütet, daß ihr nächster Vorgesetzter, der Stabsarzt, immer zugleich mit ihnen in der Charité angestellt ist und über sie die Aufsicht führt, vorkommende Klagen auf der Stelle untersucht, über kleine Vergehen selbst verfügt, und wichtigere Fälle dem vorgesetzten Ober-Stabsarzt anzeigt, welcher darüber von dem General-Stabsarzt der Armee die Entscheidung, die immer sehr rasch erfolgt, gewärtigt. Vergehungsfälle der Stabsärzte selbst fanden bisher nicht Statt, so wie sie auch bei den Pensionär-Aerzten nur höchst selten vorkamen, und von dem General-Stabsarzt der Armee stets mit unerbittlicher Strenge und eiligst geahndet wurden.

Die im Gebäude des Charitékrankenhauses selbst wohnenden ersten Beamten der Anstalt, der zweite dirigirende Arzt, der zweite dirigirende Wundarzt und der Ober-Inspektor der Anstalt, standen bisher ein jeder für sich da. Der Arzt leitete die Behandlung der Kranken der genannten 4 Abtheilungen: der innern, Geisteskranken, venerischen und krätzigen; der dirigirende Wundarzt nahm das medizinische und chirurgische Interesse in den Abtheilungen der chirurgischen Kranken und der Gebäranstalt wahr, und der Ober-Inspektor des Hauses hatte die Administration desselben, nach der oben mitgetheilten Instruktion, und zwar ohne Konkurrenz des Arztes und Wundarztes, wenn solche nicht für einzelne wichtige Fälle von der vorgesetzten Behörde, dem Königl. Armen-Direktorium, ausdrücklich vorgeschrieben wurde. Ein in der Anstalt selbst vorhandenes Lazareth-Direktorium, bestehend aus dem dirigirenden Arzte, aus dem dirigirenden Wundarzte und dem Ober-Inspektor, hat bis jetzt nicht existirt; und die höchst unzweckmäßigen und getheilten Dienstverhältnisse, die jede Einheit und Bestimmtheit in der Verwaltung ausschließen, haben seit den 12 Jahren, in denen ich der Anstalt diene, unverändert fortgedauert.

Die Königl. Regierung in Berlin hat zwar seit dem letzten Jahre den Plan gefaßt, ein solches Direktorium der Charité aus den genannten 3 Beamten zu bilden; aber offiziell festgesetzt und entschieden ist bis jetzt hierüber nichts; auch namentlich nichts bestimmt über die Gränzen dieser Verwaltung, über den Antheil an der Aufsicht, der jedem dieser Mitglieder zu Theil werden soll über die Wahl der Lieferungen, so wie über die gesammten finanziellen und ökonomischen Angelegenheiten des Hauses. Auch ist noch nichts entschieden darüber: ob und in wie fern das Verhältniß dieses Krankenhauses zur bisherigen nächsten Behörde, dem Königl. Armen-Direktorium, fernerhin dasselbe bleiben, oder irgend eine Abänderung hierin getroffen werden soll? — Es ist einleuchtend, daß eine Menge von Uebelständen in der hiesigen Anstalt längst aufgehört haben würde, wenn jene Beamten ein wirkliches Direktorium gebildet hätten, wenn ihnen ein freier bedeutender Wirkungskreis angewiesen, wenn ein bestimmtes Dienstverhältniß schon längst amtlich vorgeschrieben worden wäre. Auch in dieser Rücksicht ist daher für die Zukunft eine wesentliche Verbesserung zu erwarten.

Dritter Abschnitt.

Ausgaben und Einnahmen der Anstalt. Verletzungen ihrer Finanzen durch die Kriege. — Schulden. Uebelstände, die daraus entstanden. Mangel eines angemessenen Geld-Etats. Nachtheilige Folgen desselben. Vorschläge zur Vergrößerung der Einnahmen ohne Belästigung des Stats-Fonds.

Einer der wichtigsten Mängel dieser Anstalt war bisher der Mangel eines den jetzigen Zeitbedürfnissen angemessenen Geldetats. Schon vor dem Kriege 1806, wo alle Lebensbedürfnisse ungleich wohlfeiler waren, wie sie seit den letzten Jahren geworden sind, reichten die Einnahmen bei weitem nicht hin zur Bestreitung der sämmtlichen Ausgaben; deshalb mußten jährlich extraordinäre Zuschüsse von des Königs Majestät erbeten werden, um diese höchst bedeutenden Ausfälle zu decken. Die spätern kriegerischen Ereignisse und die dadurch entstandene allgemeine Noth brachte daher die größten Verlegenheiten für die Anstalt hervor. Es mußten Schulden auf Schulden gehäuft werden, um nur

den

den drückendsten Verlegenheiten des Augenblicks abzuhelfen. Während der Jahre 1806 — 1814 gingen die Unterstützungen verloren, welche die Anstalt früher Sr. Majestät dem Könige verdankte. Es blieb daher nichts übrig, als Kapitalien anzugreifen, um die dringendsten Gläubiger zu befriedigen. Der Charité-Lieferant Protz hatte schon den 30sten April 1807 eine Forderung von 12824 Rthlr. 5 Gr. 11 Pf. Im September 1807 belief sich diese Forderung auf 31,504 Rthlr. 3 Gr. 9 Pf. — Im Dezember 1808 beschloß das Königl. Armen-Direktorium, da man wegen Mangel an Gelde einen andern Lieferanten nicht erhalten könne, dem Protz die fernere Lieferung zu überlassen, um so lieber, da man im Ganzen mit ihm zufrieden gewesen, und da jeder Lieferant bei solchen Unternehmungen zu gewinnen trachte. Seine Forderung stieg im Juli 1810 auf 50,000 Rthlr., und da er die Fortsetzung der Lieferung, wegen nicht erhaltener Zahlung, mehrmals kündigte, so wurde es nöthig, ihn dazu aufzumuntern, und ihm zu erklären, daß man seine Verdienste, besonders zur Zeit der französischen Invasion nicht verkenne (den 11ten Juli 1811). Deshalb wurde auch von dem Herrn Geheimen Statsrath und Chef des Departements der allgemeinen Polizei im Ministerio des Innern, Herrn Sack, die fernere Lieferung der Beköstigungsbedürfnisse durch den Lieferanten Protz ausdrücklich genehmigt (den 26sten Juli 1811). Diese Schulden vermehrten sich in dem Maße, daß die Zinsforderung sich allein auf 5177 Rthlr. 22 Gr. belief, die der Protz auf gerichtlichem Wege durch zwei Instanzen erstritt, obwohl der Geheime Statsrath Sack der Meinung war: „daß nach bekann-

„ten Rechtsgrundsätzen der Fiskus" (wofür das Königl. Kammergericht das Königl. Armendirektorium aber nicht gelten ließ) „keine Zinsen zu zahlen brauche." Wiewohl dann und wann einige abschlägliche Zahlungen erfolgten, so dauerten doch die großen Geldverlegenheiten selbst nach zurückgelegtem Frieden fort, so daß der Protz die Fortsetzung der Lieferungen kündigte, und die Administration der Anstalt, während das ansteckende Nervenfieber herrschte und eine größere Lieferung an Stroh nöthig wurde, im April 1813, über Mangel an Stroh, und darüber, daß der Protz, wenn er kein Geld erhalte, auch nichts mehr liefern wolle, dringende Vorstellungen an die Behörde machen und den 20sten April desselben Jahres anzeigen mußte, daß alle Verpflegungsmittel dergestalt verzehrt worden, daß man nur noch für einen Tag Rath zu schaffen wisse, und daß der Protz sich weigere, Fleisch, Graupen, Reiß ꝛc. ferner zu liefern. (S. Act. betreffend die Lieferung der sämmtlichen Bedürfnisse der Charité durch den Lieferanten Protz Vol. III.) — Das Schuldenverzeichniß für empfangene Lieferungen, welches die Administration des Charité-Krankenhauses unter dem 18ten Juni 1814 einreichte, wies eine Summe von 48,993 Rthlr. 1 Gr. 11 Pf. aus. Hierunter befanden sich über 30,000 Rthlr., die man den Lieferanten Protz und Grützmacher für geliefertes Fleisch, Branntwein, Bier, Milch, Gartengewächse schuldig geblieben war.

Anderthalb Jahr später, unter dem 25ten Januar 1816, wurde ein neues Schuldenverzeichniß von der Anstalt eingereicht, mit der Summe von 44,102 Rthlr. 10 Gr. 3 Pf. Daher geschah es, daß noch im April 1816 eine Schuldenlast von 55,000 Rthlr. die Anstalt drückte, während es schlechthin unmöglich war, mit dem vorgeschriebenen Geldetat ferner auszureichen.

Die gesammten Einnahmen dieses Krankenhauses, an Zinsen von ausstehenden Kapitalien, an Nutzungen von den ehemaligen von Lichtenauischen Gütern, an Pachtgefällen von den der Anstalt gehörigen Aemtern und andern Besitzungen, an Einnahmen für den Ertrag von Fähigkeitsattesten, Lehrbriefen und Kundschaften, die als Aversional-Quantum aus der Königl. General-Stats-Kasse gezahlt worden; von Amtsobrigkeiten oder vermögenden Kranken erstatteten Kost-, Unterhaltungs- und Medizingeldern; an Zuschüssen und milden Gaben (deren letztere sich jährlich nur auf 24 Rthlr. erstrecken) wurden, wenn solche sämmtlich und unverkürzt eingingen, für das Jahr 1816 in Summa zu 93,000 Rthlr. berechnet, welche für die sämmtlichen Ausgaben, bei den dermaligen Preisen aller Lebensmittel, bei der nothwendigen Verbesserung in der ganzen Verwaltung, bei der Nothwendigkeit einer totalen Umänderung des Krankenwärterwesens und bei der unvermeidlichen Gehaltszulage der meisten Offizianten, bei weitem nicht hinreichten: so daß allein für das Jahr 1816 ein Zuschuß von 38,400 Rthlr. nöthig erachtet wurde, um alles, was erforderlich gewesen wäre, gehörig zu leisten.

Am 24sten April 1816 legte das Königl. Armen-Direktorium der Königl. Regierung einen vollständigen Etat für die Anstalt pro 1816, mit den dazu gehörigen Belägen und Erläuterungen, zur Revision und Genehmigung vor, nachdem die für das Jahr 1809 zuletzt prolongirten und bis zum Jahre 1811, dann bis zum Jahre 1813 genehmigten Etats von den vorgesetzten Behörden nicht mehr prolongirt wurden. Das Königl. Armen-Direktorium hielt sich bei dem Entwurfe dieses neuen Etats verpflichtet, die äußere Lage der bei diesem Institut angestellten Offizianten (wozu die Aerzte und Wundärzte desselben hier nicht gerechnet sind) und Domestiken möglichst zu verbessern, und deshalb Erhöhungen der Besoldung in Vorschlag zu bringen. Man hoffte, daß die höchsten Behörden diese Verbesserung mehrerer gering besoldeter und von Nahrungssorgen gedrückter Charité-Beamten genehmigen, und die dadurch begünstigten Personen zu neuer Thätigkeit und Liebe für ihr mühevolles, Gesundheit und Leben in Anspruch nehmendes Geschäft ermuntern und so stellen würden, daß solche nach Maßgabe der Größe ihres Dienstes und dem Verhältniß der Lebensbedürfnisse, auch in Gleichgewicht mit andern Königl. Beamten bezahlt wären.

Der damalige Ober-Inspektor Filitz hatte an der Bearbeitung dieses Etats-Entwurfs einen wesentlichen Antheil genommen, und hierbei über die wahren Bedürfnisse der Anstalt, so wie über manche nothwendige Verbesserungen derselben, mit einer seltenen Gründlichkeit und Einsicht, das nöthige Licht verbreitet.

Die Königl. Regierung trug mir unter dem 1sten Juni 1816 auf, über diesen neuen Etat und dessen Erläuterungen und Beilagen ein Gutachten einzureichen, welches unter dem 18ten desselben Monats auch geschah. Ich benutzte diese Gelegenheit, die Resultate meiner Erfahrungen über die wichtigsten Bedürfnisse eines großen Krankenhauses, in Bezug auf die Frage: in wie fern jener Entwurf noch einige Abänderungen und Zusätze nöthig machte, zugleich mitzutheilen. Hierbei konnte ich die Ueberzeugung nicht unterdrücken: daß ein Geld-Etat für eine große Krankenanstalt niemals ganz streng gehalten werden dürfe, weil die Nebentitel, die man extraordinäre, unvorhergesehene, Ausgaben nennt, durch Verhältnisse, die sich nicht verhüten lassen, für ein solches Institut höchst wichtig werden können. Die Zeitverhältnisse, die Friedens- und Kriegeszeiten, die Art der Witterung ꝛc. veranlassen hierbei die größte Verschiedenheit, nicht blos in Hinsicht der Zahl, sondern noch mehr der Art der Krankheiten, wodurch die Bedürfnisse der Krankenpflege, mithin die Ausgaben für die Kost, für Arzeneimittel, Erwärmung, Bekleidung, Wartung der Kranken mannichfaltig modifizirt werden.

Bei dieser Gelegenheit brachte ich in Vorschlag, auch solche Quellen der Einnahme der Anstalt zu vermehren, die den Statsfonds nicht zur Last fallen. Man hatte für eine so große Anstalt an milden Gaben gerechnet jährlich 24 Rthlr. Es frägt sich: ob man nicht schon längst und bei mehreren wichtigen Veranlassungen den bei so vielen und oft weniger wichtigen Gelegenheiten bewährt gefundenen Wohlthätigkeitssinn des Publikums hätte für das Beste der Anstalt in Anspruch nehmen können? Die Erfahrungen der letztern Jahre lehrten, daß manche Kranken-Institute durch milde Beiträge nicht blos errichtet, sondern auch erhalten wurden. Die Charité gewährt dem Publikum so manche Vortheile und Bequemlichkeit, daß es billig ist, auch von diesem dafür Etwas zu erwarten. Viele ansteckende Kranken der untern Volksklassen werden durch dieses Haus dem Publikum entzogen. Die bekannten Kriegesjahre, die die Kriegspest, das ansteckende Nervenfieber, in ihrem Gefolge hatten, 1806, 1807 und 1808, dann 1813 und 1814 haben überzeugende Beweise im Großen davon gegeben. Gefährliche und Ekel erregende Kranken werden hier isolirt, und jede Familie, deren Dienstboten erkranken, hat den Vortheil, solche hier entweder ganz frei unterzubringen, oder für einen verhältnißmäßig geringen Satz ihre Verpflegung und Kur besorgen zu lassen. Eine Menge von Militär-Kranken und Invaliden wird jährlich hier verpflegt und geheilt, viele schwangere Bürger- und Soldatenfrauen werden hier unentgeldlich entbunden. Wie billig erscheint es unter diesen Umständen, von Zeit zu Zeit allgemeine Sammlungen von milden Gaben zu veranstalten. Vielleicht giebt es in ganz Europa keine Anstalt von solchem Umfange, die an milden Gaben solchen Mangel hätte, daß die eingegangenen nicht hinreichten, die Verpflegungskosten eines einzigen Krankenwärters zu decken. Wie sehr müssen dagegen ähnliche Anstalten in Frankreich, England, im südlichen Deutschland ꝛc. auf diese Einnahme rechnen.

Hiermit verband ich neue Vorschläge, um die Einnahmen der Kost-, Unterhaltungs- und Medizin-Gelder, die bisher nur zu 13,548 Rthlr. jährlich gerechnet wurden, für solche Kranke verhältnißmäßig zu vermehren, denen die Mittel nicht fehlen, die Auslagen der Anstalt vollständig zu ersetzen. Da die Verpflegungssätze, sowohl für den ersten, für den Mittel-, wie für den einfachen Tisch,*) die vor 20 Jahren und länger

*) Der einfache Wärtertisch kostet etatsmäßig täglich nur 4 Gr. 3 Pf.; der einfache Krankentisch 3 Gr., für die Handwerker und das Gesinde 4 Gr. 3 Pf.; der Mitteltisch 6 Gr.; der beste Tisch (Offizianten-Tisch, mit Bier und Milch 10 Gr. 5 Pf., ohne diese 8 Gr. 9 Pf. Preuß. Courant.

bestimmt wurden, bei den jetzigen Preisen der Lebensmittel nicht mehr gelten können; so trug ich darauf an: diese Preise zu erhöhen, wobei ich zugleich Rücksicht nahm auf eine billige Vergrößerung der Medizin-Gelder, um die Königl. Hofapotheke, die nur den wirklich armen Kranken der Anstalt Arzeneien unentgeldlich liefern soll, billig zu entschädigen.

Die übrigen Gegenstände, über die ich mich in diesem Gutachten in Bezug auf den künftigen Charité-Etat äußerte, bezogen sich auf eine billige Vergrößerung der Zuschüsse aus der Regierungs-Haupt-Kasse; auf die Vermehrung der Besoldungen solcher Offizianten, welche in jenem Entwurfe nicht bedacht waren, z. B. der Pensionär- und Stabs-Aerzte, der Charité-Apotheker; dann auf die Verbesserung der Dienststellung und Einnahme der Hausväter; auf die totale Verbesserung des Krankenwärterwesens; auf die Nothwendigkeit des Baues einer neuen Badeanstalt, die als eins der dringendsten Bedürfnisse der Anstalt betrachtet werden muß; auf die nöthigsten Verbesserungen der Irrenanstalt; auf die Verbesserung der Verpflegung der Krankenwärter und Domestiken; auf eine vollständige Instanderhaltung der Lazarethkleidungsstücke, Leib- und Bettwäsche; regelmäßige Anschaffung und Erhaltung der übrigen Lazareth-Utensilien (allmählige Anschaffung eiserner Bettstellen und Nachteimer von Zinn oder Zink, Nachttöpfe von Zinn); auf die Feuerungskosten, indem das angenommene Bedürfniß von 340 Haufen Holz und 160 Haufen Torf nicht hinreichend schien; auf die Beleuchtung der Anstalt; auf die Reinigungsbedürfnisse der Kranken und Domestiken; auf die Bewerkstelligung eines hinreichenden und vollständigen Wechsels der Strohlager; auf die Vermehrung der nöthigen Pferdehaar-Madratzen, da manche Kranke auf gewöhnlichen harten Strohlagern nicht liegen und gewöhnliche Federbetten (deren gründliche Reinigung so schwierig ist, daß sie in vielen Krankenhäusern gar nicht, oder zu selten, oder nicht vollständig genug geschieht) sie nicht ersetzen dürfen; und auf unvorhergesehene Ausgaben mancher Art.

Die Königl. Regierung schenkte diesem gutachtlichen Bericht eine wohlwollende Aufnahme und nachdem sodann der neue Etat von allen Seiten her erwogen war, wurde derselbe einer hohen Ministerial-Behörde zur Genehmigung überreicht.

Aber leider erfolgte diese so sehr gewünschte Genehmigung bis jetzt nicht. Die Noth der Anstalt dauerte fort und nahm überhand. Eine Menge von Lieferanten wurde nicht befriedigt. Die viel zu gering gestellten Unter-Offizianten wurden nicht verbessert, dem Verfall des Krankenwärterwesens wurde nicht aufgeholfen. Deshalb hielt ich mich verpflichtet, in Gemeinschaft mit dem dirigirenden Wundarzte der Anstalt und mit dem Ober-Inspektor unter dem 30sten November 1817 die wahre Lage der Anstalt und die dadurch begründete Noth dem Königl. wirklichen Geheimen Rath und Ober-Präsidenten der Provinz Brandenburg Herrn von Heydebreck Excellenz und Einer Königl. Regierung in Berlin nochmals vorzustellen. Wir äußerten in dieser Eingabe: „daß die Charité zu dem als gewöhnlich angenommenen Kranken-Personale von 750 Kranken einen zureichenden Fond nicht besitze, sondern daß ihr dazu jährlich noch 22,800 Rthlr. fehlten. Dessen ungeachtet habe die Anstalt, sowohl im Jahre 1816 als 1817, im Durchschnitt 100 Köpfe mehr unterhalten müssen. Die Preise der Lebensmittel seyen seit der Eingabe jenes Etats noch bedeutend gestiegen. Zur Bezahlung von neuen und extraordinären Bauten (unter andern eines ganz unentbehrlichen Torfschuppens), wozu im Etat kein Fond ausgeworfen worden, hätten über 5000 Rthlr. verwendet werden müssen. Mehrere Einnahmen, auf die im Etat gerechnet worden, wären nicht eingegangen. Daher komme es, daß die Anstalt nicht wisse, wovon sie ihre täglichen dringenden Bedürfnisse bestreiten, womit sie die im Laufe des Jahres 1817 aufgeschwollenen neuen Schulden (17,006 Rthlr. 10 Gr. 1 Pf.) bezahlen solle. Der ganze Kassen-Bestand betrage 206 Rthlr. 11 Gr. 11 Pf. Bei diesem traurigen Finanzzustande der Anstalt, leide selbige auch noch dadurch, daß die Besoldungen der Offizianten und Krankenwärter so gering wären, daß erstere ohne die ihnen im Etat zugedachten Verbesserungen als ehrliche Männer nicht länger bestehen könnten; zu letzteren hingegen sei ein taugliches Subjekt nicht mehr habhaft zu werden. In der Regel seyen dies Personen ohne Gefühl, ohne Kenntniß, für Schlechtigkeiten aller Art leicht empfänglich, die in der Stadt Niemand mehr miethen wolle, oder die darin fortzukommen sich nicht trauten. Selbst diese wollten nicht einmal mehr für den schlechten Lohn von einem Thaler und acht Groschen monatlich dienen, und forderten für ihre mühevollen, zum Theil eckelhaften Geschäfte einen, dem Lohne der Dienstboten in der Stadt angemessenen, höhern Lohn. Wie schlecht mit solchen

Subjekten der Dienst in der Anstalt und die Krankenpflege berathen sei, und welche Nachtheile für den eigentlichen Zweck der Anstalt daraus entsprängen: dies sei schon oft geschildert und dringend um Abhülfe gebeten worden. Leider aber seien alle diesfälligen wiederholten Vorstellungen seither ohne allen Erfolg geblieben. Gegenwärtig habe die kritische Lage der Anstalt den höchsten Gipfel erreicht. Es sei nicht mehr möglich, ohne grobe Verletzung des Kredits der Charité und der noch heiligern Pflichten gegen die uns anvertrauten Unglücklichen, ohne baare Unterstützung durchzukommen und das ganz Unentbehrliche zu beschaffen. Wir bäten daher: 1) der Anstalt alle die Summen wirklich zugehen zu lassen, welche ihr zum Fond angewiesen worden; 2) einen dem dermaligen Umfange der Anstalt und den jetzigen Zeitverhältnissen angemessenen Etat in Kraft treten zu lassen; 3) das Institut nicht mit Ausgaben zu belasten, wozu ihm im Etat kein Fond ausgesetzt worden, und 4) zur Bezahlung der neuen Schulden eine extraordinäre Unterstützung von 17,000 Rthlr. zu bewilligen. Wir beschlossen diese Vorstellung mit Folgendem: „Wir schmeicheln uns, nicht nur von Ew. Excellenz und Einer Königl. Hochlöbl. Regierung die Gewährung unserer ganz gehorsamsten Bitte, sondern auch von der Gnade Sr. Majestät des Königs die Bewilligung der extraordinären Unterstützung zu erhalten; indem wir bestimmt überzeugt sind: daß Allerhöchstdieselben zu einer Zeit, wo der Staat mit der ganzen Welt im Frieden lebt, ein Institut nicht würden sinken lassen, das Allerhöchst Ihnen und Ihren erhabenen Vorfahren seine Existenz verdankt und von so großer Wichtigkeit für den Staat ist, wenn Allerhöchstdenselben die bedrängte Lage nur vorgestellt würde, in welcher sich dasselbe aus den angeführten Gründen befindet. Sollte dessenungeachtet dieser Weg nicht passend gefunden werden, so würden wir ehrerbietigst anheim stellen: ob nicht durch eine allgemeine Sammlung zum Besten der den Bewohnern der Residenz so nützlichen und jetzt so ganz verarmten Anstalt, ihrer von Woche zu Woche und immer höher steigenden Noth am schleunigsten und sichersten abgeholfen werden solle" rc. —

Zu unserm innigsten Bedauern erfolgte hierauf von Einem Hohen Ministerium die Resolution, die uns durch Eine Königl. Regierung unter dem 8ten Januar 1818 eröffnet wurde: daß weder jene Summen zur Tilgung der Schulden gezahlt, noch die in Antrag gebrachte Kollekte genehmigt werden könne. —

Leider erfolgte bis jetzt eben so wenig die Genehmigung eines bestimmten, den jetzigen Bedürfnissen angemessenen Geldetats.

Vierter Abschnitt.

Mein Dienstantritt im Oktober 1806. Zustand der Reinlichkeit in der Anstalt. Folgen der Unreinlichkeit in großen Kranken-Anstalten; Abstellung drückender Mängel. Ausrottung des Lazarethfiebers. Noch fortdauernde Uebelstände.

Unmittelbar nach dem Antritte meines Amtes als zweiter dirigirender Arzt der Charité, um Michaelis 1806, wurde das Land von feindlichen Truppen überschwemmt. Die

Folgen dieses Unglücks waren auch für das hiesige Krankenhaus unbeschreiblich traurig. Kaum waren die Franzosen in Berlin eingerückt, als sie auch sogleich von dieser Anstalt Besitz nahmen. Es wurde der strengste Befehl ertheilt: alle Kranken der Anstalt, die noch im Stande wären, sich fortzubegeben, schleunigst fortzuschaffen, da beschlossen wäre, dieses Institut in ein Lazareth für die französischen Garden umzuwandeln. Diese Absicht war kaum ausgesprochen, als man schleunigst mehrere hundert Kranke aller Art, die ihre Heilung hier abwarteten, ungeheilt entlassen mußte. Es ist unmöglich, die Szenen des Jammers zu beschreiben, die dieser Befehl hervorbrachte; denn unter diesen Kranken befanden sich viele in einer solchen Verfassung, daß sie kaum durch andere fortgeführt werden konnten, viel weniger im Stande waren, selbst fortzugehen.

Jetzt wurde ein großer Theil der besten Zimmer des Hauses den französischen Gardisten eingeräumt, und was von unsern Kranken durchaus nicht fortgeschafft werden konnte, mußte sich kümmerlich mit den übrig gelassenen Räumen begnügen, so wie mit den schlechtesten Wärtern, die der Feind als unbrauchbar verwarf, um die geübteren für seine eigenen Kranken anzustellen.

Fremde Offizianten drängten sich in die Anstalt, fremde Aerzte und Chirurgen und mit ihnen eine neue Verpflegungsart, eine neue Behandlungsweise, ein neuer Etat, so daß die alte Ordnung aufgehoben ward, und Einheit und Ruhe im Innern aufhörten.

Die nachtheiligen Folgen, die hieraus für das ganze Institut erwuchsen, waren nicht zu berechnen. Die gewöhnlichen Einnahmen der Anstalt gingen nicht ein, die Lieferungen wurden immer schlechter, da man keine Mittel besaß, die bisher geschehenen zu vergütigen. Der Kredit des Hauses sank immer tiefer; dafür vermehrten sich die Unordnungen im Innern. In einer so großen Anstalt fehlt es nie an Individuen, denen ein solcher Zustand der Dinge willkommen ist, die bei der größten Verwirrung am meisten zu gewinnen trachten, und die eben deshalb, wenn auch nicht öffentlich, doch in der Stille, Unordnungen befördern.

Meine Dienst-Instruktion verpflichtete mich, meinen Vorgänger, den Geheimen Rath und Professor Dr. Fritze in allen seinen Geschäften nur zu unterstützen; er selbst sollte die Leitung des Ganzen ferner behalten. Aber dieser unglückliche Krieg zerrüttete seine schwache Gesundheit in dem Maße, daß er schon mit dem Ausgange des Jahres 1806 die Besorgung seiner Geschäfte mir allein überlassen mußte. Ich mußte alle wichtige innere Kranke selbst behandeln, die Geschäfte der Irren-Anstalt schon in den letzten Monaten des Jahres 1806 allein besorgen, die Direktion des klinischen Kursus, die Leitung der klinischen Uebungen allein übernehmen, zu einer Zeit, wo ein großes feindliches Lazareth in demselben Lokale überall die größten Hindernisse in den Weg legte, während die Noth in der Stadt unter den Armen neue Krankheiten erzeugte, und bei gänzlichem Mangel an Kredit die Anschaffung der dringendsten Lebensbedürfnisse immer schwieriger wurde.

Eine Menge der drückendsten Uebelstände trat mir gleich nach meinem Eintritte in die Anstalt so widerlich entgegen, daß ich mich dringend aufgefordert fühlte, diesem bisherigen Gange der Dinge nach Möglichkeit abzuhelfen.

In jedem Krankenhause ist die Sorge für möglichste

Reinlichkeit vor allen die wichtigste. Unreinlichkeit ist die ergiebigste Quelle der wichtigsten Lazarethübel. Leichte Kranke werden durch ihren Einfluß gefährlich krank; wichtige tödlich. Unreinlichkeit in Lazarethen erzeugt diejenige Luftverderbniß, aus welcher unmittelbar das bösartigste Nervenfieber hervorgeht. Ich war von der Wahrheit dieser Ansicht fest überzeugt, und mußte damals Zeuge davon sein, wie überall eine nicht zu beschreibende Unreinlichkeit herrschte. Ihre Quellen lagen zu Tage, und Alles schien sich vereinigt zu haben, um diesen traurigen Zustand des Lazareths als in der Natur der Sache begründet darzustellen. Eine genauere Prüfung aller hierbei in Betracht kommenden Gegenstände überzeugte mich vom Gegentheile. Das Uebel war nur zur Gewohnheit geworden, zu lange schon geduldet; bequem für viele, denen jede Neuerung zuwider ist, und nützlich für solche, die einen Posten beim Lazareth, der sie nährt, für eine Pfründe betrachten, die ohne Beschwerde genossen werden darf.

Ein widerlicher Geruch, der allen unreinlichen Krankenhäusern eigen ist, war in vielen Zimmern und Fluren verbreitet. In manchen Krankenzimmern wurde es schwer lange zu verweilen, und in der Nähe der Betten fanden sich der Gegenstände des Ekels so viele, daß man sich überwinden mußte, der Prüfung einzelner Kranken die gehörige Ruhe und Zeit zu widmen. Luftzüge fehlten in vielen Zimmern ganz, in andern waren sie in Verfall gerathen; die vorhandenen waren schlecht angebracht und unvollständig, da die durch die Decke geführten Ableitungsröhren mit keinen Luftzügen auf den Fußböden der Zimmer kommunizirten. So konnten mithin die Luft nicht reinigen; in Zimmern, wo sie vorhanden waren, war oft eine unausstehlich riechende Luft. Die Fenster wurden zur Erneuerung der Luft zu selten geöffnet; die Oefen überheizt; die Lagerstellen selten gewechselt; die schmutzigsten Kleidungsstücke der dürftigsten Kranken wurden denselben nicht abgenommen; die Kranken wurden bei ihrer Ankunft nicht gereinigt; und alle diese Quellen der Unreinlichkeit flossen dadurch noch viel reichlicher, daß in den meisten Krankenzimmern sich gerade noch einmal so viele Kranke befanden, als eine gute Lazarethordnung erlaubt.

Der Zustand der Leib- und Bettwäsche war höchst ärmlich. Die armen Kranken wurden mit ihren schmutzigen Hemden, die sie aus der Stadt mitbrachten, in die Krankenzimmer gelegt. Die Lagerstellen, die sie vorfanden, waren oft schon zuvor von andern benutzt und häufig in dem Grade beschmutzt, daß die selbst an Schmutz gewöhnten Kranken sich ohne Ekel ihnen nicht nähern konnten. Oft war der Mangel an Wäsche so groß, daß sie auf den allerschmutzigsten Bettlacken mehrere Wochen nach einander liegen bleiben mußten, ehe man sie mit neuen und reinen vertauschen konnte. Die dringendsten Forderungen blieben unerfüllt. Es fehlte an der nothwendigsten Wäsche; es fehlte an Geld, nur dem dringendsten Mangel abzuhelfen; es fehlte an Kredit, solches zu borgen.

Dieser Mangel wurde noch drückender dadurch, daß die Reinigung der Wäsche so sorgfältig und gründlich nicht geschah, wie dies hätte geschehen sollen. Die sogenannte reine Wäsche war oft nicht viel besser, als die schon gebrauchte.

Es fehlte damals an eignen Aufnahme-Zimmern der Kranken, die in keinem Krankenhause fehlen sollten, und die dazu dienen, in denselben den eigenthümlichen Zustand jedes Kranken ungestört zu prüfen; zu bestimmen, welcher Platz für ihn der passendste sei, seine Effekten ihm ab- und in Verwahrung zu nehmen; unreinliche Kranke zu entkleiden, und, nach Beschaffenheit der Krankheit, zu waschen, zu baden, und mit reiner Lazarethkleidung und Wäsche zu versehen. In Krankenhäusern, wo diese Einrichtung fehlt, und eine Menge von armen (gewöhnlich unreinen) Kranken aufgenommen werden muß, entspringt hieraus eine reichliche Quelle der größten Verunreinigung. Beschreiben läßt sich der Zustand mancher dieser armen Kranken nicht; man muß ihn aus der Erfahrung kennen, um ihn ganz zu würdigen. Ihr Zustand ist schrecklich, und so wird es der Zustand der Zimmer, in welche man diese Kranke legt, wenn diese Vorbereitung zur Aufnahme in das eigentliche Krankenzimmer versäumt wird.

Ich vermißte die Reinigungsbäder der Neuangekommenen, und fand darin eine der Hauptursachen der hier zur Gewohnheit gewordenen Unreinlichkeit. In Entfernung der Abgänge der Kranken herrschte eine große Willkühr von Seiten der Wärter. Fast unter allen Betten standen Töpfe, deren unvollständige Reinigung — und dies heißt so viel wie ein Mangel an Reinigung — einen unausstehlichen Geruch verbreitete. Die hölzernen Nachteimer, die auf allen Zimmern sich befanden, hatten Feuchtigkeiten aller Art aufgenommen, und verbreiteten auf mehrere Schritte einen schrecklichen Geruch.

Die Strohsäcke der Kranken hatten meistens schon

so lange als Lagerstellen gedient, daß das Stroh in Heckſel verwandelt, und zum Vehikel des Ungeziefers geworden war. Federkissen, die, ohne gereinigt zu werden, schon vielen Kranken aller Art gedient hatten und mit Schweiß und Urin unendlich oft angefeuchtet waren, sollten die Lagerstellen der Kranken weicher und bequemer machen. Ihre Ausdünstungen verpesteten den Dunstkreis der Lagerstellen noch mehr.

Fast überall waren die Bettstellen veraltet, nicht mit Oelfarbe angestrichen, in ihrem Zusammenhange lose, verfallen; der Boden, auf dem der Kranke ruhete, aus einzelnen losen Brettern bestehend, die in ihren Fugen und Verbindungen eine unvertilgbare Brut von Wanzen beherbergten.

Alle Utensilien, die den Kranken umgaben, die Tische, die Fensterbänke, die Eßgeschirre, der Fußboden, ließen vor Unreinigkeit ihre ursprüngliche Farbe nicht erkennen. Wo man hinsah, wo man hinfaßte, wo man hintrat, überall ein unbeschreiblicher Schmutz! Dabei waren in der Regel alle Fenster dicht verschlossen. Man fürchtete Zug und Erkältung, während man die Kranken einer viel verderblichern Mephitis aussetzte.

Die Folgen, die daraus hervorgingen, sprangen in die Augen. Leichte Kranke verschlimmerten sich. Bösartige Lazarethfieber wurden entwickelt. Gutartige Geschwüre wurden bösartig. Manche Kranke starben, die bei besserer Pflege und Reinlichkeit würden erhalten worden sein; ja, einfache Eiterbubonen der Bordellmädchen gingen in Brandgeschwüre über, die einen großen Theil des Unterleibes einnahmen und die Kranken tödteten.

Woher entstand dieser traurige Zustand des Hauses? War er nothwendig, oder zufällig? Lag er in der Natur der Sache? oder konnte die ärztliche Aufsicht etwas Wesentliches hierin verbessern? — Als ich im Sommer 1804, bei Gelegenheit eines von Wittenberg gemachten Besuchs, diese Anstalt zum Erstenmale sah, vermißte ich manche Vorkehrung zur Erhaltung der nöthigen Reinlichkeit; doch erfuhr ich schon damals, wie die ganze Verfassung hier das ärztliche Geschäft erschwere. Die Administration des Hauses verfüge allein über die Reinigung der Wäsche, über die Einrichtung der Lagerstellen, kontrollire die Reinigungsmädchen und führe die nächste Aufsicht über die Hausväter, die als Vorgesetzte der Krankenwärter zu betrachten waren. Auch hier hatte ein verderblicher Schlendrian Wurzel gefaßt; die Unreinlichkeit war zur andern Natur geworden, und die durch das französische Lazareth bewirkten Unordnungen und Störungen aller Art mußten diese Uebel unendlich steigern.

Schon im April 1807 starb mein verdienstvoller Vorgänger im 70sten Jahre seines Alters, und für alle Geschäfte seines Amtes, die ich bisher schon allein besorgte, wurde ich nun selbst verantwortlich. Das Königl. Armen-Direktorium war jetzt allein meine vorgesetzte Behörde. Die Noth des Krieges wuchs und nahm überhand; die Diensteinkünfte wurden nicht bezahlt; die Schulden der Anstalt vermehrten sich, ohne Aussicht zu ihrer baldigen Tilgung, und der gewöhnliche Begleiter der Kriege, das ansteckende Nervenfieber, nahm Platz in unserer Anstalt.

Es war jetzt mein erstes Bemühen, eine größere Reinlichkeit für die Anstalt herbeizuführen, und dies war um so dringender, je mehr die Zahl der Kranken stieg und mit ihr die Gefahr der Verbreitung bösartiger Fieber. Es ist schwer, gegen eingewurzelte Vorurtheile zu kämpfen, gegen Gewohnheiten und Gebräuche in einer Anstalt, deren Entfernung mit Arbeit, mit Lasten, mit Aufopferung verbunden ist. Hier gab es Beamten, die stets wiederholten: „je weniger Kosten, je weniger „Mühe, desto besser!" — Die Schwierigkeiten, die sich meinen Bestrebungen entgegenstellten, verdoppelten meinen Eifer. Ich drang auf eine Vermehrung des Wäsch-Inventariums. Ich bat oft und dringend um Verwendung größerer Summen für diese großen Bedürfnisse. Aber die traurigen Zeitumstände lähmten den besten Willen der vorgesetzten Behörde. Es konnte bei weitem nicht so viel geschehen, als eigentlich hätte geschehen müssen. Doch bat ich so viel und so oft, daß von Zeit zu Zeit gute Vorräthe von Leinwand angekauft wurden. Es wurden mehr Hemden, es wurde mehr Bettwäsche angeschafft. An Ankauf von Lazarethkleidung war damals (1807 und 1808) nicht zu denken. Von größerem Erfolge waren meine Vorstellungen wegen strengerer Aufsicht über eine gründlichere Reinigung der Wäsche. Je öfter diese Klagen erneuert wurden; je mehr sich die vorgesetzte Behörde selbst überzeugte, daß meine Vorschläge nicht übertrieben waren; je öfterer die schlecht gereinigte Wäsche, als nicht brauchbar für Kranke, der Oberwäscherinn zurückgeschickt; je öfterer die Krankenwärterinnen wegen übereilter, doch verbotener Annahme unvollständig gereinigter Wäsche von mir bestraft wurden: desto deutlicher war die Wirkung dieser Bestrebungen, desto seltener erneuerten sich die Versuche, schlechte oder gar nicht gereinigte Wäsche für völlig gereinigte auszugeben. Ich konnte jedoch mit dem Erfolge noch immer nicht zufrieden sein. Häufig kehrten die alten Klagen wieder, häufig kamen die Kranken in den Fall, Bett- und Leibwäsche benutzen zu müssen, die von widrigen Flecken entstellt waren, ja die ohne Ekel nicht untersucht werden konnten. Dann erfolgte die gewöhnliche Ausrede: „es seien Flecke von Salben und Lini„menten, vor denen man sich nicht zu ekeln brauche; Flecke, „die gar nicht ausgingen." Solche Ausreden konnten nur faktisch widerlegt werden. Ich ließ dieselben Stücke in der Stadt mit Sorgfalt waschen, und bekam sie dann oft so gereinigt zurück, daß man sie nicht wieder erkannte. Hierdurch erreichte ich wenigstens, daß jene schlechte Entschuldigung seltener wiederholt, und daß wenigstens für einige Zeit sorgfältiger gewaschen wurde.

Eine ergiebige Quelle der Luftverunreinigung sowohl in den Krankenzimmern, als in den Fluren und Gängen der Anstalt, lag und liegt in der unzweckmäßigen Art der Auffammlung und Fortschaffung der Exkremente der Kranken, deren gänzliche Beseitigung, so lange es der Anstalt an einer Wasserleitung mangelt, nicht wohl möglich sein wird. Schwache und bedenkliche Kranke aller Art, welche der Nachtstühle und Stechbecken nicht entbehren können, bedienen sich derselben neben ihren Betten. Die Nachtstühle sind mit hölzernen Eimern versehen, die in ihrer innern Oberfläche verpicht sind. Ihr Gehäuse besteht in kienenem Holze, ist nur leicht gemacht, und so wohlfeil, als möglich, weshalb der Deckel nur schlecht und obenhin schließt, und die Verdünstung der Exkremente nicht verhindert.

Diese Nachteimer sollten nicht aus Holz bestehen, da diese Substanz jede Unreinigkeit einsaugt, in der Wärme wieder von sich giebt, und eine gründliche Reinigung nicht zuläßt. Nachtgeschirre aus gebranntem Thon, von Sanitätsgeschirr u. s. w. eignen sich auch nicht für Krankenhäuser, indem sie viel zu zerbrechlich und wegen der nöthigen Wiederanschaffung zu kostbar sind. Die beste Masse zu diesen Eimern ist Metall; am besten sind die von Zinn, und ungleich wohlfeiler die von Zink, wie ich sie aus der Unterstützungskasse für die 5 Krankensäle des Königl. medizinischen Klinikums angeschafft habe. Die dazu gehörigen Nachtstühle haben die Form eines Lehnstuhls, sind gepolstert, und bequem genug, schwerfälligen und schwachen Kranken während ihres Gebrauchs einen gemächlichen Sitz darzubieten. Die Füße sind mit starken Rollen versehen, wodurch die Fortbewegung des Stuhls bis zum Bette des Kranken sehr erleichtert wird. Außer diesen Nachteimern von Zink sind die Krankensäle des Königl. chirurgischen Klinikums mit drei Nachteimern von Zinn, von zweckmäßiger Form, versehen. In allen übrigen Krankenabtheilungen befinden sich jene schlechten, zweckwidrigen, von Holz, die eine stete Luftverunreinigung unterhalten.

Die in den Krankenzimmern, sowohl in den Nachtstühlen, wie in den Uringläsern angesammelten Exkremente werden täglich zweimal ausgeleert und deren Inhalt in die auf den Fluren befindlichen Abtritte geschafft. Diese Abtritte bestehen in hölzernen Kasten von 6 Fuß Länge und 1½ Fuß Breite, die vermittelst einer Winde und eines Walzen- und Räderwerks zur Erde hinabgelassen und wieder heraufgezogen werden können. Dieses Hinablassen zur Erde der 16 im ganzen Gebäude thätigen Abtritts=maschinen geschieht jeden Morgen in aller Frühe. Ist der Abtrittskasten mit den mit Exkrementen gefüllten Butten hinunter gelassen: so wird deren Inhalt in eigene dazu bestimmte Fässer entleert, und an die Stelle der verunreinigten Butten werden gereinigte gesetzt, und dann die Maschine wieder hinauf gewunden. Die in jedem Abtritte befindlichen Urinfässer von Holz werden auf dieselbe Art hinunter gelassen, entleert, einigermaaßen gereinigt, und wieder hinauf gezogen. Ist dies Geschäft besorgt: so wird der gesammte Vorrath von Exkrementen, in derselben Frühstunde, in eine etwa 100 Fuß von dem linken Flügel des Gebäudes entfernte, etwa 30 Fuß lange und 12 Fuß breite, mit einer Mauer umgebene, und mit Mauersteinen schräg gepflasterte, Grube, auf dem sogenannten Viehhofe der Anstalt, getragen. Das aus den Lagerstellen der Kranken entfernte Stroh, wird von Zeit zu Zeit in diese Grube geschüttet und, so oft es nöthig ist, zum Düngen des jetzt verpachteten großen Charité=Gartens abgefahren. Die Fortschaffung des Unraths durch die beschriebenen Maschinen und von da zu der genannten Grube geschieht durch Mädchen, die von der venerischen Krankheit oder Krätze auf Kosten der Anstalt geheilt wurden und zum Abverdienen dieser Verpflegungskosten, für eine verhältnißmäßige Zeit, dies Geschäft übernehmen müssen, wozu wenigstens 9 Personen und oft mehr gebraucht werden. Außer diesem Maschinenwerke sind noch in den Abtritten des Vordergebäudes 2 Röhren mit einer trichterförmigen Oeffnung angebracht, welche mit einem Kanal kommuniziren, der seinen Weg, unter der Stadtmauer durch, in einen zur Spree führenden klei=

nen Fluß (die Panke) nimmt. Diese Röhren werden in der Abtheilung der innern Kranken zur Abführung des Badewassers, Spühlwassers und anderer flüßigen Abgänge benutzt.

Bei dieser Einrichtung, die eine vollständige Reinigung nicht zuläßt, ist es unmöglich, sowohl in den Krankenzimmern, wie auf den Fluren und Gängen, besonders in der Nähe der Abtritte, stets eine so reine Luft zu erhalten, wie es für ein Krankenhaus wünschenswerth wäre. Es sollten überall statt der schlechten, unbequemen und höchst unzweckmäßigen Nachteimer von Holz, die eben beschriebenen von Zinn oder Zink eingeführt werden. Die Abtrittskasten und das damit verbundene Räderwerk sollte mit zweckmäßigen, überall fest zu verschließenden, zur Aufnahme der Exkremente geeigneten Vorrichtungen vertauscht, und solche mit Wasserleitungen und Kanälen in Verbindung gebracht werden, indem eine vollständige Verbesserung dieses an und für sich unzweckmäßigen Maschinenwerks, dessen gründliche Reinigung ohnedies sehr schwierig, nicht möglich ist. Diese unvortheilhafte Einrichtung verfehlt den Zweck der Reinlichkeit noch mehr dadurch, daß das Geschäft der Handhabung und Reinigung der Abtritts-Maschinen jenen Kostenabarbeiterinnen überlassen wird, deren strenge Kontrolle des Morgens in aller Frühe nicht ohne große Schwierigkeiten geschehen kann.

Auch auf diese Uebelstände habe ich oft aufmerksam gemacht, aber die bedeutenden Kosten, welche deren gründliche Abhülfe erforderte, machten die Ausführung meiner diesfalsigen Vorschläge bis jetzt unmöglich.

Was indeß für diesen wichtigen Zweig der Luftreinigung der Anstalt, ohne zu große Kosten, noch geschehen könnte, ist hiermit angedeutet.

Eben so nahe lag die Ueberzeugung, daß die Lieferung der besten Wäsche wenig nützt, wenn nicht für Reinlichkeit der Lagerstellen hinreichend gesorgt ist. Ich drang deshalb auf häufigeren Wechsel der Strohsäcke, deren Zustand ich durch die Krankenwärter, unter Aufsicht der Chirurgen, wöchentlich revidiren ließ. Ich erinnerte häufig an die Bestimmungen des Königl. Preuß. Feldlazareth-Reglements, nach welchem dem Gutachten der Aerzte überlassen bleibt, wie oft bei wichtigen Kranken der Wechsel geschehen soll. Es ist unbillig und der allgemeinen Gesundheitspflege schädlich, hiermit zu warten, bis die Kranken selbst hierüber klagen. Man soll ihren Klagen zuvorkommen, ehe das Stroh zu Heckfel, ehe diese Lagerstelle hart und unbequem geworden, ehe sich Ungeziefer aller Art darin angehäuft hat. In großen Krankenhäusern kommen auch viele blöde, ängstliche, allzu anspruchlose Kranke vor. Sie klagen gar nicht, weil sie nicht wissen, was sie fordern dürfen. Sie sind mit allem zufrieden, wenn sie nur nicht hungern, wenn sie nur Arzenei bekommen. Unreinlichkeit, an die sie gewöhnt sind, ist ihr Element. Die Lazarethverwaltung muß hierin weiter sehen. Sie soll sich nicht begnügen, Klagen der Einzelnen zu begegnen, sondern bemüht sein, die Verunreinigung der Krankenzimmer und die Entwickelung der Lazareth-Mephitis zu verhüten. Die Pflicht für das Wohl der ganzen Anstalt fordert die strengste Entfernung alles dessen, was die Luftverderbniß befördern könnte. Alle Bewohner eines großen Krankenhauses, ja der ganzen Stadt, in der es liegt, sind hierbei interessirt.

Nichts trägt so sehr zur Verunreinigung der Krankenzimmer bei, als wenn es den Kranken erlaubt ist, verunreinigte Kleidungsstücke, schmutzige Hemden, Stiefel, Hüte, Kasten, Schachteln, Körbe, mit ins Krankenzimmer zu nehmen. Dieser Gebrauch fand auch hier statt. Jeder konnte von seinen Bedürfnissen mitnehmen, was ihm beliebte. Jeder wollte sich förmlich häuslich niederlassen, ohne daran zu denken, daß, was ihm erlaubt werde, auch Andern erlaubt sein müsse, und daß hiernach in Kurzem das ganze Krankenzimmer mit Unreinigkeit vermehrenden Dingen aller Art so sehr überfüllt werden würde, daß die traurigsten Folgen unvermeidlich sein müssen. Ich mußte die Wünsche des Einzelnen dem Zwecke des Ganzen opfern. Die Bitten manches Kranken mußten unerhört bleiben, um der Gesellschaft der Kranken desto wohler zu thun.

Die Erhaltung der Ordnung und Reinlichkeit gebot, aus den Krankenzimmern alles dasjenige zu entfernen, was zur Kur und Pflege der Kranken nicht wesentlich gehört.

Ich führte die Reinigungsbäder ein, und machte häufiger Gebrauch von warmen Bädern als Heilmittel, besonders bei Fiebern, bei denen ihr Gebrauch oft allein entscheidet, eine Menge von Arzeneimitteln entbehrlich macht, und die Reinlichkeit in den Krankenzimmern ungemein befördert.

Es wurde schlechthin nothwendig, die Luft in den

Krankenzimmern durch Zulassung der reinen atmosphärischen Luft in großen Massen vollständig zu reinigen. So nützlich und wohlthätig sich auch der Gebrauch der salzsauren Räucherungen erwies: so fand ich doch dies Mittel bei weitem nicht hinreichend, um der in dieser Anstalt herrschenden Luftverderbniß befriedigend zu steuern. Je mehr die verhältnißmäßig kleinen Räume überlegt, je bösartiger und wichtiger die Krankheiten waren, in je größerer Menge die Kranken aus den niedrigsten Ständen, im höchsten Grade arm, verunreinigt, bis zum Ekel schmutzig fast täglich hier ankamen, um so nöthiger wurde eine totale Verbesserung der Luft. Deshalb führte ich das Oeffnen der obern Fenster ein, um großen Luftmassen freien Einfluß zu verschaffen, um einen allgemeinen Luftzug im Zimmer zu befördern, welcher durch das häufige Oeffnen der Thür unterhalten wird. So lange ich hier in der Anstalt bin, habe ich hierauf fest gehalten. Der Nutzen dieser Vorrichtung bestätigte sich je länger je mehr, und ich bin fest überzeugt, daß es mir ohne dieses Mittel nicht gelungen sein würde, der Verbreitung des Lazarethfiebers Einhalt zu thun, ja nach einiger Zeit dasselbe ganz auszurotten. Auch hierin fand ich Widerspruch genug. Wenn's kein anderer war, doch wenigstens der: „es sei doch Schade um die schöne Wärme, die zur Zeit des Einheitzens durch das Oeffnen der Fenster verloren ginge." — Ich konnte diesen Verlust nicht beklagen, um so weniger, da bei dieser Vorkehrung die Krankenzimmerluft unendlich gewann, so, daß man nun die Verunreinigung der Luft, was früher oft der Fall war, beim Eintritt ins Zimmer nicht mehr schmecken konnte. Was ist unangenehmer als das

Einathmen einer Zimmerluft, deren Verderbniß sogar sich schmecken läßt?

Es konnte mir nicht entgehen, wie nöthig es sei, die Flure, den Fußboden der Zimmer, die Fensterbänke, die Krankentische und Schemel, die übrigen Utensilien der Kranken häufig und sorgfältig abscheuern zu lassen. Ich kannte die besten Krankenhäuser Deutschlands und Frankreichs. Es schmerzte mich, wenn ich an den Unterschied dachte, der mir bei einem Vergleiche mit manchen nicht entging, und dabei in Betracht nahm, daß eine schlechte Reinigung dieser Gegenstände doch mit schwachen Fonds nicht entschuldigt werden könne. Es wurde nöthig, mit Strenge gegen die Wärter zu verfahren, da der Weg der Güte nichts half. Ich ließ das Scheuern und Waschen dieser Gegenstände so lange erneuern, bis man ihre eigenthümlichen Grundfarben wieder erkennen konnte, und so nach und nach ein besserer Zustand wieder herbeigeführt wurde. Um jede Willkühr, jedes Vergessen hierbei zu verhüten, setzte ich bestimmte Tage in der Woche an, an denen allgemeine Reinigungen der Zimmer und Flure vorgenommen wurden. Die Hausväter mußten hierüber die Aufsicht führen, und Wärterinnen die Reinigung besorgen. Durch ununterbrochenes Erinnern, Fordern, Strafen und Belohnen wurde nach und nach eine wesentliche Verbesserung hierin bewirkt. Wer den jetzigen Zustand der Anstalt in diesen Beziehungen mit dem vorigen vergleicht, wird den frühern nicht wiederkennen. Viele unbefangene Sachkundige haben dies laut und dankbar gestanden und es kann Niemanden geben, der hierzu gerechnet werden darf, welcher dies bezweifelte.

Fünfter Abschnitt.

Das Krankenwärterwesen in der Charité. Wesentliche Mängel desselben. Wichtige Folgen derselben für die Krankenpflege. Ursachen dieser Uebelstände. Verbesserung und Abstellung derselben. Erneuerte Vorschläge zur gründlichen Verbesserung dieser Angelegenheit.

Eben so wichtig, wie die Reinlichkeit der Lazarethe, ist auch das Krankenwärterwesen. Krankenwärter sollen die Stellen der nächsten Angehörigen der Kranken vertreten. Es fehlt den armen Kranken zu Hause an Lagerstellen, an Raum, an Verpflegungsmitteln aller Art; doch eine theilnehmende Umgebung und ein freundlicher Wille, zu helfen und zu pflegen, fehlt Vielen nicht in ihrem Familienkreise. Der Kranke im Hospitale soll daher auf eine freundliche, zuvorkommende und theilnehmende Behandlung der Krankenwärter rechnen. Aber nicht blos der Kranke soll sich auf diese, sondern auch der Arzt sich darauf verlassen, daß während seiner Abwesenheit die von ihm verordneten Mittel wirklich angewandt, und alles, was zur Besserung und Heilung des Kranken dient, durch die Krankenwärter in Ausübung gebracht werde. So vertreten diese die Stelle der nächsten Verwandten und zugleich die Stelle des Arztes. Es wird daher sehr viel von ihnen verlangt: entschiedene Liebe für ihren Dienst, aufrichtige Theilnahme an den Leiden der Kranken, pünktliche Pflichterfüllung, Geduld und Ausdauer, entschiedene Redlichkeit, Treue, und Furchtlosigkeit zu Zeiten der Gefahr der Ansteckung. Wenn man den Umfang dieser Erfordernisse, die hohe Bedeutung dieses

Berufs erwägt: so läßt sich kaum erwarten, daß unter der dienenden Klasse, wie sie nun einmal ist, sich viele finden werden, die Fähigkeit und Willen genug besitzen, einem solchen Zwecke ihre beste Kraft zu opfern.

Man sollte billig erwarten, der Stat habe besondere Vorkehrungen getroffen, um für solche Dienste tüchtige Menschen anzuschaffen, indem sich, der Erfahrung voraus, annehmen läßt, daß von den meisten, die aus der Klasse des Gesindes zu solchen Stellen sich melden könnten, etwa aus dem Grunde, um mit der Zeit etwas Bedeutendes zu gewinnen, nur wenige passen möchten. Man sollte glauben, daß eben deshalb besondere Anstalten getroffen wären, in welchen Individuen von gutem Willen und andern Erfordernissen zur Uebernahme solcher Dienste eine schickliche Anleitung ertheilt würde, und daß ein hinreichender Fond angewiesen wäre, um geschickte Krankenwärter, die mit Eifer und Treue ihre Pflicht ganz erfüllen, so zu belohnen, daß sie zur Fortsetzung ihres höchst beschwerlichen und gefahrvollen Berufs hinreichend ermuntert würden.

Aber leider ist bis jetzt weder das Eine, noch das Andere geschehen. Was ich in meinem beschränkten Wirkungskreise hierin zu verbessern vermochte, ist gering, verglichen mit dem, was der Anstalt hierin noch mangelt. Es wird leicht sein zu zeigen, daß ohne höhere Unterstützung und Anordnung der regste Wille des Arztes zwar manches Böse zu verhüten vermag, aber nicht im Stande ist, das Gute zu bewirken, so viel es erforderlich ist.

In einem Krankenhause, wie die Charité, wo in der Regel 7 bis 800 Kranke behandelt werden, giebt es immer eine Menge von Leidenden, die auf eine vollständige Krankenpflege die gerechtesten Ansprüche machen. In großen Krankenhäusern fehlt es nie an vielen solchen Kranken, die an lebensgefährlichen Krankheiten darnieder liegen. Eine geschickte ärztliche Behandlung, verbunden mit einer treuen Pflege und Wartung, kann sie retten. Wenn jedoch Eins oder das Andere fehlt, wenn die Beobachtung flüchtig, die Verordnung einseitig, die Prüfung des Erfolgs der Mittel oberflächlich ist: so wird die Rettung nicht gelingen, so fern man nicht etwa auf Wunder rechnet. Eben so wenig wird aber die Rettung gelingen, mag auch der Arzt thun, was er will und kann, wenn die Pflege und Wartung des Kranken während der langen Zeit, wo der Arzt ihn nicht sieht, wenn auch nur von einem Abend bis zum andern Morgen, durch Leichtsinn, Gleichgültigkeit oder Unredlichkeit des Wärters versäumt wird.

Ich rechne hierhin viele hitzige Krankheiten, deren pünktliches Abwarten bei Tage und bei Nacht ihren glücklichen Ausgang entscheidet, der aber eben deshalb häufig vergeblich erwartet wird, weil die äußere Hülfsleistung und pünktliche Ausführung der getroffenen Verordnungen, auf die der Arzt rechnen muß, nicht erfolgten.

Sollte der Stat nicht verpflichtet sein, diesem Gegenstande seine ganze Aufmerksamkeit zu schenken? — Man verzeiht es keinem Arzte, wenn er bei der Behandlung eines Scheintodten, bei welchem oft nur die Verwesung fehlt, um den wirklichen Tod mit Gewißheit darzuthun, wenn er bei diesem, sage ich, irgend ein Rettungsmittel, zu einem höchst wahrscheinlich ganz unnützen Versuche, unangewandt läßt. Und macht der Stat hierin so strenge Forderungen, warum ist er so nachsichtig gegen die angezeigten Uebel? Warum verhindert er es nicht, daß die Heilung lebensgefährlicher Kranken durch die Schuld schlechter Wärter vereitelt wird?

Eine andere Klasse von Kranken, die leider so groß ist, die Unheilbaren, die an den schmerzhaftesten Krankheiten oft schon seit Jahren darnieder liegen, die mit Qualen aller Art zu kämpfen haben; denen es oft schwer fällt, zu reden, zu klagen; denen die Kraft fehlt, sich zu bewegen, sich selbst zu helfen; denen der Stat erlaubt, ihre letzte Lebensfrist im Krankenhause zuzubringen, und unter ärztlicher Aufsicht zu sterben: wie viel Ansprüche machen diese Unglückliche auf eine freundliche und thätige Wartung! Wie sehr wird ihr Unglück vermehrt, wenn die Hülfe, auf die sie rechnen müssen, ihnen nicht geleistet wird; wenn Trägheit, Eigennutz und Gefühllosigkeit der Wärter ihre stillen Wünsche vereiteln. Der Arzt fühlt die Pflicht, die Summe des Unglücks dieser Leidenden, so viel an ihm ist, zu mindern. Er erleichtert, er beruhigt, so viel er kann, und er hat oft die Genugthung zu finden, daß sein tröstliches Wort die Schwermuth des nach dem Tode verlangenden Leidenden wieder verscheucht. Aber wie wenig kann diese Hülfe leisten, wenn diese Unglücklichen zugleich dem rohen Betragen gefühlloser Wärter ausgesetzt sind. Sie würden viel eher den Arzt und seine Mittel entbehren können, wenn sie sich nur einer theilnehmenden und freundlichen Pflege erfreuen dürften.

Endlich ist hier auch von der Behandlung der Geisteskranken die Rede, in welcher stets eine Menge von wichtigen Fällen vorkommt, die auf eine ganz eigenthümliche Behandlung Anspruch machen. Wenn hier die Wahl der Heilmittel wichtig ist: so ist die Art ihrer Anwendung vielleicht noch wichtiger. Aber nicht blos dies kömmt hier in Betracht, sondern auch die sorgfältigste Verhütung jedes Schadens, den diese Kranke sich selbst und Andern zufügen könnten. Es ist mancher Familie schmerzlich, ein gemüthskrankes Glied aus ihrer Mitte zu entfernen. Die Noth zwingt oft zu diesem Schritte; doch findet man darin Beruhigung, daß die zweckmäßigen Einrichtungen einer Irrenanstalt die Kur befördern, und daß die Wachsamkeit redlicher und eingeübter Irrenwärter jeden Schaden ungleich besser verhüten muß, als dies in häuslichen Verhältnissen möglich ist. Wenn aber diese Wärter nichts taugen, wenn das Publikum hierin getäuscht wird, wenn der Arzt dieser Kranken auf diese Stützen des Heilverfahrens nicht rechnen darf, welche Folgen werden dann entstehen, wie viele Heilungsversuche werden dann misglücken, welche Verschlimmerungen der Kranken werden daraus erwachsen müssen?

Diese Betrachtungen drängten sich mir auf, bald nachher, als ich meinen lazarethärztlichen Dienst angetreten hatte. Meine Besorgnisse bestätigten sich leider. Ich fand hierin einen Zustand der Dinge vor, den ich kaum zu beschreiben vermag. Auf jedem Tritte entdeckte ich die drückendsten Mängel des Krankenwärterwesens; in jedem Zimmer die gröbsten Verstöße gegen eine solche Pflege der Kranken, wie sie eine dem öffentlichen Mitleiden gewidmete Anstalt zu leisten schuldig ist, den armen Kranken, deren unentgeldliche Pflege sie übernomnen hat, so wie den übrigen, die aus eigenen Mitteln die Verpflegungskosten vergüten.

Das Charitékrankenhaus war, so lange ich ihm diente, mit schlechten Krankenwärtern und Krankenwärterinnen versehen. Diese Thatsache steht leider über jeden Zweifel fest; sie ist von den Behörden anerkannt; von den Aerzten, und namentlich von mir, unaufhörlich, laut und öffentlich, beklagt; von allen Offizianten der Anstalt gekannt; von vielen Tausend Kranken, die hier entlassen sind, gefühlt und bezeugt.

Wie ist dies möglich, wie konnte ein so drückender Uebelstand fortdauern? — Wie konnte dieses Uebel dauern, während man überall Bedacht nahm auf Verbesserung der Institute, auf Regulirung ihrer Fonds, auf glückliche Erreichung ihrer Zwecke? —

Lag's etwa an dem Mangel guter Instruktionen? Kannten die Wärter etwa ihre Pflichten nicht? — Ihre Instruktionen waren faßlich und genügend; es wurde ihnen oft genug gesagt, was sie zu thun und was sie zu lassen hätten; oft genug in Erinnerung gebracht, worauf es bei der Verpflegung der Kranken vorzüglich ankomme: auf Erhaltung der Reinlichkeit, freundliche Handreichung, sorgsame und schonende Anwendung der verordneten Mittel und bestimmte Hülfsleistung bei Abwartung der Bedürfnisse derjenigen Kranken, die zu entkräftet, erschöpft, dem Tode zu nahe waren, um sich selbst nur eine einzige nothwendige Handreichung zu leisten.

Eine Menge von weniger wesentlichen Forderungen wurde gern erlassen; nur das Allernothwendigste mußte verlangt werden. Dennoch gab es unter 90 — 100 Krankenwärtern kaum fünf, sechs, welche den billigsten Erwartungen entsprachen. Die meisten leisteten nichts; ja sie leisteten weniger als nichts: sie schadeten. Sie waren bösartiger Natur, ohne Bildung des Herzens, ohne Theilnahme für ihren Beruf; oder stumpf, selbst kränklich und altersschwach; oft lieblos, eigennützig im höchsten Grade! —

Warum traf man eine so schlechte Wahl? warum bemühte man sich nicht, bessere zu gewinnen, die schlechten fortzuschaffen? Die Antwort hierauf liegt in Folgendem:

1) Es fehlte bis jetzt hier an einer Schule für Krankenwärter, an einer eigenen Bildungsanstalt, die hier, wo beständig 80, 90 — 100 Krankenwärter oder Krankenwärterinnen für diese Anstalt erfordert werden, nicht hätte fehlen sollen. Ich habe diesen Vorschlag oft gemacht; zum letztenmale vor dritthalb Jahren. *) Es würde wenig Umstände, wenig Kosten erfordert haben, einen solchen Plan auszuführen. Man ist an andern Orten Deutschlands uns mit diesem Beispiele vorangegangen. Meine Vorschläge haben bis jetzt keine Folgen gehabt, obwohl es am Tage liegt, daß es unmöglich sei, von jenen Individuen wichtige Leistungen zu erwarten, die den Besitz gewisser Kenntnisse und Uebung voraussetzen und nicht blos diese Technik, sondern zugleich Unbescholtenheit der Sitten, Muth und Ausdauer in ihrem mühevollen und lebensgefährlichen Dienst und eine freundliche, Vertrauen erweckende, Persönlichkeit. Dies darf der Stat verlangen von tüchtigen Krankenwärtern, deren Händen er eine Menge wichtiger, lebensgefährlicher Kranken aller Art anvertraut. Er setzt diesen Zweck voraus; aber leider fehlte es an Mitteln, die hierzu führen.

*) Gutachtlicher Bericht vom 18ten Januar 1816.

2) Der Lohn unserer Krankenwärter ist viel zu gering, ihre Verpflegung viel zu dürftig. Es ist nicht möglich, für einen so unbedeutenden Lohn, bei einer so ärmlichen Beköstigung, eine treue Erfüllung wichtiger Pflichten zu erwarten. Man vergleiche doch das tägliche Geschäft des gewöhnlichen Gesindes in der Stadt mit den Forderungen an einen Charité-Krankenwärter. Die Menge von Ekel erregenden und abschreckenden Geschäften; das Nachtwachen bei gefährlichen Kranken; das Zeugesein von den täglich sich erneuernden Szenen der Sterbenden; die eigene Lebensgefahr bei der Pflege ansteckender Fieberkranken! Welche Natur des Gemüths, welche Kraft des Karakters, welche Verzichtleistung auf die gewöhnlichen Bequemlichkeiten des Lebens sind erforderlich, um einen solchen wahrhaft christlichen Dienst mit Erfolg zu leisten! Wie wenig tüchtige Menschen werden sich finden, die einem solchen Berufe sich unterziehen möchten, ohne vollständige Sicherstellung ihrer äußern Lebensbedürfnisse. Und dennoch sind nach dem bisherigen Etat *) die Einkünfte eines Berliner Kutschers

*) 1. Die Charité-Krankenwärter erhalten monatlich 1 Thlr.
2. Zwei besondere Irrenwärter, jeder monatlich 2 Thlr. 8 gr.
3. Die übrigen Irrenwärter, jeder monatlich 1 Thlr. 16 gr.
4. Die Lohnverbesserung für 5 Wärterinnen der Wachsäle, vom März 1813 ab, bestand monatlich in 1 Thlr. Zulage.
5. Die Natural-Verpflegungs-Verbesserung darin, daß diese 5 Wärter und die bei den 2 sogenannten Kolliquations-Zimmern angestellten Wärter Morgens ein Warmbier, und Abends eine Biersuppe erhalten.
6. Die Natural-Verpflegung aller übrigen Krankenwärter und Wärterinnen besteht in Folgendem: Morgens in einer Mehl- oder Hafergrütz-Suppe; Mit-

ungleich besser, als die eines Charité-Krankenwärters, obgleich es viel leichter, bequemer und gesunder ist, ein Paar gesunde Pferde zu verpflegen, als einen ganzen Saal voll wichtiger Fieberkranken.

Oft hörte ich die Bemerkung, ein solcher Liebesdienst lasse sich gar nicht bezahlen; für Geld seien solche Leistungen gar nicht zu erwarten. Das Geld allein thut's auch nicht; allerdings ist aber zu verlangen, daß die äußere Stellung eines so wichtigen Dieners wenigstens ein hinreichendes Auskommen verschaffe; ja, daß noch etwas erübrigt werde für die Zukunft, damit er sorgenfrei wirke und nicht, wie bisher, bei der Laxität der Moral dieser Menschen, seine Zuflucht nehme, Speisebücher zu verfälschen, dem Kranken die ihm bestimmten Verpflegungsbedürfnisse zu entziehen und den Sterbenden zu berauben, wie es leider wohl häufig zu geschehen pflegt. Endlich

3) Unsere Krankenwärter haben keine Aussicht für die Zukunft, *) keine Aussicht zu Versorgungen für

---

tags in einem mager bereiteten Gemüse, ½ Pfd. Fleisch, (roh gerechnet,) meistens Abfall vom übrigen Fleisch, und außerdem in 1 Pfd. Schwarzbrod und 1 Quart Halbbier.

Des Abends erhalten diese Krankenwärter: Nichts!

*) Den Charité-Krankenwärtern ist nichts versprochen, als: „wenn sie sich ihrer Dienste mit Fleiß, Ordnung und Aufmerksamkeit annehmen und keine Klage über sie geführt wird, zum „Neujahr noch eine ihrem Betragen angemessene Gratifikation." — Diese ist indeß seit 12 Jahren nicht gereicht, vielleicht deshalb, weil Klagen genug über die Wärter geführt sind.

Den Krankenwärtern der Königl. Preuß. Militär-Lazarethe (S. Sammlung einzelner Vorschriften, Dienstanweisungen rc. über die Verwaltung der das vorgerückte Alter, worauf sie Ansprüche machen, wegen ihres mühevollen und lebensgefährlichen Dienstes, und wodurch zugleich ein Mittel mehr gewonnen wäre, tüchtige Menschen für einen solchen Dienst zu reizen.

Unbeschreiblich und nicht zu berechnen sind die Folgen dieses traurigen Zustandes des Krankenwärterwesens. Man denke sich 80 bis 90, dem größten Theil nach durchaus schlechtgesinnte und verderbte Menschen in Einem Hause; Menschen, die sonst kein Unterkommen finden würden ohne diese Zuflucht; die mithin ihre Stelle betrachten als ein nothwendiges Erwerbsmittel und als eine gute Gelegenheit, das Fehlende auf einem unrechten Wege, auf Kosten der Anstalt, auf Kosten der ihnen anvertrauten Kranken, sich zu verschaffen. Man denke sich die Folgen dieses Vereins so vieler schlechten Menschen, so schlecht, daß es für die meisten Kranken besser gethan wäre, ihnen, statt solcher Wärter, gar keine zu geben; so, daß der leichtere Kranke den schwerern bedienen könnte, wenn nicht gesunde Füße und Hände nöthig

---

Lazarethe bei der Königl. Preuß. Armee. 2te Auflage. Berlin 1815. S. 43. u. 44.), welche monatlich vier Thaler Lohn und eine Brod- und Viktualien-Portion erhalten, wird im 23sten §. ihrer Dienst-Instruktion Folgendes eröffnet: „Krankenwärter, welche die Pflichten ihres Amtes vollständig erfüllen, werden nach hergestelltem Frieden vorzugsweise versorgt werden und im Laufe des Krieges eine besondere Achtung von Jedermann genießen. Krankenwärter, welche ihr Amt vernachläßigen, werden fortgejagt und von allen Ansprüchen auf künftige Versorgung ausgeschlossen."

Es möchte die Nacheiferung für den künftigen Wärterdienst befördern, wenn das Publikum erführe, wie vielen Wärtern die hier zugesicherte Versorgung wirklich zu Theil geworden, und worin solche bestanden. —

wären, Feuersgefahr zu verhüten, die Heizung der Oefen wahrzunehmen, die Verpflegungsmittel herbei zu tragen, und eine oberflächliche Reinigung der Zimmer zu besorgen. Zu einer eigentlichen Pflege der Kranken sind diese Wärter nicht geeignet, und es wäre thöricht, bei jenen Verhältnissen, tüchtige Leute zu erwarten.

Es ist unnöthig, diese Behauptungen mit speziellen Fällen aus meiner Erfahrung zu belegen, indem fast keine Woche vorüber ging, wo nicht Erneuerungen herzzerreißender Szenen der erwähnten Art zu meiner Kenntniß kamen. Die ganze Anstalt theilt mit mir diese Ueberzeugung, und es wird hier in Berlin wenige arme Familien geben, die nicht durch Kranke aus ihrer Mitte, die früher hier behandelt wurden, die Wahrheit dieser widrigen Verhältnisse bestätigten.

Wie oft wurde jungen, unverdorbenen Kranken ein Aergerniß dadurch gegeben; wie oft mag der Erfolg der sorgfältigsten Kur hierdurch vereitelt worden sein; wie oft die Heilung Anderer verzögert, der Todeskampf der Sterbenden erschwert, die Selbstentleibungen Schwermüthiger befördert, die Entweichungen mancher Geisteskranken erleichtert sein! — Dieser drückende Uebelstand wirkt auf die ganze Krankenpflege schwer zurück, und nach allen Beziehungen ist die Wirksamkeit des Arztes gehemmt, unter Verhältnissen, wie diese, wo die Organe der Ausführung der ärztlichen Anordnungen fehlen. Der Kranke selbst empfindet diesen Mangel am schmerzlichsten. Seine dringendsten Wünsche, wenn auch an sich noch so geringfügig, bleiben unerfüllt; er sehnt sich vergeblich nach Unterstützung und Pflege, er fühlt sich versäumt und verwaist, und er betrauert tief, daß die guten Absichten des Arztes unerfüllt bleiben, daß von den mancherlei Hülfsleistungen, die dieser ihm versprach, die wichtigsten unbeachtet gelassen werden.

Bei den bisherigen Verhältnissen vermochte der Arzt es nicht, etwas Wesentliches hierin zu ändern, obwohl er die Verpflichtung hat, die bei den seiner Aufsicht anvertrauten Krankenabtheilungen erforderlichen Wärter anzustellen. Hierdurch wird die ganze Angelegenheit für den Arzt nur noch drückender gemacht. Er, der für tüchtige Krankenwärter sorgen soll, besitzt doch nicht die Mittel, solche zu verschaffen. Denn was könnte wohl eine Konkurrenz von Bewerbern um solche Stellen bewirken? Die Einkünfte des Wärters? — Diese sind ja viel zu schlecht, um mit dem dermaligen Werthe aller Lebensbedürfnisse im Einklang zu stehen. — Das Reizende des Geschäfts selbst? — Wo sind die Christus-Naturen, die einen Dienst, wobei man sich selbst vergessen, und beschwerlichen, zum Theil widerlichen, nicht selten lebensgefährlichen Verrichtungen seine beste Kraft widmen muß, gern übernähmen? — Eine beruhigende Aussicht für die Zukunft? — Auch diese existirt ja nicht; vielmehr muß bei unserer Verfassung jeder Krankenwärter als unbrauchbar entlassen zu werden fürchten, sobald er im Dienst erkrankt, in Gefolge seines Berufs schwächlich und gebrechlich wird. Es findet also gar keine Aufmunterung statt, um irgend ein rechtliches Individuum zur Uebernahme eines solchen Dienstes zu veranlassen; und daher kommt es auch, daß im Ganzen das schlechteste Gesinde, welches hier in Berlin gefunden wird, in der Regel nicht schlechter ist, als die Krankenwärter der Charité. Der Erfahrung voraus kann man daher mit Zuverläßigkeit darauf rechnen, daß diejenigen Subjekte, die sich um solche Stellen dessenungeachtet bewerben, die schlechtesten sein müssen, die es überhaupt giebt, da sie so wenig Vertrauen erregen oder verdienen, daß eine bürgerliche Familie sie als Gesinde aufzunehmen mit Recht Bedenken trägt.

Kaum darf ich daher in Anschlag bringen, was ich während meines Dienstes zur wesentlichen Besserung dieses Schadens habe leisten können. Dazu war dies Uebel zu tief gewurzelt; dazu bedurfte es allgemeinere und kostspieligere Reformen, die ohne die Genehmigung der vorgesetzten Behörden unmöglich zu bewirken standen. Wie schmerzlich fühlte ich hier Beschränkungen, da sie nicht mir galten, sondern einer heiligen Pflicht!

Immer war ich bemüht, die mittelmäßigen Wärter vor den schlechtesten auszuzeichnen, die wenigen guten mit Freundlichkeit und Achtung zu behandeln, offenbare Beweise von Diensteifer und Theilnahme laut anzuerkennen und, so viel es meine eigenen geringen Mittel erlaubten, selbst zu belohnen. Diejenigen, welche einige Neigung und Fähigkeit zur Erlernung der Kenntnisse zeigten, die ein vollendeter Krankendienst voraussetzt, suchte ich zu unterrichten und anzuleiten, und ließ dies durch Andere gleichfalls geschehen. Ich bemühete mich, das geheime Thun und Lassen der Wärter, so lange mir deren wahre Beschaffenheit zweifelhaft blieb, so schnell als möglich zu erforschen, und benutzte dabei die unbefangenen Mittheilungen der nach der Heilung entlassenen Kranken. Dieser Weg ließ mich manches Vergehen und zwar nicht selten solcher Wärter entdecken, die sich eine Zeitlang den Schein der Rechtlichkeit und der Theilnahme zu geben gewußt hatten. Sobald ich keinen Zweifel mehr hatte über die Untauglichkeit eines Subjekts dieser Art, ließ ich es auf der Stelle entfernen. Ich fand je länger je mehr, daß eine unerbittliche Strenge hierbei unerläßlich war. Die mittelmäßigen wurden dadurch geschreckt, zur Selbstbesserung ermuntert, und die wenigen guten sahen sich geehrt durch die Strenge gegen diejenigen, vor denen sie sich schämten.

Eine möglichst strenge Kontrolle über ihr Verhalten schien mir nothwendig. Ich übertrug sie meinen Gehülfen; ich übernahm sie selbst, indem ich häufig die wichtigsten Krankensäle, wo eine vollständige Wartung am unentbehrlichsten war, zu einer ganz ungewöhnlichen Zeit, nicht selten spät am Abend und gegen die Nacht, besuchte. Da fand ich dann oft die Kranken allein und sich selbst überlassen, die Wärter heimlich entwichen, die Wächter, die zu ununterbrochenem Wachen bestimmt waren, eingeschlafen, oder entfernt und in liederlichen Zusammenkünften begriffen.

Mit Genehmigung der vorgesetzten Behörde, des Königl. Armen-Direktoriums, führte ich kleine Geldstrafen ein, für welche diese Menschen empfänglicher waren, als für Verweise und Arrest. Sie wurden dadurch in einer nützlichen Spannung erhalten, manche in eine größere Thätigkeit versetzt, indem die Verkürzung ihres kleinen Soldes drückend für sie war und andere Mittel, die ihr Ehrgefühl hätten in Anspruch nehmen können, hier nicht paßten, auch ein solches hier gänzlich fehlte, und andere Wege zu ihrer Bestrafung für leichte Vergehen nicht existirten. Bei notorischer Schlechtigkeit erfolgte ihre Remotion augenblicklich. Dadurch entstanden häufig neue Verlegenheiten wegen Wiederbesetzung der vakanten Stellen, und nicht selten geschah es, daß wichtige Krankenzimmer wochenlang sich ohne Krankenwärter befanden, weil zu diesem Dienste zu manchen Zeiten Niemand aufgefunden werden konnte. Diese Verlegenheit ging und geht noch jetzt oft so weit, daß wir sogar Kranke, die durch ihr Uebel Ekel erregen, als Wärter anzustellen genöthigt sind. Wie nachtheilig dies für manche andere Kranke werden könne, bedarf keines Beweises.

Die Geldeinnahmen der, in den wichtigsten Krankensälen angestellten, Wärterinnen wurden nach meinem Vorschlage monatlich um einen Thaler vergrößert. Diejenigen, die mit Nachtwachen beschäftigt wurden, erhielten eine billige Verbesserung ihrer Naturalverpflegung. (Vergl. die S. 83. gemachte Anmerkung über den dermaligen Charité-Wärter-Etat.) Solche, die durch die That sich über den gewöhnlichen Haufen der Wärter erhoben, mehr Theilnahme, Sorgfalt und Applikation bezeugten, erhielten von Zeit zu Zeit aus der von mir errichteten Charité-Unterstützungs-Kasse Geldgeschenke. Krankenwärter, die ich bei solchen Geisteskranken anzustellen hatte, welche eigene Zimmer und besondere Wärter der Anstalt bezahlen, ließ ich von diesen Kranken in dem Maße honoriren, daß sie bedeutend besser, als die gewöhnlichen sich standen. Ich hielt mich hierzu verpflichtet, denn ich hatte es bereits zu oft erlebt, wie sehr die Kur eines Gemüthskranken leidet, wenn sein Wärter gleichgültig, fahrläßig oder gar lieblos zu Werke geht. Zu einem solchen Geschäfte bedarf es immer großer Aufmunterung. Hier ist es nicht genug, blos zu loben; der Dank muß auch bethätigt werden, und zwar mit Gelde, denn für Individuen dieser Art hat dieß bekanntlich viel größern Werth, als die dankbarste Gesinnung. Diese Bestrebungen haben indeß bei weitem nicht so viel gewirkt, als die Größe des Uebels und die Wichtigkeit seiner Folgen durchaus erheischt. Das Wohl und Weh der ganzen Anstalt kömmt hierbei in Betracht. Halbe Maßregeln führen auch hier zu nichts. Etwas Großes, Entscheidendes muß hier geschehen. Bisher ist für diesen Zweig der Krankenpflege viel zu wenig gethan, obwohl ich während meiner ganzen Dienstzeit gar nicht aufgehört habe, um wesentliche Verbesserungen hierin zu bitten.

In meiner letzten, deshalb an das Königl. Hohe Ministerium und an das Königl. Armen-Direktorium gerichteten, Vorstellung vom 18ten Januar 1816 trug ich darauf an:

1) Daß die Krankenwärter vortheilhafter und sorgenfreier gestellt werden möchten. Man theile sie in zwei Klassen: Eingeübte, gediente Krankenwärter und Krankenwärter-Gehülfen. Bei wichtigen Kranken werden die erstern, bei Kranken, welche wenig Aufwartung und Pflege bedürfen, z. B., die an leichten äußern Schäden leiden, bei Schwangern, Venerischen, Krätzigen die letztern angestellt, die auch in großen Sälen, in welchen zwei Wärter nöthig sind, dem eigentlichen Krankenwärter zu Hülfe gegeben werden. Die in meinem Berichte d. d. 30sten November 1814 für den damaligen Nothbehelf vorgeschlagene Verbesserung konnte nur palliativ sein. Jetzt sei eine radikale Hülfe nöthig, — und diese werde vergrößert mit der Zunahme der Theurung der Lebensbedürfnisse. — Den ersten Krankenwärtern gebe man monatlich 6 Rthlr. Cour., den Krankenwärtergehülfen eben so viel als der Militär-Etat für jeden gemeinen ungeübten Krankenwärter vorschreibt, 4 Rthlr. monatlich. Geisteskranke aus der vermögenden Klasse, sowohl diejenigen, welche den Offiziantentisch ge-

nießen, als auch solche, welche den Mitteltisch bekommen, müssen für diesen Lohn der Wärter selbst sorgen, so wie auch billig wäre, daß die großen Gewerke der Schuhmacher, Schneider, so wie die Lohnhuren, welche, bei dem dermaligen Preise der Lebensmittel, bisher nach einem Verpflegungssatze behandelt wurden, der die Anstalt für ihre Auslagen nicht völlig entschädigte, etwas mehr, als bisher, bezahlten.

2) Die Beköstigung der Krankenwärter und ihrer Gehülfen sei vollständiger und der Kraftverwendung angemessener, welche dieser Dienst mit sich bringt. Jeder Krankenwärter und jede Wärterinn, so wie jeder Krankenwärtergehülfe und jede Gehülfinn müßten täglich bekommen: des Morgens eine ganze Portion Bier- oder Mehlsuppe, abwechselnd, nach den Vorschriften des Speise-Etats; des Mittags die bisherige Portion ($\frac{1}{2}$ Pfd. gerechnet) gutes Fleisch, eine ganze Portion Gemüse, schmackhaft, mit dem erforderlichen Fett und Kräutern, mit der gehörigen Abwechselung, mit Berücksichtigung der Jahreszeit; des Abends eine ganze Portion gute Bier- oder Mehlsuppe, abwechselnd. Außerdem erhielten die männlichen Krankenwärter täglich $1\frac{1}{2}$ Pfd., die Weiber 1 Pfd. gut ausgebackenes reines Roggenbrod, jeder 1 Quart gutes braunes Ganzbier und, nach Maßgabe des Alters und der Gewöhnung, die Männer $\frac{1}{12}$ bis $\frac{1}{8}$, die Weiber $\frac{1}{20}$ bis $\frac{1}{16}$ Quart Kümmel-Branntwein. Diejenigen Krankenwärter, welche zur Nachtwache bestimmt sind, bekämen, um sich munter zu erhalten, am Abend spät um 9 Uhr $\frac{1}{2}$ Loth gebrannten Kaffee, mit Milch und Syrup. — Außerdem sollte jeder Krankenwärter wöchentlich wenigstens ein halb Pfund Butter erhalten. —

Die Behufs der Krankenwartung und Sperrung angestellten Thürsteher müßten dieselbe Beköstigung und, nach dem Satze des Militär-Etats, 4 Rthlr. Lohn monatlich bekommen; Wäscherinnen, Küchenmädchen und Badeknechte, Haus-Domestiken: 3 Rthlr. Cour. monatlich und dieselbe einfache, doch hinreichend nährende, Beköstigung. Daß tüchtige und geübte Krankenwärter, deren Beruf viel wichtiger, ersprießlicher, für sie selbst viel gefährlicher ist, als das Geschäft der übrigen Domestiken, an Gelde viel besser gesetzt werden müssen, (wie hierdurch auch geschehen würde,) liegt ganz in der Natur der Sache.

3) Gute Krankenwärter, welche 10 Jahr treu und ehrlich gedient, und so durch Applikation im Dienst sich ausgezeichnet haben, erhalten im Fall ihres Abganges ihre baare Einnahme so lange sie leben. *) Für die hinterbliebenen Kinder derer, die im Krankenwärterdienst ihr Leben verlieren, werde zweckmäßig gesorgt, so wie für solche Krankenwärter, die nach einer 5jährigen tadellosen Dienstzeit in Gefolge ihres Lazarethdienstes erkrankten und invalide würden, auf eine noch näher zu bestimmende Weise gesorgt werden müßte.

4) Man errichte eine besondere Krankenwärterschule, (wobei auf das große Bedürfniß geübter Krankenwärter für die Militärlazarethe im Falle eines

---

*) Von 5 bis 600 Krankenwärterinnen, die nach und nach hier dienten, und in der Regel nach einer kurzen Dienstzeit, ihrer Unbrauchbarkeit wegen, wieder entlassen werden mußten, sind jetzt etwa nur zwei übrig geblieben, welche diese Wohlthat wirklich verdienen würden. Einige andere tüchtige Wärterinnen sind nach einer 5 bis 6jährigen Dienstzeit ein Opfer ihres Berufs geworden.

Krieges Rücksicht genommen werden müßte,) um zu diesem Dienst gehörig vorzubereiten und praktische Anleitung zu geben. Dies kann ohne Schwierigkeit und Kosten hier in der Anstalt geschehen, u. s. w.

Aber alle meine Vorstellungen, sowohl die frühern, während der Jahre 1807 bis 1814 eingereichten, als diese letztere, blieben bis jetzt ohne wesentliche Folgen; und ich muß also glauben, daß es bis jetzt unmöglich gewesen, diejenigen Mittel, die vollständig zum Zwecke führen, herbei zu schaffen.

Sechster Abschnitt.

Beköstigung der Kranken. Nachtheiliges Dienstverhältniß zwischen der ärztlichen Behörde und der Administration der Anstalt in dieser Beziehung. Folgen desselben für die Krankenpflege. Alter Speise=Etat. Neuer, nach meinen Anträgen angenommener, Speise=Etat. Kosten der Verpflegung. Nachtheile, die aus dem Mangel eines angemessenen Geld=Etats der Anstalt für die Verpflegung der Kranken erwachsen. Kleinhandel in der Anstalt. Fortdauernde Uebelstände und deren Entfernung.

Die Beköstigung der Charité=Kranken hatte häufig zu Klagen Veranlassung gegeben. Schon vor meinem Dienstantritt waren diese Klagen zu meiner Kenntniß gekommen. Dies mußte meine Aufmerksamkeit auf diesen Gegenstand verdoppeln. Doch bedurfte es dieser Aufmerksamkeit kaum, denn die mangelhafte Einrichtung, in Bezug auf die Beköstigung der Kranken, war zur Zeit der Uebernahme meines Dienstes nur zu auffallend. Die Französischen Kranken wurden reichlich verpflegt; die unsrigen kärglich. Der Speise=Etat war zu ärmlich, es wurde mit den Speisen zu wenig gewechselt; die Aufsicht über die Bereitung war nachläßig; die Kontrolle über die Güte der gelieferten Viktualien zu nachsichtig; die ärztlichen Klagen blieben unbeachtet. Man entschuldigte alles mit dem Kriege, mit der traurigen Zeit, mit der Zunahme der Schulden, mit der Unzufriedenheit der Lieferanten, welche ihre Lieferungen einzustellen droheten, weil die längst versprochenen Zahlungen nicht erfolgten.

Bei unbefangener Erwägung dieser traurigen Zeitperiode, wo Noth und Verlegenheiten aller Art, der Man=

gel der sonst gewöhnlichen Zuschüsse, die Abwesenheit der höchsten Behörden, selbst die Unmöglichkeit einer Kommunikation mit denselben, einen höchst verderblichen Zustand dieses Instituts herbeiführten: bei ruhiger Beachtung dieser Verhältnisse, konnte man nicht daran denken, einen normalen, dem Bedürfnisse völlig angemessenen, Beköstigungs-Etat einzuführen. Damals fehlte nicht viel zu einer völligen Auflösung der ganzen Anstalt, die ohne die unermüdete Sorgfalt, ohne die thätige Verwendung des Königl. Armen-Direktoriums auch wahrscheinlich erfolgt wäre. Auf der andern Seite darf ich nicht einräumen, daß für die Verbesserung der Beköstigung der Kranken schon damals, in den Jahren 1807, 1808 und 1809, so wie späterhin, nicht gar Manches hätte geschehen können und noch jetzt geschehen könnte! —

Auf die Unzweckmäßigkeit der bisherigen Verfassung fällt ein Theil dieser Schuld. Zum Nachtheile für die Anstalt war von jeher die ökonomische Verwaltung derselben von der eigentlich ärztlichen viel zu sehr getrennt. Zwar war es dem Arzte vergönnt, und ist es noch jetzt, über Fehler der Krankenverpflegung zu klagen, um Abstellung vorhandener Uebelstände zu bitten, und wieder zu bitten, und immer zu bitten!*) Aber selbst abstel-

*) Meinem Nachfolger im Amte als Arzt der Charité werde ich Konzepte mancher Vorstellungen an die vorgesetzte Behörde übergeben, aus denen erhellet, daß ich schon in den ersten Jahren meines Dienstes um Verbesserungen in der Pflege und Beköstigung der Kranken dringend, doch oft ohne wesentlichen Erfolg, gebeten. Hierher rechne ich meine Vorstellung vom 20sten August 1807, wegen Schlechtigkeit des

abstellen diese Uebelstände konnte er nicht. Das Verfahren bei der Verpflegungsweise selbst abändern durfte er nicht. Eine schlechte Kost, ein altes hartes Fleisch, ein mulstriges Brod, ein saures Bier, eine verdünnte Milch, auf Kosten der Lieferanten, auf der Stelle mit schmackhaften und gesunden Nahrungsmitteln vertauschen, was allerdings zweckmäßig gewesen wäre, durfte er bisher schlechterdings nicht. Es war ihm nur erlaubt, zu klagen; selbst abhelfen, selbst entscheiden, selbst auswählen, diese Art der Lieferung genehmigen, jene verbieten; von allem diesen durfte der dirigirende Arzt der Anstalt nichts. Hierzu berechtigte ihn weder der bisherige Gebrauch, noch seine schriftliche Instruktion, noch ein mündlicher Auftrag. Die ärztliche Behörde ist allein berechtigt, den Satz und die Form der Verpflegung nach dem einmal vorgeschriebenen Speise-Etat, nach den Bedürfnissen der einzelnen Kranken, schriftlich zu verordnen, und zwar der dirigirende Arzt für die ihm anvertrauten 4 Abtheilungen des Krankenhauses: die innerlich Kranken,

---

Krankenbrods und der Suppen; vom 26sten März 1808, wegen Schlechtigkeit des Getränks; vom 11ten Juli 1808, wegen zu seltener und unvollständiger Erneuerung der Kranken-Strohlager; vom 26sten Dezember 1808, wegen Schlechtigkeit des Braunbiers und nöthiger Einführung des Weißbiers; vom 4ten März 1810, wegen großen Mangels an Leib- und Bettwäsche; vom 11ten May 1810, wegen nöthiger Verbesserung des Krankenwärter-Etats; vom 3ten Februar 1812, wegen Schlechtigkeit des Brodes für Kranke und Wärter; vom 21sten Januar 1813 wegen zu großen Mangels an Wäsche ꝛc. Die Registratur des Königl. Armen-Direktoriums ist voll von Eingaben und Vorstellungen, bei deren Abfassung ich die Verbesserung der Krankenpflege und der ganzen Anstalt bezweckte.

die Geisteskranken, die venerischen und krätzigen Kranken; der dirigirende Wundarzt und Geburtshelfer der Anstalt: für die chirurgisch Kranken, für die Schwangern und Wöchnerinnen.

In der Instruktion für den 2ten dirigirenden Arzt der Charité vom 17ten Januar 1798, unterzeichnet von Schulenburg und Wöllner, ist im §. 8. Folgendes ausdrücklich festgesetzt:

Alles was zur Pflege und Nahrung der zu der Station der innerlich Kranken gehört, ist er anzuordnen befugt, aber auch verpflichtet, so viel als möglich Einfachheit und Sparsamkeit in der Wahl und Bestimmung der Speisen und Getränke, der Erfrischungen und Stärkungen zu beobachten; dabei die eingeschränkten Fonds der Charité nicht aus den Augen zu setzen, um denselben dadurch nicht nachtheilig zu werden. Er muß daher den täglichen Bedarf der Speisen, Getränke und Erfrischungen genau kontrolliren und nicht gestatten, daß die Ober- und Unterwundärzte hierin willkührlich verfahren, wie sich denn das Armen-Direktorium vorbehält, künftig nach zu etablirenden Diätsgrundsätzen bestimmte Einrichtungen und Verordnungen über die ökonomische Verpflegung der Kranken zu machen.

Dieser §. spricht deutlich die hier zur Sprache gebrachte Obliegenheit des dirigirenden Arztes aus. Sie heißt mit andern Worten: Spare, so viel du kannst, bei der diätetischen Behandlung der Kranken. Kontrollire deshalb den täglichen Bedarf der Speisen und verhüte die willkührlichen Verschreibungen der Assistenten.

Es heißt hier nicht: Kontrollire die Güte der Speisen und Getränke; nicht: gieb die Darreichung eines harten sehnigen Fleisches, einer wässerigen Milch, eines mulstrigen Brodes nicht zu! Es heißt ausdrücklich: Kontrollire den Bedarf! Verhüte das Zuviel der Verordnungen! Verhüte, so viel du kannst, den Unterschleif und die Verschwendung! —

Neben der ärztlichen Direktion steht nun die Administration der Anstalt, die der Ober-Inspektor des Hauses leitet, der diejenige Behörde bildet, welche die Güte und Qualität der gelieferten Verpflegungsbedürfnisse zu kontrolliren, und der vorgesetzten Behörde, dem Königl. Armen-Direktorium, über große und bleibende Lieferungen Vorschläge zu machen hat, so wie über die kleineren selbst entscheidet, jedoch auch dazu, nach den oben mitgetheilten Dienstinstruktionen derselben, die Genehmigung der vorgesetzten Behörde bedarf. Die dirigirenden Aerzte und Wundärzte haben über diese Lieferungen gar nichts zu sagen. Diese durften nicht einmal über die Lieferungen solcher Gegenstände entscheiden, die mehr als Arzeneien, wie als ökonomische Verpflegungsgegenstände zu betrachten sind, z. B. Weinessig, Wein, Branntwein. Auch bei der Wahl dieser Artikel verfuhr sonst und jetzt der Ober-Inspektor der Anstalt ohne Konkurrenz der dirigirenden Aerzte und Wundärzte, nach den speziellen Genehmigungen der vorgesetzten Behörde.

Unter dem Ober-Inspektor steht zunächst der Oekonomie-Inspektor, welcher die Verpflegungsbedürfnisse nach den Diätsvorschriften der Aerzte täglich verrechnet, und aus den, unter der Aufsicht des Ober-Inspektors stehenden, Vorräthen der Anstalt der Oberköchinn der Lazarethküche, nach genauer Maß- und Gewichtbestimmung, täglich überliefert.

Weder der Ober-Inspektor, noch der Oekonomie-Inspektor stehen unter den dirigirenden Aerzten des Hauses. Sie bilden eine ökonomische Behörde für sich. Der von dem Königl. Armen-Direktorium vorgeschriebene Speise-Etat dient zur Richtschnur.

Die von den Aerzten für jeden Tag verlangten Speise- und Getränkportionen, deren quantitative Verhältnisse nach dem Etat gesetzmäßig vorgeschrieben sind, werden durch sie verabreicht. Der Oekonomie-Inspektor hat dafür zu sorgen, daß die verschriebenen Quantitäten wirklich gegeben, unverkürzt benutzt, sorgfältig und vorschriftsmäßig bereitet und, unter Aufsicht eines der vier Hausväter, den Krankenwärtern der einzelnen Zimmer zur bestimmten Zeit: des Morgens um 6 Uhr, des Mittags $11\frac{1}{2}$ Uhr, des Abends um 6 Uhr, verabreicht werden.

So lange ich diesem Institute diene, habe ich nicht aufgehört, diesen wichtigen Gegenstand der Krankenpflege im Auge zu behalten. Bald drängte sich mir die Ueberzeugung auf: wie viel zweckmäßiger es sein würde, wenn der dirigirende Arzt und Wundarzt von jeher beauftragt worden wären, nicht blos den Bedarf der täglichen Genüsse der Kranken, sondern auch die Güte derselben zu kontrolliren.

Die besten Ober-Inspektoren der Krankenhäuser, wenn sie auch nichts zu wünschen übrig lassen, fehlen bei der Wahl und Kontrolle der Lieferungen schon deshalb gar zu leicht und oft, weil sie nicht Aerzte sind, und weil es ihnen nie einleuchtet, daß nahrhaft und schmackhaft bereitete Speisen die Kur mancher Krankheiten in der Regel viel besser, als die kostbarsten Arzeneimittel befördern. Lazareth-Aerzte wissen, daß eine zweckmäßige Diät über die Heilung mancher Krankheiten ganz allein entscheidet. Die vorgesetzten Behörden der meisten Krankenanstalten, denen man humane Gesinnungen und regen Eifer für das Wohl der ihnen anvertrauten Institute nicht absprechen kann, erneuern nicht selten die Klagen über die Beschränktheit der Fonds. Je wohlfeiler, desto besser: das ist die Maxime, die man nicht müde wird zu wiederholen. Sie geht über auf die Administration, und doch ist es eben diese Maxime, die der Arzt in der Regel nicht theilen kann, der es zweckmäßiger, ja, genau genommen, zugleich wohlfeiler findet, Behufs der Verkürzung der Dauer mancher Krankheiten, zur Verringerung der Summe der Verpflegungstage, für den Augenblick lieber etwas mehr zu verwenden, als durch kärgliche Nahrung den Aufenthalt der Kranken unnöthig zu verlängern. Jedes kostbare Arzeneimittel, welches die Heilung einer Krankheit schneller entscheidet, muß aus demselben Grunde um vieles dem ungleich wohlfeilern vorgezogen werden, sobald das Maß der Verpflegungszeit dadurch wirklich verkleinert wird. Hierüber herrscht kein Zweifel mehr bei allen denen, die diesen Gegenstand aus Erfahrung kennen; selbst bei denen, die die humanen Rücksichten den finanziellen nachsetzen.

Diese Richtung der ökonomischen Behörde der Anstalt, bei der Verpflegung der Kranken, so viel nur irgend möglich war, zu ersparen, war von jeher vorherrschend. Die ärztliche Behörde wollte sich hierdurch nicht binden lassen; vielmehr mußte sie sich bestreben, die Heilung und Kur der ihr anvertrauten Kranken mehr wie alles Andere zu berücksichtigen. Alles, was diesen Zweck am besten befördert, was die Heilung der Kranken unterstützt, was die Zeit ihres Aufenthalts im Lazareth verkürzt: alles das muß herbeigeschafft werden. Wer diesen wichtigen Zweck will, muß auch die Mittel wollen, die seine Erreichung fordert. Die ärztliche Behörde eines Krankenhauses sträubt sich daher mit Recht gegen den unbedingten Zwang eines für alle Kranke geltenden Verpflegungs-Etats. Wenn sie gleich die Nothwendigkeit fühlt, allgemeine Normen der Verpflegung, Behufs der diätetischen Behandlung der Kranken, anzuerkennen: so darf sie sich doch die Befugniß nicht nehmen lassen, mehrere außerordentliche Verpflegungsarten, als Abweichungen von der Regel, für einzelne wichtige Fälle geltend zu machen. Dies ist auch stets für die hiesige Anstalt geschehen. Schon während der ersten 5 Jahre meiner Dienstzeit, wo der Speise-Etat offenbar zu dürftig, die Lieferungen häufig unzulänglich, die Aufsicht über die Küche schlaff und unvollständig genannt werden konnte, mußten die Aerzte der Anstalt zu diesen außerordentlichen Verordnungen, zur Unterstützung der Kur der Kranken, häufig ihre Zuflucht nehmen.

In jener Zeit fand ich nicht selten das für die Kranken verordnete Fleisch hart und trocken; die Graupen und den Reis mulstrig; die Pflaumen von schlechter Beschaffenheit; das Brod teigig, ungar, abschmeckig; das Bier wässerig, sauer, zu jung; die Milch mit vielem Wasser vermischt; die Butter ranzig, alt, kaum genießbar.

Nach meinem Dienstverhältnisse zu der vorgesetzten Behörde, vermochte ich nicht, etwas Wesentliches zur Verminderung dieser Uebel zu thun. Ich fuhr jedoch um so eifriger fort, die den Kranken verabreichten Viktualien nach ihrer eigenthümlichen Beschaffenheit zu prüfen, die guten zu billigen, die schlechten zu tadeln, da die Oekonomie-Behörde hierdurch in einer gespanntern Aufmerksamkeit gehalten wurde.

So unangenehm mein unumwundenes Urtheil über die Güte oder Schlechtigkeit der den Kranken gereichten Speisen und Getränke der Oekonomie-Behörde auch oft zu sein schien, so nahm ich doch hierauf keine Rücksicht, weil ich als Arzt diese Gegenstände für die Kur der Kranken für eben so wichtig hielt, als die Beschaffenheit der verordneten Arzeneien. Ich konnte diese Rücksichten in der Idee, in der Indikation, Behufs der Behandlung, nicht trennen, so sehr diese Trennung auch von mir gefordert oder, nach meiner Dienst-Instruktion, erwartet wurde. Daher mußte ich nicht selten die Bemerkung hören: die Küche sei ja keine Apotheke! — was um so unrichtiger ist, da gerade die Küche in einem Krankenhause die Pläne und Verordnungen der Aerzte so oft ungleich mächtiger und gewisser, als die Apotheke, befördert.

Stets machte ich es mir zur Pflicht, alle den Kranken verabreichte Speisen und Getränke an den Krankenbetten selbst zu kosten. Dies ist viel zweckmäßiger, als die Speisen in den Krankenküchen zu versuchen. In den Küchen bekömmt man oft ganz etwas Anderes, als man es bei den Kranken selbst findet. In den Küchen sind die Krankenspeisen nicht selten fetter, schmackhafter, ansehnlicher. Ich habe dies häufig in der hiesigen Küche, ich habe es in den meisten großen Krankenanstalten in Deutschland und Frankreich gefunden. Dasselbe fand ich in den meisten Provinzial-Militär-Lazarethen, deren Revision und Verbesserung von Einem Allerhöchstverordneten Militär-Gouvernement für das Land zwischen der Elbe und Oder, während des letzten Krieges, mir aufgetragen war.

Als Lazareth a r z t hielt ich mich hierzu verpflichtet. Es mußte mir daran liegen, daß die mir anvertrauten Kranken ihr Fleisch, ihr Bier, ihr Brod, ihre Suppe eben so schmackhaft und von angemessener Güte erhielten, wie ihre Arzeneien. Denn, wenn ich auch das Vermögen nicht besaß, entdeckte Uebelstände hierin selbst abzustellen: so mußte ich doch wissen, wie meine Kranken genährt, gepflegt wurden. Auch mußte mir daran liegen, ihr Vertrauen zu verdienen und zu erhalten, die es gern sehen müssen, wenn ihr Arzt sich um Alles bekümmert, was auf ihr körperliches Wohl und Weh Bezug hat.

Mir selbst lag daran, daß meine Kranken sich selbst überzeugten, daß es zwar in meiner Macht liege, über die Wahl der Arzeneimittel zu verfügen, daß es aber schlechterdings n i c h t v o n m i r a b h ä n g e, an die Stelle der oft magern, unschmackhaften und sonst mangelhaften Kost eine bessere zu setzen.

Unendlich häufig kam ich in den Fall, diesen drükkenden Mangel an Einheit in der Verwaltung eines Krankenhauses, dieses höchst zweckwidrige Dienstverhältniß, nach welchem der Arzt die Güte der Arzeneimittel, der Ober-Inspektor hingegen die Güte der diätetischen

Heilmittel kontrolliren sollte, zu beklagen. Und eben dieses Verhältniß, diese Scheidung der Administration von der ärztlichen Behörde, dauert zum Nachtheil der Anstalt noch bis zu diesem Augenblicke fort.

Mit den damaligen Zeitverhältnissen, den großen Geldverlegenheiten, der allgemeinen Noth des Landes, ließ sich mancher Uebelstand mit Recht entschuldigen. Ich glaube jedoch: nicht Alles. Die Kontrolle von Seiten der damaligen Ober-Inspektion und Oekonomie-Inspektion hätte strenger sein können und müssen. Die Bereitung der Speisen hätte wohl oft sorgfältiger geschehen, die Aufsicht über das Küchen-Personale hätte mit größerer Energie geführt werden können. Wäre diese Aufsicht genauer genommen worden, so würde ich seltener in den Fall gekommen sein, über ungare Mehlsuppen, über schwache Fleischbrühe, über viel zu kleine Fleischportionen, über zu leichte Beschaffenheit der Semmel, über schlechte Zubereitung der Gemüse zu klagen. Ich würde viel seltener, als es wirklich geschehen, nöthig gefunden haben, Proben dieser mangelhaften Krankenspeisen den Mitgliedern des Königl. Armen-Direktoriums in ihre Wohnung zu schicken. Jene ununterbrochene Beachtung der Beschaffenheit der Speisen und Getränke an den Betten der Kranken hat mich hierüber in einer vollständigen Kenntniß erhalten, und eben dies Verfahren ist es, worauf ich Lazarethärzte nicht aufmerksam genug machen kann.

An den Krankenbetten selbst ist keine Täuschung möglich, und der Arzt ist es seinem eigenen Kredit schuldig, im Angesicht der Kranken das Gute gut, das Mittelmäßige mittelmäßig, und das Schlechte schlecht zu nennen. Wenn der Arzt hierbei billig und streng verfährt: so wird eben dies Verfahren zugleich das beste Mittel, der oft überspannten Kritik unbescheidener und verwöhnter Kranken zu begegnen.

Nach diesen Erörterungen über die Verpflegung der Charité-Kranken während der ersten 5 Jahre meiner Dienstzeit, bin ich zwar sehr entfernt, alles, was während dieses Zeitraums in dieser Beziehung geschah, zu tadeln. Der Drang der Umstände, die unglücklichen Zeitverhältnisse machten eine totale Verbesserung der Sache unmöglich. Auf der andern Seite würde dies Uebel aber doch bedeutend haben vermindert werden können. Daß hierbei nichts übertrieben, daß dies Verhältniß, diese Klagen und Beschwerden damals in der That statt gefunden, daß sie völlig gegründet gewesen, und daß ich selbst nie die Macht gehabt, wesentlich hierin zu helfen und zu bessern, würden, wenn es darauf ankäme, mehrere glaubwürdige Männer bezeugen können, welche zu jener Zeit ihre Kräfte zum Besten der Anstalt mit den meinigen vereinigten.

Was habe ich, in Hinsicht der Speisung der Kranken, durch meine ununterbrochenen Klagen und Vorstellungen erreicht? Ich hoffe: Manches; doch weiß ich selbst am besten: bei weitem nicht Alles! Das Königl. Armen-Direktorium ertheilte mir im Herbste 1811 den Auftrag, einen Plan zu einer vollständigen Verpflegung der Charitekranken zu entwerfen. Ich unterzog mich gern dieser Arbeit, und ging hierbei besonders von dem Gesichtspunkte aus: daß Krankenspeisen, nach der Verschiedenheit des Bedürfnisses der Kranken, ihrer Quantität nach zwar sehr verschieden, und wegen der Größe des Bedürfnisses zwar möglichst wohlfeil, doch zugleich schmackhaft und nahrhaft sein müssen. Es schien mir zugleich nöthig, auf eine hinreichende Abwechselung mit den Nahrungsmitteln bedacht zu sein. Auf der einen Seite glaubte ich, bei Bestimmung der gewöhnlichen Kost die höchste Einfachheit und Genauigkeit, bei Festsetzung der einzelnen Verpflegungssätze, gelten lassen zu müssen. Auf der andern Seite fühlte ich jedoch, wie wenig der Lazaretharzt durch bestimmte Normen von außerordentlichen Verpflegungsarten abgehalten werden dürfe, da die Gewöhnung so vieler Kranken an manche Genüsse, die Eigenthümlichkeit der Krankheitsfälle und die Individualität der Konstitution, bei jeder Gelegenheit Abweichungen von der Regel nöthig machen. Hieraus entstanden zwei Hauptverschiedenheiten der diätetischen Behandlung: die ordentliche und die außerordentliche, so daß der Arzt, bei Einführung eines neuen Verpflegungs-Etats, über eine zu große Gebundenheit durch bestimmte Normen nicht zu klagen hatte.

Mein Entwurf zu einem neuen Speise-Etat ging von der Betrachtung aus, daß hier vorzüglich von der Behandlung armer Kranken die Rede sei, deren gewöhnliche Lebensweise in der Regel äußerst einfach ist, und von denen viele das zu ihrer Sättigung Erforderliche zu erwerben nicht im Stande sind. Wem daher diese Verpflegungssätze zu einfach dünken möchten, der erinnere sich der gewöhnlichen Lebensweise der Menge unserer Armen-Kranken und bedenke zugleich, daß in vielen, besonders hitzigen, Krankheitsfällen eine magere Diät nützlich und eine üppige schädlich ist, und dann, daß für größere Bedürfnisse eine außerordentliche Verpflegung jeden Augenblick verordnet werden kann.

Bei meinem Entwurfe habe ich zugleich vorausgesetzt, daß von Seiten der Administration solche Vorkehrungen getroffen würden, welche üblem Willen und Nachlässigkeit in der Bereitung der Speisen von Seiten des Küchenpersonales vorzubeugen im Stande seien.

Man übersehe nicht die wesentlichsten Momente für die diätetische Verpflegung der Lazarethkranken. Sie kann beeinträchtigt werden, auf Kosten der Statsfonds:

a) beim Einkauf der Bedürfnisse,
b) bei der Ablieferung und der Empfangnahme derselben von Seiten der Anstalt,
c) während der Aufbewahrung,
d) während und bei der Ablieferung und Einhändigung an die vorgesetzte Köchinn,
e) während der Bereitung und Zurichtung in der Krankenküche, und
f) während des Transports der fertigen Speisen zu den Betten der Kranken.

Wie viel Redlichkeit, Diensteifer, Umsicht und Gewandheit, wie viel Technik im kleinen Lazarethdienste gehören dazu, um eine große Anstalt vor diesen sechs verschiedenartigen und dringenden Gefahren bleibend und vollständig zu schützen! Wohl der Anstalt, die durchaus redlicher und Lazaretherfahrner Oekonomie = Beamten, die eines durchaus unbestechlichen, stets wachsamen Ober-Inspektors sich zu erfreuen hat! Wie wenig vermag der Arzt allein für diese Dienste zu wirken!

Die vorgesetzte Behörde genehmigte meinen Entwurf, welcher seit Januar 1812 zur Richtschnur der diätetischen Verpflegung der Charitékranken gedient hat.

Dieser neue jetzt geltende Speise-Etat ist folgender:

Neuer Speise-Etat der Charité vom Jahre 1811.

Zusammensetzung der Speisen und deren quantitatives Verhältniß.	Maß Qrt.	Gewicht Pfd.	Anmerkungen.
I. Frühstück.			
1) Ganze Portion.			
a. Biersuppe: $\frac{3}{4}$ Quart Bier			Mit diesen Suppen wird abgewechselt. Am Sonntage wird Biersuppe, am Montage Mehlsuppe, am Dienstage Hafergrützsuppe 2c. abwechselnd gegeben.
4 Loth Weißbrod			
$\frac{1}{3}$ = Salz	$\frac{3}{4}$		
$\frac{1}{6}$ = Butter			
1 = Syrup			
1 = Kümmel.			
b. Mehlsuppe: $4\frac{1}{2}$ = Waizenmehl			
$\frac{1}{3}$ = Salz	$\frac{3}{4}$		
$\frac{1}{6}$ = Butter.			
c. Hafergrützsuppe:			
$4\frac{1}{2}$ Loth Hafergrütze			
$\frac{1}{3}$ = Salz	$\frac{3}{4}$		
$\frac{1}{6}$ = Butter.			
2) Halbe Portion.			
a. Biersuppe: $\frac{1}{2}$ Quart Bier			
$2\frac{2}{3}$ Loth Weißbrod			
$\frac{2}{9}$ = Salz	$\frac{1}{2}$		
$\frac{1}{9}$ = Butter			
$\frac{1}{2}$ = Syrup			
für $\frac{2}{3}$ Pf. Kümmel.			

Zusammensetzung der Speisen und deren quantitatives Verhältniß.	Maß Qrt.	Gewicht Pfd.	Anmerkungen.
b. Mehlsuppe: 3 Loth Waizenmehl $\frac{2}{9}$ = Salz $\frac{1}{9}$ = Butter.	$\frac{1}{2}$		
c. Hafergrützsuppe: 3 Loth Hafergrütze $\frac{2}{9}$ = Salz $\frac{1}{9}$ = Butter.	$\frac{1}{2}$		
3) Viertel Portion.			
a. Biersuppe: $\frac{1}{4}$ Quart Bier $1\frac{1}{3}$ Loth Weißbrod $\frac{1}{9}$ = Salz $\frac{1}{18}$ = Butter $\frac{1}{4}$ = Syrup für $\frac{1}{3}$ Pf. Kümmel.	$\frac{1}{4}$		
b. Mehlsuppe: $1\frac{1}{2}$ Loth Waizenmehl $\frac{1}{9}$ = Salz $\frac{1}{18}$ = Butter.	$\frac{1}{4}$		
II. Mittags-Essen.			Mit diesen Speisen wird nach den Jahreszeiten, und mit Hinsicht auf d. Marktpreis zweckmäßig gewechselt.
1) Ganze Portion.			
a. Erdtoffeln: $\frac{3}{8}$ Metze Erdtoffeln $1\frac{1}{4}$ Loth Salz für 1 Pf. Suppenkraut und Gewürz.	$\frac{3}{4}$		

Zusammensetzung der Speisen und deren quantitatives Verhältniß.	Maß Qrt.	Gewicht Pfd.	Anmerkungen.
b. Mohrrüben und Erdtoffeln: $\frac{1}{4}$ Metze Erdtoffeln $\frac{3}{16}$ „ Mohrrüben $1\frac{1}{4}$ Loth Salz für 1 Pf. Suppenkraut und Gewürz.	$\frac{3}{4}$		
c. Kohlrüben oder Kohlrabi und Erdtoffeln: $\frac{1}{4}$ Metze Erdtoffeln $\frac{1}{4}$ Kohlrübe oder 1 ganze Kohlrabi $1\frac{1}{4}$ Loth Salz für 1 Pf. Suppenkraut und Gewürz.	$\frac{3}{4}$		
d. Weißkohl: $\frac{5}{8}$ Kohlkopf $1\frac{1}{4}$ Loth Salz für 1 Pf. Gewürz.	$\frac{3}{4}$		
e. Wirsingkohl: $1\frac{1}{4}$ Kohlkopf $1\frac{1}{4}$ Loth Salz für 1 Pf. Gewürz.	$\frac{3}{4}$		
f. Grüne Bohnen mit Erdtoffeln: $\frac{1}{2}$ Eimer gr. Bohnen $\frac{1}{6}$ Metze Erdtoffeln $1\frac{1}{4}$ Loth Salz für 1 Pf. Suppenkraut und Gewürz.	$\frac{3}{4}$		

Zusammensetzung der Speisen und deren quantitatives Verhältniß.	Maß Qrt.	Gewicht Pfd.	Anmerkungen.
g. Graupen mit Erdtoffeln: 3 Loth Graupen ¼ Metze Erdtoffeln 1¼ Loth Salz für 1 Pf. Suppenkräuter und Gewürz.	¾		
h. Backobst: 16 Loth Backobst 4 = Waizenmehl	¾		
i. Sauerkraut: 16 Loth Sauerkraut 1 = Salz für 1 Pf. Kümmel.	¾		
k. Erbsen: 16 Loth Erbsen 1¼ = Salz für 1 Pf. Suppenkraut und Gewürz.	¾		
l. Linsen: 16 Loth Linsen 1¼ = Salz für 1 Pf. Suppenkraut und Gewürz.	¾		
m. Bohnen: 16 Loth Bohnen 1¼ = Salz für 1 Pf. Suppenkraut und Gewürz.	¾		
2) Halbe Portion.			
a. Erdtoffeln: ¼ Metze Erdtoffeln ¾ Loth Salz für 1 Pf. Grünes und Gewürz.	½		

b. Erd-

Zusammensetzung der Speisen und deren quantitatives Verhältniß.	Maß Qrt.	Gewicht Pfd.	Anmerkungen.
b. Erdtoffeln und Mohrrüben: ⅛ Metze Erdtoffeln ¼ = Mohrrüben ¾ Loth Salz für 1, Pf. Grünes und Gewürz.	½		
c. Kohlrüben und Kohlrabi: ½ Kohlrübe oder ¾ Kohlrabi ¾ Loth Salz für 1 Pf. Grünes und Gewürz.	½		
d. Reis: 4 Loth Reis ¾ = Salz für 1 Pf. Grünes und Gewürz.	½		
e. Perlgraupe: 3 Loth Perlgraupe ¾ = Salz für ½ Pf. Grünes und Gewürz.	½		
f. Hirse: 5 Loth Hirse ¾ = Salz für ½ Pf. Grünes und Gewürz.	½		

Zusammensetzung der Speisen und deren quantitatives Verhältniß.	Maß Qrt.	Gewicht Pfd.	Anmerkungen.
3) Viertel-Portion.			
a. Bouillon mit Semmel: 1/4 Quart Bouillon, 4 Loth Semmel, 1/8 „ Salz, für 1/4 Pf. Grünes und Gewürz.	1/4		
b. Bouillon mit Perlgraupe: 1/4 Quart Bouillon, 2 Loth Perlgraupe, 1/8 „ Salz, für 1/4 Pf. Grünes und Gewürz.	1/4		
c. Bouillon mit Reis: 1/4 Quart Bouillon, 2 Loth Reis, 1/8 „ Salz, für 1/4 Pf. Grünes und Gewürz.	1/4		
d. Bouillon mit Ei und Semmel: 1/4 Quart Bouillon, 1 Ei, 2 Loth Semmel, 1/8 „ Salz, für 1/4 Pf. Grünes und Gewürz.	1/4		

Zusammensetzung der Speisen und deren quantitatives Verhältniß.	Maß Qrt.	Gewicht Pfd.	Anmerkungen.
e. Pflaumen: 6 Loth Pflaumen ¼ = Kochzucker.	¼		
f. Kalbfleisch=Ragout:			
8 Loth Kalbfleisch 1/32 Quart Weinessig ⅛ Loth Salz.	¼		
III. Abendessen.			
1) Ganze Portion.			
a. Biersuppe: ¾ Quart Bier 4 Loth Weißbrod ⅛ = Butter 1 = Syrup für 1 Pf. Kümmel.	¾		
b. Mehlsuppe: 4½ Loth Waizenmehl ⅓ = Salz ⅙ = Butter.	¾		
c. Buchgrützsuppe: 6 Loth Buchgrütze ⅓ = Salz ⅙ = Butter.	¾		
d. Brodsuppe: 6 Loth Schwarzbrod ⅓ = Salz ⅙ = Butter für 1 Pf. Kümmel.	¾		

Zusammensetzung der Speisen und deren quantitatives Verhältniß.	Maß Qrt.	Gewicht Pfd.	Anmerkungen.
e. Hafergrützsuppe:			
$4\frac{1}{2}$ Loth Hafergrütze, $\frac{1}{3}$ = Salz, $\frac{1}{6}$ = Butter	$\frac{3}{4}$		
2) **Halbe Portion.**			
a. Biersuppe, b. Mehlsuppe, c. Buchgrützsuppe, d. Brodsuppe, e. Hafergrützsuppe — In Hinsicht ihrer Zusammensetzung gilt das bei den Morgensuppen bemerkte Verhältniß.	$\frac{1}{2}$		
3) **Viertel Portion.**			
a. Biersuppe, b. Mehlsuppe, c. Buchgrützsuppe, d. Brodsuppe, e. Hafergrützsuppe — Enthalten von allen Ingredienzien der halben Portionen dieser Suppen gerade d. Hälfte.	$\frac{1}{4}$		
Zusätze.			
1) Zu einer ganzen Portion für Kranke, welche Fleisch erhalten sollen, wird gegeben rohes Fleisch		$\frac{1}{2}$	
Zu einer halben Portion für Kranke, welche Fleisch erhalten sollen, wird gegeben rohes Fleisch		$\frac{1}{4}$	
2) Brod muß es 3 Sorten geben:			

Zusätze.	Qrt.	Pfd.
1. Schwarz- oder Hausbackenbrod;		
2. Feines oder sogenanntes Weißbrod, und		
3. Semmel.		
Die ganze Portion beträgt, wie in Militär-Lazarethen, . . .		1½
Die halbe Portion beträgt . .		1
Die Viertelportion . . .		½
Bei den Viertelportionen Speisen bekommen die Kranken eine Portion Semmel und diese beträgt		6 Loth.
3) Bier, braunes oder weißes.		
Die ganze Portion für einen Kranken	¾	
Die halbe = = . . .	½	
4) Milch muß ebenfalls besonders verschrieben werden.		
Die ganze Portion beträgt . .	½	
Die halbe = = = . .	¼	
Die Viertel = = = . .	⅛	
5) Bouillon darf auch nur besonders verschrieben werden.		
Eine ganze Portion wird angenommen zu	⅓	
Die halbe Portion zu . . .	⅙	
6) Wein wird als Arzenei betrachtet, und darf nur besonders verordnet werden. Da er durch mehrere Hände gehen muß, ehe ihn der Kranke empfängt: so		

Zusätze.	Qrt.	Pfd.
muß derselbe, wie bisher, in kleinen besonders versiegelten Fläschchen, die gerade ¼ Quart enthalten, und die von dem Krankenwärter erst am Krankenbette selbst entsiegelt werden dürfen, gereicht werden.		
Die ganze Portion beträgt daher .	¼	
7) Branntwein darf auch nur als Arzenei betrachtet, und nur in besondern Fällen, wo solcher nicht entbehrt werden kann, verordnet werden:		
zu ganzen Portionen, welche . .	$\frac{1}{8}$	
zu halben, welche . . .	$\frac{1}{16}$	
und zu Viertel-Portionen, welche enthalten müssen.	$\frac{1}{32}$	
8) Die besonderen Kranken-Getränke, z. B. Malztrank, Essigtrank, Zuckertrank mit Branntwein, Graupenschleim, Haferschleim, Obstgetränk, und nöthigenfalls Kaffee, es sei für ganz Arme oder für diejenigen, welche dafür besonders bezahlen, müssen nach den Extra-Verschreibungen, in welchen das quantitative Verhältniß besonders bestimmt wird, ebenfalls in der Krankenküche bereitet, und von dem Oekonomen besonders berechnet werden.		

Berlin den 23sten Dezember 1811.

Königl. Preuß. Armen-Direktorium.

(gez.) v. Schewe. Büsching. Troschel. Lieder.
Meierhoff.

Dieser Etat hat späterhin in einigen Punkten außerwesentliche Abweichungen erlitten. Man glaubte, daß einige Suppen, nach meiner Vorschrift bereitet, zu konsistent ausfallen würden, und indem man eine Ersparung dadurch zu machen hoffte, wurden die Vorschläge zu einigen kleinen Verringerungen der Quantitäten von Mehl, Reis, Gries, zur Bereitung der Suppen, genehmigt.

Ich rechnete, durch Erfahrung belehrt, schon im Voraus auf einige heimliche Abzüge durch das untere Küchenpersonale, welches schon dafür sorgen werde, daß jene Suppen nicht zu konsistent würden. Einiger Rabbat muß billig gleich in Rechnung gebracht werden. Er ist vorauszusehen, und auch wohl nicht ganz zu vermeiden.

Der neue Etat war ein offenbarer Gewinn für die Anstalt. Viele Kranken äußerten hierüber laut ihre Zufriedenheit, die Aerzte und ihre Assistenten fanden sich schnell in diese neue Verschreibungsart der Diätzettel, und nicht blos zufrieden, daß eine bessere Verpflegung der Kranken hierdurch erzielt wurde, war es ihnen auch sehr willkommen, eine bestimmte Norm in Händen zu haben, mit der die bisherige Willkühr des Küchen-Personals unverträglich war, und gesetzliche Bestimmungen zu besitzen über die quantitative Beschaffenheit der unter den einzelnen Portionssätzen begriffenen Nahrungsmittel.

Man kam aber bald zu der Ueberzeugung, daß gesetzliche Bestimmungen für die Verpflegung der Kranken erst dann einer öffentlichen Anstalt wohlthätig werden, wenn eine strenge Aufsicht und ein redlicher Wille über eine gewissenhafte Ausführung derselben wachen. Hieran mag es vielleicht gefehlt haben, wenn späterhin gegründete Klagen über eine unzureichende Ernährung der Kranken sich erneuerten. Mein gewöhnliches Verfahren: das Krankenessen im Angesicht der Kranken zu kosten und die eingelaufenen Klagen auf der Stelle zu prüfen, mußte über den Grund und Ungrund derselben immer die beste Auskunft verschaffen. Bei diesen Gelegenheiten fand ich denn allerdings zuweilen, daß die nach dem Speise-Etat vorausgesetzten Quantitäten der verordneten Nahrungsmittel nicht immer vorhanden waren, daß die Fleischportionen nicht selten zu leicht, die Suppen zu mager, die Gemüse nicht weich und schmackhaft genug waren. Die dann hierüber eingereichten Vorstellungen halfen wohl auf einige Zeit. Es erfolgten Drohungen und Verweise gegen das untere Küchen-Personale, deren Wirkungen jedoch nicht lange anhielten, da eben dieses Personale in der Regel nicht besser war, als das der Krankenwärter, und deshalb bei jeder Gelegenheit wieder entlassen und so beständig gewechselt werden mußte. Bei solchem schlechten Gesinde, muß der gute Wille der nächsten Vorgesetzten um so lebendiger, die unmittelbare Aufsicht über dasselbe um so schärfer und strenger sein.

Der vorgesetzten Behörde sind die ungünstigen Verhältnisse, auf die ich bei vielen Gelegenheiten aufmerksam gemacht habe, nicht entgangen. Die Ausführung durchgreifender Maßregeln war mit großen Schwierigkeiten verbunden. Die Anstalt verdankte es lediglich der weisen Verfügung des Geheimen Statsministers Herrn von Schuckmann Excellenz, daß im Jahre 1815, in der Person des jetzigen Königl. Rechnungsraths Herrn Filiz, ein äußerst thätiger, redlich gesinnter, seinem Amte ganz gewachsener Ober-Inspektor angestellt wurde, dessen angestrengte Bemühungen in Kurzem die wohlthätigsten Folgen für die Charité herbeiführten. Auch den Forderungen des Speise-Etats wurde nun besser genügt. Bei der Bereitung und Darreichung der Krankenspeisen und Getränke wurde nun mit größerer Genauigkeit und Treue verfahren. Das ganze Verpflegungsgeschäft bekam durch seine Bemühungen eine größere Bestimmtheit. Die durch ihn veranlaßte Verbesserung der täglichen Uebersicht der von den Aerzten verlangten, und wirklich gelieferten Verpflegungsbedürfnisse verschafften dem Institute bleibende Beläge, welche der vorgesetzten Behörde jeden Augenblick eine befriedigende Uebersicht des wirklich statt gefundenen Bedürfnisses gewährte.

Es gelang mir auch schon früher, in Bezug auf die Verpflegung der Kranken eine und die andere kleine Verbesserung zu bewirken. Die früher statt gefundene Aufbewahrung und Darreichung des Biers wurde z. B. dahin abgeändert, daß dasselbe auf Flaschen gezogen und verpfropft werden mußte, wodurch es viel schmackhafter und kräftiger wurde.

Vorher wurden beide Sorten des braunen Biers, ein sogenanntes starkes und ein schwaches, unmittelbar vom Fasse in offene Eimer gelassen und so an die Kranken vertheilt. Daß dies Bier bei diesem Verfahren, bei dem es wohl nicht immer mit der gehörigen Sorgfalt und Reinlichkeit zugegangen sein mag, viel unkräftiger, fader und weniger schmackhaft sein mußte, lag in der Natur der Sache.

Zugleich führte ich den Gebrauch des Weißbiers ein, welches wegen seines angenehmen Geschmacks von den meisten Fieberkranken gern getrunken wird, und wegen seiner kühlenden Beschaffenheit ihnen auch trefflich bekömmt. Vor Einführung dieses Getränks war die Konsumtion des Weins in der hiesigen Anstalt unverhältnißmäßig groß. Hierdurch wurde es noch leichter, diesen Mißbrauch aufzuheben, wodurch die Fonds der Anstalt eben so sehr, als die Kranken, Nutzen zogen.

Ein Getränk für Fieberkranke muß leicht, erquickend, schmackhaft und kühlend sein. Dies gilt nicht vom Weine, der, in unsern Landen meistens französischer, als Getränk viel zu stark, erhitzend, daher nachtheilig, und ohnedies viel zu kostbar ist. Desto wohlthätiger wirkt ein kräftiger und starker Wein als Arzenei. So wie derselbe daher in keinem Krankenhause fehlen darf, so sollte er doch nie als Getränk betrachtet, sondern nur für einzelne seltenere Fälle ausdrücklich verordnet werden. Er sollte daher auch immer nur in kleinen Viertelflaschen aufbewahrt, und versiegelt, und nur im Angesicht des Kranken entsiegelt werden. Auf dem Wege vom Keller bis zu dem Munde des Kranken passirt der Wein in Lazarethen durch manche Hand. Jenes Siegel schützt vor Verfälschung und giebt dem Kranken die Ueberzeugung, daß er den Wein so rein empfängt, wie ihn die Anstalt selbst besitzt. Einige Jahre hindurch befolgte man hier diesen Weg. Mit Unrecht ist man von demselben wieder zurückgekommen; wohl deshalb, weil er unbequemer gefunden wurde. Bei einer Lazarethverwaltung ist jedoch gar manches unbequem, und dieser Grund wohl der untriftigste. Was sich als nützlich und zweckmäßig bewährte, darf nicht aufgehoben werden. Die Kranken sehen diesen Gebrauch gern und schon dies ist hier genug. In großen Krankenhäusern kömmt genug vor, was Kranke mit Recht nicht gerne sehen, warum sollte man nicht da, wo man es kann, ihre Wünsche befriedigen?

Ich darf die Frage hier anreihen: ob die Charité, in Bezug auf die Anschaffung der Verpflegungsmittel der Kranken, keiner Verbesserung bedürfe? Nach meiner innigsten Ueberzeugung, muß ich diese Frage bejahen.

Eine so große Anstalt sollte billig das ihr nöthige Bier selbst brauen; den Weinessig selbst bereiten; den Branntwein selbst brennen. Denn dies sind zu wichtige, zu häufig nöthige, zu kostbare Artikel. Früher ist es hier geschehen, und häufig mit großem Nutzen. Wenn in machen Zeiten dieser Nutzen fehlte, was war Schuld daran? Taugte die Sache selbst nicht, oder die Individuen, deren Händen ihre Führung anvertraut war?

An einem großen Garten, dessen Verpachtungszeit sich jetzt ihrem Ende naht, an großen Hofräumen, an großen Nebengebäuden, Viehställen und Kellern fehlte es der Anstalt nicht; und doch hat man es vorgezogen, diese Selbstbeschaffung jener Gegenstände wieder aufzugeben, das Eigenthum der Anstalt zu verpachten und jene Bedürfnisse von einzelnen Lieferanten, die in der Regel nicht pünktlich befriedigt werden können, zu beziehen. Männer, die diese Gegenstände besser, als ich, zu beurtheilen im Stande sind, theilen mit mir diese Ueberzeugung, und halten den hierdurch für die Anstalt erwachsenden Nachtheil für erheblich.

Geht man auf die Gründe zurück, welche zur Aufhebung der früher stattgefundenen Einrichtungen gerathen zu haben scheinen: so dau rn diese ja schon längst nicht mehr fort. Besitzt die Anstalt ein energisches, redliches und unterrichtetes Verwaltungspersonal, und ist dieses mit Assistenten versehen, deren Wahl ihm überlassen ist: so hören jene Bedenken von selbst auf.

Zum Besten der Anstalt wünsche ich ferner, das künftige Direktorium derselben möge allein über die Wahl der gesammten Verpflegungslieferungen entscheiden, und sei daher für ihre Güte selbst verantwortlich. Es schließe die Kontrakte mit den Lieferanten selbst ab, um, erforderlichen Falls, jeden Augenblick, bei der in einer großen Stadt nicht fehlenden Konkurrenz, da, wo es nöthig ist, abzuändern und zu wechseln. Um hierin mit Erfolge und zum großen Vortheil für die Anstalt zu handeln, sei der Fond des Instituts so fixirt und disponibel, daß Geldverlegenheiten nie entstehen können. Nichts bestimmt mehr die Güte der Lieferung, als die Pünktlichkeit in der Zahlung. Da wo das Geld fehlt, wird die Krankenpflege sogleich beeinträchtigt. Die Lieferungen werden schlechter, erfolgen unregelmäßiger, und eine Nachsicht, auf Kosten der Kranken, ist ganz unvermeidlich. Dieser Fond sei von der Art, daß das Direktorium der Anstalt die nöthigen Vorräthe an Lebensmitteln zur rechten Zeit im Voraus und im Großen anschaffen könne. Die passendste Jahreszeit, die größten Märkte, die größten Handlungen in den Hauptstädten sollten hierzu benutzt werden. Hätte es hier nicht fast immer an Gelde gefehlt: so würden der Anstalt große Summen erhalten worden sein. Der rechte Zeitpunkt der Anschaffung der Lebensbedürfnisse wurde dann oft verfehlt. Man war gezwungen, bis auf den letzten Augenblick zu warten, und mußte dann nicht selten aus der zweiten, dritten Hand mit großem Schaden ankaufen, weil die erste zu entfernt oder mit säumigen Zahlungen nicht zufrieden war.

So lange ich die Anstalt kenne, hat diese leidige Klage über Mangel an Geld nicht aufgehört. Sie dauerte fort im Kriege, sie hörte nicht auf im Frieden! Daß sie gegründet gewesen, ist von denen, die unsere Verhältnisse kennen, allgemein anerkannt.

Ich kenne keine große Anstalt, in welcher von den wichtigsten Verpflegungsgegenständen so unbedeutende Vorräthe vorhanden gewesen und jetzt vorhanden sind, wie hier! Manche Artikel haben von Zeit zu Zeit ganz gefehlt. Obgleich in ruhigen Zeiten, wo ein befriedigender Geldetat nicht hätte fehlen sollen, kamen doch Tage vor, an denen kein Backobst, kein Wein, keine Leinwand, keine reine Lappen und Charpie zu Verbänden rc. mehr im Hause waren, so daß auf ihren Ankauf im Kleinen aus der Stadt gewartet werden mußte.

Außerdem wünschte ich für die Zukunft eine Vervollständigung der Speisung der Kranken, namentlich für diejenige Klasse, deren Vermögensumstände eine bessere und schmackhaftere Nahrung zu bestreiten gestatten. Es sind nicht blos Arme, es sind auch manche vermögende Kranke, die, im Vertrauen zu einer öffentlichen Anstalt und ihren Aerzten, in schweren Krankheitsfällen zu ihr ihre Zuflucht nehmen. Sie haben die Mittel, die Anstalt für ihre Auslagen vollständig zu entschädigen. Sie leiste daher das für diese von den Aerzten Geforderte.

Man hat dies schon zu thun versucht; doch nicht zweckmäßig, nicht vollständig genug. Die Anstalt läßt nämlich einen sogenannten zweiten oder Mitteltisch für diejenigen bereiten, die mit der gewöhnlichen Kost der armen Kranken nicht zufrieden sind. Dieser sogenannte Mitteltisch ist aber für die meisten Kranken zu derb, zu substantiell, zu schwer verdaulich, giebt meistens nur grobe Gemüse und Hülsenfrüchte, und hat in der Bereitung des Fleisches viel zu wenig Abwechselung. Er ist sonst nahrhaft und schmackhaft und für die jetzigen Preise aller Lebensbedürfnisse billig genug, (die tägliche Portion kostet 6 Gr. Preuß. Kourant,) aus dem eben genannten Grunde aber nur für wenige passend.

Außerdem existirt jedoch noch eine andere bessere Speiseform, der sogenannte erste oder Deputantentisch, der mehr Abwechselung darbieten und auch des Abends warme Speisen geben soll. Vor mehreren Jahren wurde die frühere Einrichtung, nach welcher dieser Tisch in der Charitéküche selbst bereitet wurde, aufgehoben. Seit der Zeit hat man die Lieferung dieses Tisches, der nicht blos als ein Theil der Naturalverpflegung der 4 Pensionär- und Stabsärzte, der 19 Subchirurgen und einiger andern Offizianten der Anstalt angewiesen ist, sondern auch von den vermögenden Kranken, besonders Geisteskranken, benutzt wird, an Speisewirthe in der Stadt verpachtet, und diese liefern ihn schlecht, unschmackhaft, oft ganz ungenießbar, weil für diesen Tisch, incl. des dabei gereichten Biers und Milch, täglich nur 10 Gr. 5 Pf. bezahlt werden. — Ohne Bier und Milch wird dieser Tisch für jene Offizianten täglich (Mittags und Abends) nur mit 8 Gr. 9 Pf. vergütet, wofür, bei den jetzigen Preisen aller Lebensmittel, ein schmackhafter und nahrhafter Tisch, so wie viele Kranke aus den bessern Ständen ihn gewohnt sind und wie ihre Krankheiten ihn erlaubten oder forderten, wohl nicht geliefert werden kann.

Eine Krankenküche hat die Verpflichtung, für alle Kranken die erforderlichen Speisen selbst zu bereiten. Es ist daher viel zweckmäßiger, beide Speiseformen, den Mitteltisch und Deputantentisch, in Einen zu verwandeln, so, daß eine halbe und eine ganze Portion davon verordnet werden könnte. Dieser Tisch sei schmackhaft, nahrhaft und mit Sorgfalt bereitet, und zugleich von der Art, daß er als Deputantentisch der genannten Offizianten hinreiche. Es giebt hier stets vermögende Kranke genug, die im Stande sind, die Anstalt für die desfalsigen Auslagen vollständig zu entschädigen.

Eine Anstalt, welche auch Kranke aus den höhern Ständen aufnimmt, übernimmt auch die Verpflichtung ihrer vollständigen Pflege. Diese hat für diese Kranke in der Regel bisher gefehlt. Außerdem hat das Institut die Obliegenheit, das ärztlich-chirurgische Personale, welches auf Naturalverpflegung angewiesen wurde, in dieser Hinsicht zufrieden zu stellen, was mit der dermaligen Einrichtung, selbst bei entschiedener Anspruchlosigkeit, in der That nicht möglich war. Auch über diese Uebelstände, deren Entfernung so wünschenswerth wäre, habe ich häufig und laut, mündlich und schriftlich, geklagt; doch sind auch diese Klagen bisher ohne Erfolg geblieben. *)

*) Nach dem neuen Charité-Etat ist der jährliche Bedarf an Verpflegungsgegenständen (Speise, Trank) für die Kranken, Wärter und Domestiken der Anstalt mit 44,554 Rthlr.

Ich kann diese Bemerkungen nicht schließen, ohne einer alten Einrichtung zu gedenken, die viele Jahre hindurch bestand, aber endlich nach dringenden Vorstellungen, die ich zuletzt in meinem gutachtlichen Berichte vom 18ten Januar 1816 erneuerte, auf Befehl des Herrn Geheimen Statsministers von Schuckmann Excellenz aufgehoben worden ist.

Dies war der Kleinhandel mit mancherlei Verpflegungsgegenständen, der in der hiesigen Anstalt auf Rechnung eines Lieferanten, früher eines eigenen Pächters, getrieben wurde. Es war den Krankenwärtern, dem Hausgesinde, so wie den sämmtlichen Kranken, erlaubt, sich für ihre Rechnung Brod, Semmel, Butter, Kaffee, Milch, Bier, Tabak anzuschaffen; nicht selten wurde auch, gegen das gegebene Verbot, Wurst, Käse, Branntwein 2c. verkauft. Die ausdrücklich ertheilte Vorschrift: daß nur solche Gegenstände aus diesem Laden verabreicht werden sollten, die den Kranken nicht nachtheilig wären, wurde häufig umgangen. Es fehlte nicht an unzuverläßigen Wärtern, welche für einen geringen Rabatt den Kranken alles dasjenige aus diesem Laden zu verschaffen wußten, was ihnen beliebte. Der Verkäufer sah es gern, je mehr je lieber abzusetzen. Welche Folgen daraus entstanden, z. B. Erneuerung der schon gehobenen Krankheit, gefährliche Steigerung der noch vor-

---

veranschlagt. Die Zeit muß lehren, ob diese Summe, wie ich bezweifle, hinreichen werde. Nach dem alten, völlig unzureichenden Etat wurden etwa 4,000 Rthlr. jährlich weniger gerechnet, und dieser Unterschied erscheint nicht beträchtlich genug, wenn man die jetzigen hohen Preise der meisten Nahrungsmittel in Betracht zieht.

vorhandenen, Vereitelung der Wirkung der dargereichten Arzeneimittel, das war dem Verkäufer eben so gleichgültig, wie den Krankenwärtern, denen die größere oder geringere Sterblichkeit der Kranken nicht am Herzen lag. Es entstanden daher aus dieser Einrichtung die verderblichsten Folgen. Der Laden diente den trägen und pflichtvergessenen Krankenwärtern als ein bequemer Versammlungsort zu Trinkgelagen, und eine Menge von wichtigen Kranken gerieth in gefährliche Zustände durch mannichfaltige Excesse in der Diät, zu denen jene bequeme Gelegenheit verleitete. Einige Kranke sind ein Opfer dieser Excesse geworden. Es war daher ein Glück für das Institut, daß dieser Laden (im Frühjahr 1816) geschlossen wurde. Es ist nur zu beklagen, daß an dessen Stelle ein anderes Uebel getreten ist, zu dessen Abstellung ich zu seiner Zeit die nöthigen Vorstellungen, jedoch bis jetzt ohne Erfolg, gemacht habe. Statt des einen Kleinhandels existiren nämlich jetzt (im Juni 1818) 4 in der Anstalt, und jeder Hausvater hat einen solchen eingerichtet. Man kauft hier Kaffee, Thee, Bier, Brod, Semmel, Butter, Tabak rc. Die den meisten Kranken schädlichen Genüsse kommen zwar öffentlich nicht vor; doch ist diese Verfassung höchst nachtheilig, da viele Kranke schon durch den unzeitigen Genuß des Brodes und der Semmel sich schadeten. Ein unzeitiger Genuß des Brodes bringt lebensgefährliche Krankheit hervor, erzeugt Rezidive, und die Folgen desselben können tödlich werden. Noch schädlicher war der eigenmächtige Genuß des Branntweins, den die bisherige Einrichtung nicht mit Sicherheit verhütete. Daß treulose Krankenwärter, die für einen geringen Lohn zu jedem Zweck benutzt werden können, die ihnen anvertrauten Kranken damit versehen, und sie dadurch nicht selten in Lebensgefahr setzten, hat die Erfahrung gelehrt.

Ein Hausvater ist, als solcher, Aufseher der ihm anvertrauten Krankenabtheilung. Er muß die Geschäfte eines Oberkrankenwärters besorgen, er muß das Eigenthum der Anstalt wahrnehmen, das Thun und Lassen der sämmtlichen Krankenwärter kontrolliren, für Ordnung, Reinlichkeit, Heizung und Erleuchtung, für das Eigenthum der Kranken sorgen. Wenn er seine Pflicht thun soll: so ist er vom Morgen bis in die Nacht beschäftigt. Wenn er diese gewissenhaft erfüllt: so verhütet er eben so viel Böses, als er Gutes befördert. Ein solcher Umfang von Geschäften macht es ihm aber schlechterdings unmöglich, ein Privatgeschäft nebenher zu treiben, dessen Besorgung ihm Zeit raubt, und ihn mit Wärtern und Kranken in Kollisionen bringt, welche dem Dienst-Interesse schaden. Ein tüchtiger Hausvater in einem Krankenhause hat ein wichtiges und höchst beschwerliches Amt. Von der Art, wie er es betreibt, hängt zum Theil der Ruf der Anstalt und das Wohl der Kranken ab. Ein solcher Beamter sollte daher auch so gestellt werden, daß er keiner Nebeneinnahme weiter bedürfte. Einen Kleinhandel zu treiben für seine Rechnung, das sollte ihm billig nicht gestattet sein.

Auf der andern Seite kann eine Anstalt, in welcher mehr als 1000 Menschen wohnen, die von dem Mittelpunkte der Stadt weit entfernt liegt, deren Verbindung mit derselben, besonders bei ungünstiger Jahreszeit, oft sehr schwierig ist, einer Einrichtung nicht wohl entbehren, um solchen Beamten, die eigenes Gesinde nicht halten können, Krankenwärtern und dem Hausgesinde, die gewöhnlichen Lebensbedürfnisse zu den laufenden Marktpreisen käuflich zu überlassen, da es diesen Individuen an Boten fehlt, sich solche aus der Stadt kommen zu lassen. Auch ist hier, wie natürlich, nie Mangel an solchen Kranken, denen der Genuß des Kaffees, des Thees, der Chokolade ꝛc. nachtheilig werden könnte. Die allgemeine Krankenküche wird Bedenken tragen, vermögenden Kranken diese Bedürfnisse zu liefern, wenn sie von den Aerzten nicht als nothwendige Heilmittel verordnet, sondern nur als willkührliche Genüsse des Luxus oder der Gewohnheit geduldet werden. Doch würden sie Manchen nützlich sein, und deshalb ist es billig, diesen eine Gelegenheit zu verschaffen, das Erforderte aus einem, auf Rechnung der Krankenanstalt selbst zweckmäßig einzurichtenden, unter das Haus-Direktorium zu stellenden, Laden, gegen besondere, von den Aerzten unterzeichnete, Erlaubnißscheine leicht zu erhalten. Die zu diesem Behuf gemachten Vorschläge sind bis jetzt noch ohne Folgen geblieben. Die Zukunft wird lehren, daß die jetzige Einrichtung nicht bleiben kann; daß auf der andern Seite ein stellvertretender Kleinhandel, der mit den bisher stattgefundenen, auf Rechnung eines Lieferanten geführten, nichts gemein hat, ganz unentbehrlich sei. Eben so wenig würde es zum Zwecke führen, den Wärtern und Kranken zu erlauben, die oben erwähnten Gegenstände aus der Stadt zu holen, indem schädliche Unordnungen und Mißbräuche aller Art eine ganz unvermeidliche Folge davon sein würden.

Siebenter Abschnitt.

Vertheilung, Trennung und Verbindung der Kranken in einem großen Krankenhause nach den Forderungen der Lazarethpolizei. Mißverhältniß zwischen der Menge der Kranken zum Umfange und der Zahl der Krankenzimmer. Lazareth-Mephitis. Lazarethfieber und Brand. Mangel hinreichender Rekonvaleszentenzimmer. Wichtige Folgen dieses Mißverhältnisses. Anstalten zu ihrer Verhütung.

Große Krankenhäuser bekommen eine besondere Wichtigkeit dadurch, daß so viele und zugleich so verschiedenartige Kranken in Einem Punkte vereinigt werden. Viele Kranke sind von der Art, daß ihre Krankheit wesentlich verschlimmert wird, wenn sie in die Nähe gewisser andern Kranken gebracht werden. Andere sind von der Beschaffenheit, daß sie bei dieser Vermischung zwar nicht selbst leiden, aber andern, die mit ihnen in Berührung kommen, höchst gefährlich werden können. Diese Gefahr, welche die gewöhnlichen Lokalitätsverhältnisse in Krankenhäusern veranlassen, kann eine doppelte sein: eine körperliche oder eine mehr geistige; die erste, die gewöhnliche Ansteckung, die zweite, die durch Erregung von Gemüths-Affekten, Schrecken, Entsetzen, entstehende.

Das Charitékrankenhaus besteht aus sechs verschiedenen Abtheilungen obwohl ihre Lokale unmittelbar mit einander verbunden, mithin bestimmte scharfe Trennungen im Raume nicht vorhanden sind. Diese Abtheilungen sind:

1) Die Entbindungsanstalt, Schwangere, Wöchnerinnen und neugeborne Kinder;

2) die Abtheilung der innerlich Kranken, theils männlichen, theils weiblichen Geschlechts;

3) die Abtheilung der chirurgisch Kranken, theils männlichen, theils weiblichen Geschlechts;

4) die Abtheilung der venerischen Kranken, theils männlichen, theils weiblichen Geschlechts;

5) die Abtheilung der krätzigen Kranken, und endlich

6) die Abtheilung der Geisteskranken und Epileptischen.

Alle diese Abtheilungen sind häufig in dem Maße belegt, daß die Aufnahme neuer Kranken, die gemeiniglich unerwartet kommen, mit großen Schwierigkeiten verbunden ist. Die Größe des Raums erlaubt kaum, 750 Kranke bequem unterzubringen; dennoch ist der Zudrang häufig so groß, daß (wie bereits oben erwähnt worden) 800, ja 900 Kranke sich hier befinden. Die allgemeine Lazareth-Ordnung wird hierdurch bedeutend gestört; die Kranken werden zu dicht zusammen gelegt; die Luft verdirbt dann leichter; die wechselseitige Störung derselben ist größer, und die Uebersicht und Behandlung mehr erschwert.

Dieser Uebelstand ist wesentlich, und seine Entfernung doch so schwierig. Ich habe ihn häufig in großen Lazarethen gefunden, besonders in Militär-Lazarethen, wo dann die Größe des Bedürfnisses mit dem Umfang des Lokals in großem Mißverhältnisse steht. Auf diesen Gegenstand hat man hier, so lange ich der Anstalt diente, zu wenig Rücksicht genommen. Die Fragen: für wie viel Kranke ist Raum vorhanden, und ist es gefährlich für das Ganze, eine erhebliche Menge Kranker mehr zu rezipiren, als die Menge und Größe der Krankenzimmer es gestattet? — wurden nicht genug beachtet. Vielmehr wurde in der Regel bestimmt, jeden wichtigen, von den Aerzten der Stadt für qualifizirt erklärten Kranken, aufzunehmen, auch selbst dann, wenn die Beschränktheit des Raums solches verbot.

In einer großen Stadt, wo arme und unglückliche Menschen aller Art in Masse vorkommen, wo es nicht an Kranken fehlt, die dem Publikum entzogen werden müssen, die sich und Andern gefährlich werden können, die ansteckende Krankheiten verbreiten würden, die plötzlich verunglückten und auf eine schleunige und vollständige Behandlung Anspruch machen, sollte es im allgemeinen Krankenhause an Raum zur Aufnahme solcher Kranken billigerweise niemals fehlen. Doch fehlt es hier zu manchen Jahreszeiten wirklich an diesem Raume.

Wo so viele wichtige Kranke vereinigt liegen, da mangelt es auch nie an solchen, die durch das Außerordentliche ihrer Krankheiten auf die übrigen, weniger wichtigen, durch ihre Nähe einen höchst verderblichen Eindruck machen. Es giebt Kranke, bei welchen die äußere Form des Körpers so entstellt ist, daß man die menschliche Gestalt kaum wieder erkennt; andere, die zu den schaudervollsten Ausbrüchen von Klagen über Schmerzen und Leiden sich gezwungen fühlen; Kranke, die durch äußere Schäden und Verstümmelungen, durch Geschwüre und Brand, durch Ausleerungen aller Art, durch unerträgliche Gerüche die Luft des Krankenzimmers so verpesten, daß andere Kranke ihre fortdauernde Nähe unleidlich finden; endlich solche, deren Todeskampf oft mehrere Tage und Nächte hintereinander dauert, während daß die übrigen Kranken, die dasselbe Zimmer theilen, hiervon Zeuge sein und daher doppelt leiden müssen. In jedem großen Krankenhause müssen kleinere und größere Zimmer für diese häufig wiederkehrenden Nothfälle in Bereitschaft gehalten werden. Die Gründe, nach denen dies zu verlangen ist, leuchten von selbst ein, indem, ohne diese Vorkehrung, manche andere Kranke sich theils verschlimmern, theils tödlich krank werden, deren Trennung von diesen Gegenständen des Schreckens und Entsetzens, wegen Mangels an Raum, nicht möglich ist.

Die Art der Vertheilung, Verbindung und Trennung der Kranken in der hiesigen Anstalt schien mir hiernach einer durchgreifendern Reform zu bedürfen. Ich fand ansteckende Fieberkranke und leichte Kranke, Bett an Bett, beisammen. Kranke mit Hirnentzündungen, die mit lautem Rasen verbunden waren, befanden sich mit 20 und mehr Kranken in Einem Zimmer und hielten solche in beständiger Angst und Schrecken. Kranke mit aufgebrochenen Beinen; mit großen Brandgeschwüren; mit übelriechenden Lungengeschwüren; Sterbende, die seit mehreren Tagen mit dem Tode kämpften lagen mit den verschiedenartigsten Kranken, theils gegefährlichen, theils leichten, in einem und demselben Zimmer neben einander. Sterbenskranke Wöchnerinnen lagen neben gesunden Wöchnerinnen, die in dieselbe Krankheit zu fallen fürchteten. Rekonvaleszenten und Fieberkranke theilten dasselbe Lokale, und häufig geschah es, daß krätzige und venerische Kranke mit den nicht krätzigen und nicht venerischen gemischt neben einander lagen.

Diese Einrichtungen verstießen so sehr gegen die ersten Forderungen einer guten Lazarethordnung, daß man allerdings veranlaßt wird, nach den Ursachen dieser Unordnung zu fragen. Ich glaube, daß sie in dem schon Gesagten liegen. Die Masse armer und spitalfähiger Kranken in Berlin war schon längst viel zu groß im Verhältniß zu dem Umfange unsers Krankenhauses. Das Verlangen vieler Unglücklichen nach der Aufnahme in der Anstalt ist dringend, die Gutachten der Stadtärzte dasselbe unterstützend! So geschah es häufig, daß zehn vakante Plätze unter funfzehn, in Zeiten großer Noth unter zwanzig und dreißig getheilt wurden. Die sogenannte Humanität räth zu dieser Nachsicht, aber die lazarethärztliche Ueberzeugung verwirft sie ganz, denn diese Nachsicht, diese Güte, die den Einzelnen zu Statten kommen soll, wird für das Ganze höchst verderblich.

Die Aerzte des Hauses wurden gemeiniglich nicht gefragt, ob die Aufnahme neuer Kranken räthlich sei, obwohl die vorgesetzten Behörden jede Woche eine summarische Nachweisung erhielten, aus welcher der Zugang und Abgang, die Summe der Kranken der einzelnen Abtheilungen, die Zahl der Todesfälle genau hervorging. Hierzu kam, daß die feindlichen Truppen eine geraume Zeit hindurch viele der vorzüglichsten Krankenzimmer für ihre Kranke in Beschlag genommen hatten. Endlich übten auch wohl die Aerzte hierin eine zu große Nachsicht. Sie mochten die Wichtigkeit der Folgen, die hieraus für die ganze Anstalt entspringen mußten, vielleicht übersehen, die Wichtigkeit dieses Uebelstandes den vorgesetzten Behörden nicht gehörig und genug in Erinnerung bringen.

Die Nachtheile, die hierdurch entstehen, sind gar nicht zu berechnen. Bei Mangel an Raum entsteht am leichtesten eine verderbliche Lazareth-Mephitis, d. h. eine ganz eigenthümliche Verpestung der Luft, die ihre Quellen in den vereinigten Ausdünstungen vieler Kranken hat. Diese Mephitis ist die Quelle ansteckender Lazareth- oder Nervenfieber und des Hospitalbrandes, die so verheerend werden für die Bewohner eines solchen Hauses, die so viele sonst heilbare Kranke tödten, und die so oft über ganze Städte und Dörfer sich verbreiten können. Diese ansteckenden Fieber entstehen am leichtesten dann, wenn dem Lazareth-arzte die Mittel fehlen, die durch Erfahrung vorgeschriebene Ordnung in der Verbindung, Vertheilung und Trennung der Kranken zu befolgen. Diese bösen Folgen waren auch für diese Anstalt eingetreten. Das Lazarethfieber war hier endemisch, als ich mein Geschäft antrat. Es hatte seit mehreren Jahren geherrscht; es hatte viele Kranke weggerafft. Seine Herrschaft dauerte fort; Subchirurgen, Krankenwärter und manche leichte gutartige Kranke unterlagen der Ansteckung und starben.

Die Entdeckung seiner Quellen war nicht schwer; schwerer eine schnelle und gründliche Abhülfe, um so schwieriger, als, bald nach der Verheerung des Landes durch den Feind, durch überall angelegte Militär-Lazarethe und Durchmärsche ein ansteckendes Nervenfieber verbreitet wurde, welches der hiesigen Anstalt in den Jahren 1807, 1808 und 1809 eine Menge von Kranken dieser Art zuführte. Dies vermehrte unsere Noth, und um so dringender und eiliger wurde die Hülfe.

Ich war zunächst darauf bedacht, alle leichte Kranken, deren Uebel auf eine Behandlung im Lazareth gerade keine Ansprüche machte, deren Verlauf noch viele Jahre einnehmen konnte, mit Genehmigung der vorgesetzten Behörde, zu entlassen. Ich rechnete hierher:

chronische Hautkranke, die nicht ansteckend waren; partielle Lähmungen der Extremitäten; chronische Rheumatismen und Gicht; und viele, die an örtlichen Krankheiten litten, deren Heilung überhaupt nicht wahrscheinlich war. Hierdurch gewann ich ein wichtiges Mittel zur Verbesserung der Lazarethpflege, einen größern Raum.

Leider wurde dieser Gewinn von Zeit zu Zeit dadurch aufs neue geschmälert, daß der Zudrang der Kranken wieder viel größer und daß das gehörige Verhältniß zum Abgange wieder aufgehoben wurde, so daß häufig Entlassungen solcher Kranken erfolgen mußten, die auf eine längere Verpflegung in der Anstalt gerechnet hatten. Einzelne Kranke klagten wohl über die Entlassung gegen ihren Willen, doch war es nicht schwer, die vorgesetzte Behörde zu überzeugen, daß die Noth dies verlangte, und daß ein willkührliches Verfahren hierbei gar nicht möglich war.

Hierzu kam noch, daß fast zu allen Jahreszeiten solche Individuen aufgenommen wurden, die sich nur für krank ausgaben, ohne es wirklich zu sein. In großen Städten ist nie Mangel an solchen Subjekten, und der Lazarethazt, dem die Schonung der öffentlichen Fonds am Herzen liegt, muß stets aufmerksam sein auf diesen Gegenst nd, damit er jenen Betrug in Zeiten entdecke und ihm steure, doch ja sich hüte, einen wahren Leidenden für einen falschen zu halten. Lieber mögen entgegengesetzte Verwechselungen dann und wann einmal vorkommen. Es ist unglaublich, wie weit solche Müßiggänger, die den Krankenanstalten zur Last fallen, ihre List und Hartnäckigkeit zu treiben wissen. Eine sorgfaltige Kontrolle, die jedoch nicht bemerkt werden darf, eine genaue Vergleichung der Klagen solcher vermeintlichen Kranken mit den sinnlich wahrnehmbaren Erscheinungen, so wie die Wirkungen der versuchsweise gegebenen Mittel geben hierüber Licht, und erleichtern die Unterscheidung des Betrugs von der Wahrheit. Krankenanstalten, zu denen der Zudrang der Kranken sehr stark ist, deren Vorsteher daher mit Benutzung des Raums um so sorgfältiger Haus zu halten haben, müssen hierauf ein besonderes Augenmerk richten.

Nichts schien mir nothwendiger, als die Trennung der ansteckenden Kranken von den nicht ansteckenden. Hierher gehört die Einrichtung besonderer Fiebersäle, in welchen die hitzigen Kranken, nach Verschiedenheit ihrer Art, vereinigt oder getrennt werden. Dies gilt vorzüglich von der Behandlung ansteckender Nervenfieberkranken, die ich am liebsten zusammenlegen ließ, um die Verbreitung dieser Krankheit zu verhüten und andere Leidende der unangenehmen Lage zu überheben, von den widrigen Zufällen dieser Krankheit Zeuge sein zu müssen. Es ist nicht genug, leichte Kranke vor der Gefahr der Ansteckung zu schützen, sondern es ist auch nothwendig, unangenehme und widrige Eindrücke, die ihnen den Lazarethaufenthalt verleiden, von ihnen abzuhalten. Es giebt viele Nervenfieberkranke, die nicht anstecken, und die wenigstens in dieser Beziehung mit andern Kranken Ein Zimmer theilen dürfen. Wenn es aber der Raum erlaubt, so ist es doch besser, sie zu isoliren, da schon die Idee vom Nervenfieber und der Gedanke an eine mögliche Ansteckung manche Kranke sehr beunruhigt. Ist das Fieber sehr heftig, der Kranke sehr unruhig, phantasirt er laut, muß er wohl gar, um Schaden zu verhüten, befestigt werden: so kann der Anblick eines solchen Kranken denen, die in seiner Nähe liegen, sehr nachtheilig werden.

Während meiner 12jährigen Dienstzeit habe ich hier zwei Epidemieen ansteckender Nervenfieber erlebt. — Man hat dieser Krankheit den Namen Kriegespest gegeben, weil sie in der Regel als Begleiter der Kriege auftritt. Sie war verheerend. Es sind hier Viele davon geheilt; es sind aber auch Manche, die in einem höchst versäumten Zustande ankamen, daran gestorben. Die erste Epidemie, die vorzüglich 1807 und 1808 herrschte, war bei weitem nicht so verbreitet und so bösartig, als die letzte von den Jahren 1813 und 1814. Bei diesen Gelegenheiten hat es sich recht bestätigt, wie nöthig es ist, diese Kranken von den übrigen zu trennen, da ihr Uebel durch mittelbare und unmittelbare Berührung leicht ansteckt; obwohl zum Glück der Ansteckungsstoff nicht so flüchtig ist, daß er sich über die übrigen Krankenabtheilungen der Anstalt verbreiten und die Luft der Flure und Gänge verpesten könnte.

Während jener ersten Epidemie, wo der Feind ein eigenes Lazareth hier in der Anstalt hielt, wurde der Raum dadurch so sehr beengt, daß diese Trennung häufig wieder unterbrochen wurde, welches dann die Folge hatte, daß manche leichte, gutartige Kranke von derselben Krankheit befallen und mehrere dadurch aufgerieben wurden. Ich selbst hatte das Unglück, angesteckt zu werden, wurde tödlich krank, lag gegen Ende des Jahres 1807 einen ganzen Monat lang schwer darnieder, und wurde endlich, durch die Bemühungen des Herrn Geheimen Raths Dr. Heim, glücklich gerettet.

In der zweiten Epidemie, die am Ende des Jahres 1812 begann und bis zum Jahre 1814 dauerte, bewährte sich jenes Prinzip in seiner vollen Bedeutung. So verheerend die Krankheit auch wurde, so gelang es mir doch, ihrer Verbreitung Gränzen zu setzen, sie in einer bestimmten Reihe von Zimmern zu fixiren und ihren Uebergang auf andere Abtheilungen glücklich zu verhüten. In dieser schweren und bedenklichen Zeit bestätigte sich der große Nutzen der Reinlichkeit in den Krankenzimmern, der Zulassung der reinen Luft in großen Massen, des häufigen Erneuerns der Lagerstellen und eines unaufhörlichen Waschens und Badens der ansteckenden Kranken. Gewiß würde eine große Zahl der übrigen Kranken, z. B. der chirurgischen, der Geisteskranken, der Wöchnerinnen, ein Opfer dieses Fiebers geworden sein, wenn diese strenge Trennung nicht statt gefunden hätte. Ich habe mein Verfahren hierbei in der zweiten Auflage meiner Schrift: Erfahrungen über das ansteckende Nerven- und Lazarethfieber und über die Mittel zu ihrer Heilung und Verhütung ihrer Verbreitung; Berlin 1814. bekannt gemacht, und darf mich hier, um Wiederholungen zu vermeiden, darauf beziehen.

Eben so gern habe ich Pocken-, Scharlach-, Masern- und Röthelnkranken, so viel der Raum es irgend gestattete, besondere Zimmer angewiesen. Alle diese Fieber sind ansteckend, und da unter den übrigen Kranken sich gewöhnlich mehrere finden, welche diese Krankheiten noch nicht überstanden haben: so räth die Vorsicht, ihre Trennung zu veranstalten, so oft der Raum es nur erlaubt.

Am nöthigsten ist diese Isolirung bei ächten Pockenkranken. Die Empfänglichkeit für das Pockengift ist viel allgemeiner, als die für das Scharlach- und Maserngift. In großen Städten giebt es immer viele Individuen, welche die Pocken noch nicht überstanden. Es ist daher zweckmäßig, Pockenkranke aus den geringen Ständen nicht in ihren Wohnungen zu verpflegen, sondern den Krankenanstalten zu übergeben. Diese sind dazu bestimmt, alle Arten der thierischen Gifte zu empfangen und zu vernichten, so daß ihre Weiterverbreitung verhütet werde. Diese Verbreitung wird aber sehr erleichtert, wenn in einem Krankenhause Pockenkranke mit Andern in Berührung kommen, deren Haut, deren Kleidungsstücke das Pockengift aufnehmen und leiten. Es ist daher nöthig, daß in Krankenhäusern, zur Behandlung solcher Kranken, einzelne kleine, jedoch hohe und luftige Zimmer gehalten werden, denen besondere Utensilien, besondere Lagerstellen, besondere Badewannen, besondere Krankenwärter angewiesen werden.

Außerdem richtete ich mein besonderes Augenmerk darauf, so viel der Raum es irgend zuließ, kleine Reservezimmer in Bereitschaft zu halten, zur Aufnahme solcher Kranken, die mit Schrecken erregenden Krankheiten, z. B. der Wasserscheu; oder der mit Raserei verbundenen Hirnentzündung; oder mit kopiösen, die Luft verpestenden, Ausleerungen; oder mit brandigen Verderbnissen einzelner Glieder behaftet waren; oder bei denen der Todeskampf mehrere Tage fortdauerte, ehe sie verschieden. Auf meine Veranlassung wurde auch deshalb die Zahl kleiner Zimmer auf der Abtheilung der innerlichen Kranken um einige vermehrt; so wie die in diesem Reviere wohnenden Offizianten der Anstalt, nach den von mir wiederholten Anträgen, im untern Stockwerk des Hauses neue Wohnungen bekamen, um den Raum zur Aufnahme innerlicher Kranken in einer und derselben Abtheilung des Krankenhauses zu vergrößern.

Es schien mir eben so nothwendig, besondere Rekonvaleszentenzimmer zu halten, um die Wiedergenesenden von den Kranken zu trennen, und bis zu dem Zeitpunkte, wo ihre Entlassung erfolgen konnte, zu verpflegen. Rekonvaleszenten müssen in der Regel eine wärmere Zimmerluft genießen, als hitzige Fieberkranke. Es ist daher schon deshalb gut, sie von diesen abzusondern. Sie bedürfen, bei einer hinreichenden Pflege, auch vor allen des Schlafs und der Ruhe, die auf den allgemeinen Krankensälen (wo, bei der ununterbrochenen Aufnahme neuer Kranken, Störungen aller Art nicht aufhören,) ihnen nicht verschafft werden kann. Die Einrichtung zweckmäßiger Rekonvaleszenten-Zimmer ist ein wesentliches Mittel zur Verhütung der Rückfälle, sobald die Aufsicht hinreichend und die Wartung der Rekonvaleszenten, die durch voreilige Genüsse sich so leicht schaden, vollständig genug ist. Leider hat unsere beschränkte Lokalität eine allgemeine Anwendung dieses Prinzips von Zeit zu Zeit sehr erschwert oder ganz unterbrochen. So viel Zimmer, als erforderlich gewesen wären, um die verschiedenen Arten von Rekonvaleszenten gehörig zu trennen, habe ich nie beschaffen können; obwohl mir die Wichtigkeit dieses Gegenstandes nie zweifelhaft gewesen ist.

Man sollte über besondere Rekonvaleszenten-Zimmer für Pocken-, besondere für Scharlachkranke ꝛc. disponiren können. Ein Scharlach-Rekonvaleszent, dessen Hautkrankheit längst gehoben zu sein scheint, kann andere Rekonvaleszenten leicht anstecken. Ein Pockenrekonvaleszent kann das Pockengift an solche Rekonvaleszenten, welche schon früher die Pocken überstanden, absetzen, und dadurch die Verbreitung des Giftes aus der Anstalt in die Stadt vermitteln. Rekonvaleszenten nach ansteckenden Nervenfiebern stecken andere nach hitzigen und chronischen Krankheiten Genesende sehr leicht an. Alles dies ist durch Erfahrung erwiesen. Es muß daher nicht fehlen an einer hinreichenden Zahl von einzelnen und von einander getrennten Zimmern und eigenen Wärtern, wenn dieser Zusammenfluß von Kranken aller Art in Krankenhäusern nicht schaden soll!

Am nachtheiligsten für die Krankenpflege ist dieser Mangel vorzüglich für zwei Abtheilungen des Hauses geworden: für die Geisteskranken und für die Krätzigen. So verschieden diese Kranke auch sind: so sehr theilen sie doch gerade eben dies Bedürfniß. Auf der Abtheilung der krätzigen Kranken war hier fast immer ein so großer Mangel an Raum, daß eine häufige Berührung der Kranken untereinander nicht verhütet werden konnte. Hierdurch entstanden neue Ansteckungen, die sich nicht selten zum dritten und vierten Male erneuerten. Die Folgen davon waren: daß die Dauer der Kur ungleich länger währte, als es nöthig gewesen wäre. Manche Krätzkranke waren deshalb mehrere Monate hier, welche bei hinreichendem Lokale in 12 — 14 Tagen hätten geheilt werden können. Wie schädlich wurde dies für einzelne Kranken, die ihre Verpflegungskost bezalten; wie kostspielig für die Anstalt, die für dieselben Auslagen, mit derselben Summe von Verpfle-

gungs-

gungstagen, statt eines, vielleicht zehn andere Kranke heilen konnte!

Für eine Irrenanstalt ist dies noch wichtiger, weshalb ich noch einmal darauf zurückkommen werde, wenn von dieser die Rede ist.

Obwohl durch diese Einrichtungen einiges Gute bewirkt worden sein mag; so ist doch noch viel zu thun übrig, damit die Anstalt auch in dieser Beziehung leiste, was sie leisten müßte.

Hierher gehört namentlich:

1) Die Errichtung einer Anstalt für Unheilbare, an welche die Charite von Zeit zu Zeit solche Kranke überweisen könne, die schon seit Jahren aufgehört haben, ein Gegenstand der Heilkunst zu sein. Jetzt befinden sich hier Heilbare und Unheilbare durcheinander; unter den letztern Viele, die schon seit vielen Jahren an unheilbaren Uebeln leiden, deren Behandlung und Pflege viel Zeit raubt, so manche Wartung und einen bedeutenden Theil des ohnedies beengten Raums in Anspruch nimmt. Eine solche Anstalt würde für die ganze Stadt und für die Provinz eine große Wohlthat sein, da es leider dieser Unglücklichen, die auf eine lebenswierige Pflege vollen Anspruch machen, so viele giebt. Einige hiesige Anstalten, die bisher außer andern Zwecken auch diesen erfüllen sollten, z. B. das hiesige Arbeitshaus, das neue Hospital ꝛc., sind, ihrer ganzen Verfassung wegen, hierzu nicht geeignet. Auch ist bekanntlich der Raum, der zur Aufnahme von Subjekten dieser Art angewiesen ist, viel zu beschränkt, im Verhältniß zu der Größe des Bedürfnisses. Es fehlt uns an Anstalten für

unheilbare, langwierige, und doch erst mit der Zeit lebensgefährliche innerliche Kranken; für ähnliche chirurgische Kranken, die durch ihren Anblick Schrecken und Abscheu erregen; endlich für Blödsinnige und Epileptische, die auf eine solche Anstalt vorzugsweise so viele Ansprüche machen. Es ist hier der Ort, an diesen drückenden Mangel zu erinnern, da er die Veranlassung wird, daß das Charité-Krankenhaus für heilbare Kranke aller Art weniger leistet, als dasselbe sonst leisten könnte und wahrscheinlich auch leisten würde. Andere Hauptstädte, z. B. London, Paris, Wien, Prag, München rc. haben sich solcher Anstalten stets erfreut.

2) Wäre zu wünschen, daß das künftige Direktorium der Charité bei der Frage über die Qualifikation und Nichtqualifikation neuer Kranken zur Rezeption, eine entscheidende Stimme erhielte. Hierdurch würde es möglich werden, die Zahl der Kranken mit der Größe des Raums und dem Umfange der Verpflegungsmittel in Einklang zu bringen. Dann würden höchst nachtheilige Ueberfüllungen auch für die Zukunft verhütet werden; dann würde der Erneuerung des Lazarethfiebers vorgebeugt werden können; dann würden Kranke, die aus eignen Mitteln sich hier verpflegen lassen, nicht, wie bisher, Gefahr laufen, durch hier geschehene Ansteckungen auf mehrere Monate an die hiesige Anstalt gebunden zu sein. Oft ereignete sich der Fall, daß man in einem Raume, der eine zweckmäßige Unterbringung von 70 — 80 Krätzkranken gestattete, 130 und mehr Kranke zusammendrängen mußte, so daß mehrere in Einem Bette schlafen, viele aber auf

der Erde liegen mußten. Verstöße, wie diese, würden dann verhütet werden können. *)

3) Ist ein zweckmäßigeres Verfahren bei der Behandlung und Pflege der **armen Kranken der Stadt** wünschenswerth. Es wurden bisher manche Kranke in die Charité geschickt, die viel zweckmäßiger in der Stadt hätten behandelt werden können. Manchen schadete der Transport zur Anstalt, bei ungünstiger, rauher Witterung und Jahreszeit, namentlich hitzigen Fieberkranken mit Entzündungen, die im Zeitraume der Entscheidung, plötzlich ihrer häuslichen Pflege entzogen, der Anstalt überschickt wurden. Auch fehlte es nicht an solchen Fällen, wo Armenärzte Kranke für qualifizirt zur Aufnahme in die Charité erklärten, die sie nie gesehen hatten. Oft wurden Krankheiten von ihnen angegeben, die durchaus nicht statt fanden; dergestalt, daß man eine Verwechselung der Person hätte vermuthen sollen. Es ist nöthig und wichtig, daß bedeutende, ansteckende und vieler Pflege bedürftige Kranke auf das schleunigste eine Aufnahme in der hiesigen Anstalt finden können; aber es werden Vorkehrungen getroffen werden müssen, die auch jenen **Mißbrauch** derselben verhüten. Die diri-

---

*) In einer Vorstellung an die **Königl. Regierung** vom 21sten April 1818 machte ich zum letzten Male auf diese Uebelstände aufmerksam. Damals befanden sich 141 krätzige Kranke männlichen Geschlechts in unserm beschränkten Lokale, in welchem höchstens 80 einen hinreichenden Platz finden. Unter jener großen Zahl befand sich eine Menge Handwerksgesellen des **Auslandes**, die, nach ihrem eigenen Geständniß, nach Berlin gekommen waren, um sich in der **Charité** von der **Krätze** heilen zu lassen.

girenden Aerzte der Charité müssen befugt sein, auch hierüber zu wachen und, mit beständiger Rücksicht auf den vorhandenen Raum und auf die laufenden Bedürfnisse, alle diejenigen Kranken sogleich zurückzusenden, die aus dem einen oder dem andern Grunde sich zur Aufnahme in die Anstalt nicht eignen. Hierdurch würde zugleich ein Mittel gegeben, den Fond der Anstalt mehr als bisher zu schonen, und die Anstalt vor solchen Individuen sicher zu stellen, denen durch ihre Aufnahme keine Wohlthat erwiesen, oder denen durch den Transport in schlechtem Wetter sogar geschadet wird.

4) Endlich sollte man die kranken Kriminal-Verbrecher, die, mit Ketten belastet, so oft hier eintreffen, hier gar nicht aufnehmen. Jedes bedeutende Gefängniß sollte seine besonderen Krankenzimmer haben. Gefangene sollten nicht in das Allgemeine Krankenhaus rezipirt werden, da ihre Nähe den übrigen, zum Theil rechtlichen, unverdorbenen und gebildeten Kranken höchst unangenehm und lästig ist, da ihre Reden und ihr Beispiel ein gefährliches Aergerniß geben, und da ihre Entweichung nicht mit Sicherheit verhütet werden kann.

Achter Abschnitt.

Arzeneibedürfnisse. Ersparungen durch den Gebrauch einfacher, einheimischer, wohlfeiler und wirksamer Arzeneimischungen. Resultate der Ersparungen seit den vergangenen eilf Jahren. Neue Heilmethoden bei Behandlung innerer, venerischer, krätziger und Geistes-Kranken. Einige wirksame und wohlfeile Arzenei-Formeln.

Reinlichkeit und Nahrung, reine Luft und Wärme tragen viel mehr zur Heilung der Kranken in Lazarethen bei, als die eigentliche arzeneiliche Behandlung. Immer giebt es viele Kranke in großen Lazarethen, die vorzüglich durch Mangel an Nahrung, durch Mangel an Reinlichkeit, Wärme und Pflege in gefährliche Krankheiten verfielen. Das Versetzen in eine Lage, welche diese Erhaltungsmittel der Gesundheit darbietet, ist daher oft allein hinreichend zu ihrer Heilung. Vielen Kranken sind mithin Arzeneien ganz unnütz, manchen sogar schädlich. Die Erfahrung hat dies über jeden Zweifel erhoben, und es ist mir die Heilung vieler wichtigen Kranken gelungen, die ohne alle Arzeneimittel, und zwar allein durch diätetische Pflege, schnell genasen. Die Sorge für ihre Reinigung, für ihre Bekleidung und Erwärmung, die Sorge für eine reine Zimmerluft, für eine möglichst reine Lagerstelle war hinreichend zur Unterstützung der Naturkräfte, ohne deren entscheidende Mitwirkung keine Krankheit geheilt werden kann. Sogar manche hitzige Krankheiten, Katarrhalfieber, Nervenfieber wurden nicht selten ohne alle Arzenei geheilt, und zwar allein durch Anstalten zur Verbesserung der äußern Lage und Pflege der Kranken. Unter den chronischen Krankheiten ließen sich manche Kachexieen, krampfhafte Uebel, schleichende Fieber, Durchfälle, Hautwassersuchten u. s. w. durch diätetische Pflege und Stärkung allein beseitigen.

Manche Verhältnisse fordern jedoch, daß man in dieser Bestrebung, Arzeneiverschreibungen möglichst zu ersparen, nicht zu weit gehe. Sehr häufig kommen Kranke vor, deren baldiger Tod mit möglicher Gewißheit vorher zu sehen ist. Ich rechne hierher die wahre Lungensucht, die vor allen chronischen Krankheiten in großen Krankenhäusern, wie in der bürgerlichen Praxis, die meisten Opfer fordert. Ferner: Wassersuchten im Zeitraume der Lähmung; veraltete Paralysen, in Gefolge wiederholter Schlagflüsse; organische Krankheiten edler Eingeweide, die ein Zehrfieber begründen, welches früher oder später mit Gewißheit tödtet. Für diese Krankheiten giebt es keine wahre Hülfe. Sie tödten gewiß, man mag gar keine Arzenei in Gebrauch ziehen; oder nur wenige, unter gewissen Umständen; oder eine Menge, nach einem übertriebenen Vertrauen zu den Heilkräften der Arzeneimittel.

Soll man diesen unglücklichen Kranken gar keine Arzeneien reichen, weil sie den Tod nicht verhüten können? Der Hospitalarzt ist hierzu nicht berechtigt. Bei weitem der größte Theil dieser Kranken verlangt sehnlichst zu leben, hegt ein großes Vertrauen zur Kunst des Arztes und zu seinen Heilmitteln. Diese Hoffnung verläßt sie nicht, bis zum Sterben. Sie wächst, kann man behaupten, mit der Annäherung zum Tode.

Der Arzt hat keine Befugniß, diese letzte Hoffnung zu rauben. Die Entziehung der Heilmittel betrachtet der Kranke als ein Aufgeben der letzten Lebenshoffnung, und mancher stirbt früher, weil er den Tod nun erwartet. Dies Verhältniß nöthigt den Arzt sehr oft, Kranken dieser Art Arzeneien zu verordnen, die ihnen eine wesentliche Hülfe nicht verschaffen können. Aber der Kranke hält sich für berechtigt, sie zu fordern, denn er glaubt, dies sei der Zweck des Aufenthalts in einem Krankenhause.

Hierauf beruht ein großer Verbrauch von Arzeneimitteln. Ein Mißbrauch ist dies nicht, obwohl die Sterblichkeit durch diese ärztlichen Anstalten, welche im Ganzen beträchtliche Summen kosten, nicht gemindert werden kann. Dennoch handelt der Arzt oft so, als wenn er die Absicht hätte, diese unheilbaren Uebel wirklich zu heilen. Er ist hierzu verpflichtet. Es liegt in der Natur seines Berufs, dem Leidenden die Hoffnung zu erhalten, so lange als möglich; das Leben zu verlängern, so viel er nur irgend kann, und sollte es auch keine Freude mehr gewähren. Sein Geschäft bezweckt ja nicht blos ein Heilen, sondern häufig nur ein Behandeln; das Sorgen für das Beste des Kranken; die Minderung seiner Leiden; das Erhalten und Nähren der Lebenshoffnung, auch dann, wenn die Entfernung der Krankheit durch Natur- und Kunsthülfe schlechterdings nicht mehr möglich ist.

Hierzu kömmt nun noch eine zweite Verpflichtung: der Arzt soll zur Verbesserung einer unheilbaren Krankheitsform mitwirken, so viel er irgend kann. Beschwerliche Zufälle soll er mäßigen; lebensgefährlichen Erscheinungen entgegen wirken; Schmerzen stillen; Kräfte erhalten, so lange es sich thun läßt. In diesen Fällen und zu diesen Zwecken müssen häufig Arzeneien verordnet werden. Hierauf beruht die häufige Anwendung des palliativen Heilverfahrens, d. h. eines solchen, welches die Natur einer unheilbaren Krankheit zwar nicht abändert, aber doch ihre beschwerliche Form für den Augenblick verbessert. Ohne diese Verhältnisse, die in großen Krankenhäusern häufig vorkommen, würde eine Menge von Arzeneien erspart werden können.

Die Größe und Wichtigkeit dieses Bedürfnisses kann kein Lazaretharzt verkennen. Es wäre eben so hart gegen diese unglückliche Krankenklasse, als dem guten Rufe einer solchen Anstalt schädlich, wenn man, der Ersparniß wegen, diese Anforderungen unbeachtet lassen wollte. Aber die Erfahrung lehrt auch hier, daß zur Erhaltung der öffentlichen Fonds, bei gutem Willen für die Sache und praktischer Kenntniß über die Natur der genannten Krankheiten und über die wahren Kräfte der Arzeneimittel, sich sehr viel thun läßt. Es giebt manche einfache, wohlfeile und wirksame Arzeneimittel, mit deren Anwendung man in den meisten Fällen dieser Art glücklich ausreicht. Wer hierbei, ohne Rücksicht auf die Mittel der Anstalt, ohne Prüfung der Preise der Arzeneimittel selbst, gegen jedes Symptom einer unheilbaren Krankheit neue und zusammengesetzte Arzeneimittel verordnen zu müssen glaubt, der wird die größten Arzeneiverschwendungen veranlassen, die ohnedies manchem Kranken, statt zu nützen, nur schaden.

Beim Antritte meines hiesigen Dienstes stieß ich, in Hinsicht der üblichen Arzeneiverordnungen, auf manche Uebelstände, deren Folgen mir zu wichtig schienen, um ihre Fortdauer zuzulassen. Ein Heilverfahren, welches nach den damals modernen Ansichten, — die früher mich selbst einige Jahre teuschten, — das Gepräge der Brownschen Lehre trug, war an der Tagesordnung. Es waren aus ihr therapeutische Prinzipien entwickelt, aus denen man die Nothwendigkeit des Gebrauchs vieler und starker Arzeneimittel, bei den meisten fieberhaften und chronischen Krankheiten, abzuleiten suchte. Man gab zu viele Arzenei, man reichte sie zu oft, man reichte sie in zu starken Gaben! Es schien mir, als wenn dies häufig selbst da geschehe, wo gar kein Arzeneibedürfniß obwaltete. Hierzu kam der damalige Gebrauch, mit der Anwendung innerer Arzeneimittel stets äußerliche zu verbinden; bei jedem Schmerz, jedem Druck, jeder Entzündung, jeder Anschwellung, obwohl von innern Ursachen entstanden und nur durch allgemein wirkende Mittel zu entfernen, wurden äußerliche Mittel zu gleicher Zeit gebraucht. Es schien mir ferner, als wenn auf den Preis der Arzeneimittel nicht genug Rücksicht genommen würde, als wenn man den ausländischen und theuren Arzeneimitteln zu viel, den inländischen und wohlfeilen zu wenig zutraute. Je länger ich, bei einer Menge von verschiedenartigen Kranken, meine Beobachtungen über die Wirkungen der Arzeneimittel erneuerte, je länger ich die Versuche über ihre Heilkräfte im Großen wiederholte, desto fester wurde meine Ueberzeugung: daß man mit inländischen und wohlfeilen Arzeneimitteln in der Lazarethpraxis recht weit kommen könne, daß manche Aerzte, beim Verkennen dieser Wahrheit, von Vorurtheilen ausgingen, denen die Erfahrung und reine Naturbeobachtung widersprechen.

Mein Lehrer-Beruf schrieb mir bisher die Anleitung der angehenden Militärärzte zur medizinischen

Praxis vor. Hierin lag eine Aufforderung mehr, bei Behandlung der Kranken so einfach und sparsam, wie nur irgend möglich, zu Werke zu gehen. Mein Beispiel sollte meinen Zuhörern nützen, und wie hätten diese die wahren Kräfte der Arzneimittel von den eingebildeten und überschätzten unterscheiden lernen können, wenn ein höchst einfaches arzneiliches Verfahren in bestimmten Krankheitsfällen, über die eigentlichen Kräfte und über die beste Benutzung der Arzeneien sie nicht selbst belehrt hätte?

Daß die Sterblichkeit in solchen Krankenhäusern, wo viele und kostbare Arzeneimittel verordnet wurden, sich merklich gemindert habe, lehrte mich die Erfahrung nicht. Auf der andern Seite verkannte ich die seltenern Fälle nicht, in welchen gewisse ausländische, selbst kostbare, Arzeneimittel unentbehrlich waren. Sei eine Lazarethapotheke noch so einfach; diese Mittel wird sie dennoch nicht entbehren können. Der Arzt sorge nur dafür, daß ihr Mißbrauch verhütet werde.

Endlich drängte sich mir die unangenehme Bemerkung auf, daß bei der Darreichung und Benutzung der verschriebenen Arzeneimittel nicht streng genug verfahren werde. Die Reste wurden nicht genug benutzt, die Gefäße nicht sorgfältig zurückgeliefert, und es entstand ein dringender Verdacht: daß manche betrügerische Wärter Arzeneimittel, die sich aufbewahren ließen, entwandten, ja wohl gar Handel damit trieben. Die spirituösen Mittel zum äußerlichen Gebrauche, der Aether, die Opiumtinkturen, die aromatischen Tinkturen, der Weinessig ꝛc. wurden in solcher Menge verbraucht, daß ich meine ganze Aufmerksamkeit hierauf richten zu müssen glaubte, um diesen wahrscheinlichen Entwendungen entgegen zu wirken.

Die Folgen dieses Mißbrauchs leuchteten von selbst ein. Eine Menge von Arzeneiverschreibungen sind ohne allen Nutzen. Das Gelingen des Heilprozesses durch die eigene Kraft der Natur, wird durch viele und starke Arzeneimittel nur erschwert. Eine solche arzeneiliche Behandlung wird förmlich zu einer diätetischen erhoben. Der Kranke wird gewöhnt an Arzeneimittel, so wie er an Speise und Trank gewöhnt ist. Eben dadurch verlieren sie ihre eigentliche Kraft, und sie hören auf, Arzeneien zu sein. Hierzu kömmt noch die häufige Störung der Ruhe und des Schlafs, der vielen Kranken so wohlthätig ist. Diese ist unvermeidlich, wenn den Kranken so oft, als es die Vorschrift fordert, Arzenei gereicht werden soll. Vielen Kranken ist der Schlaf besser, als die Arzenei.

Der häufige Gebrauch der Salben und Linimente, der damals allgemein eingeführt war, war gewiß für viele Kranke unnütz, da die Erfahrung lehrte, daß dieselben Kranken, ohne diese äußere Anwendung von Salben und Linimenten, eben so schnell, wo nicht noch schneller, geheilt werden. Aber ein großer Nachtheil entstand noch durch das Verderben der Leib- und Bettwäsche, welche mit diesen fetten Arzeneikörpern stets in Berührung kam; die sie ununterbrochen in sich aufnahm, und dadurch für Andere ganz unbrauchbar wurde. Eine Menge von Hemden, Laken, Ueberzügen, wurde durch diese großen Fettflecke fast verdorben; denn die gewöhnlichen Prozeduren bei dem Waschen vermochten nicht, ihre gründliche Reinigung zu bewirken. Daher kam es, daß manche Kranke sich darüber laut beklagten, daß ihnen, statt reiner Wäsche, schmutzige geliefert werde. Diese Klagen waren gegründet.

Endlich bedenke man die großen Summen Geldes, die dadurch verloren gehen, daß man kostbare Arzeneien verordnet, wo es zweckmäßiger gewesen wäre, gar keine zu verschreiben, oder wo man doch mit wenigen und einfachen hätte ausreichen können. Wenn die Rede von einem Krankenhause ist, dessen gewöhnlicher Bestand sich bis auf 7 — 800 Kranke beläuft, so wird ein sparsames oder verschwenderisches Arzeneiverschreiben von erheblichen Folgen. Es ist nicht zu leugnen, daß der Stats-Fond hierdurch bedeutende Summen verlor, deren Verlust empfindlich gewesen ist.

Die Wichtigkeit dieser Uebelstände leuchtete mir früh ein, und ich richtete mein ganzes Bestreben dahin, diese Verschwendungen, so viel mir nur irgend möglich ward, einzuschränken. Ich machte deshalb manche neue Anordnungen und hörte nicht auf, über ihre Ausführung zu wachen. Ich zeigte meinen Gehülfen und Zuhörern in der Erfahrung, wie viel sich hierin bei regem Eifer und Konsequenz zum Besten der Anstalt thun lasse. Ich vermehrte die Achtung für die selbstständige Wirkung der Naturkräfte; ich zeigte durch die That, wie viel von unserm Glauben an die Heilkräfte mancher Mittel nur auf leeren Vermuthungen beruhe. Ich machte meine Zuhörer aufmerksam auf den natürlichen Verlauf hitziger Krankheiten und auf das häufige Vorkommen derjenigen Fälle, in denen eine Abkürzung oder plötzliche Beendigung des Verlaufs derselben durch

Darreichen von Arzeneimitteln gar nicht einmal möglich ist. Ich zeigte namentlich, wie unnütz, verschwenderisch und nachtheilig das Verschreiben bitterer, sogenannter stärkender und die Eßlust reizender Arzeneimittel während des Zeitraums der Abnahme und der Wiedergenesung der meisten Fieberkranken sei, und ließ meine Zuhörer in der Erfahrung finden, wie die bis dahin gewichene Eßlust und mit ihr die vorigen Kräfte in der Regel nach völlig, auch in den Digestionsorganen, gehobenem Fieberleiden, ohne arzeneiliches Einwirken oft schneller und bleibender zurückkehrten, als nach der Anwendung bitterer und gewürzhafter Mittel, womit manche Praktiker so verschwenderisch umgehen. Da ich alle Leichen, die zur Abgabe an das Königl. anatomische Theater hierselbst nicht geeignet sind, nach dem Tode unter meiner Leitung sorgfältig obduziren ließ — während der vergangenen zwölf Jahre sind hier mehrere Tausend Leichen geöffnet worden —; so gelang es mir, durch diagnostische Erläuterungen des Leichenbefundes, die Unmöglichkeit einer wesentlichen Verbesserung so mancher Zustände des kranken Körpers durch Arzeneimittel darzuthun.

An die Stelle der kostbaren ausländischen Mittel setzte ich die einheimischen und wohlfeilen; an die Stelle der komponirten Arzeneimittel setzte ich die einfachen. Ich war bemüht, den unnützen Gebrauch äußerer Mittel, wo möglich, zu beschränken, und durch mancherlei Vorkehrungen den heimlichen Entwendungen der Arzeneireste oder vollen Arzeneiflaschen möglichst zu steuern. Den Gebrauch kostbarer äußerer Mittel, z. B. des zusammengesetzten Angelikaspiritus, des Lavendelgeistes, des mit fettem Oele bereiteten flüchtigen Liniments, schaffte ich größtentheils ab, ohne der Krankenpflege dadurch das Mindeste zu entziehen. Ein höchst wohlfeiles Liniment,*) aus kaustischem Ammonium-Liquor, Wasser, Seife und Branntwein bestehend, — für andere Fälle durch Terpentinöl oder Kamphor noch verstärkt — leistete dieselben Dienste, und oft noch größere, ohne der Wäsche und Kleidung des Kranken, den Betten rc. zu schaden.

Die Umgebung von unzuverlässigen Krankenwärtern zwang mich, zu außerordentlichen Mitteln meine Zuflucht zu nehmen, und die hiesigen Apotheker, sowohl der verstorbene Ober-Provisor **Genthe**, als der dermalige Ober-Provisor **Freiberg**, waren immer redlich bemüht, mein Bestreben nach besten Kräften zu unterstützen. So war ich gezwungen, den gewöhnlichen **Weinessig**, der zu Umschlägen, zum Waschen, zu Klystiren, auf allen Abtheilungen der Anstalt in Menge gebraucht wurde, um seine Entwendung zu verhüten, mit einem **bittern** Stoff versetzen zu lassen,**) der, ohne seiner heilsamen Wirkung

---

*) Diese Formel ist folgende:
Rp. Sapon. domest. Unc. vj.
solve in
Aq. font. Libr. jx.
admisc.
Spirit. frumenti Libr. vj. Unc. vjjj.
Liq. ammon. caust. Libr. x. Unc. jv.
m. d. Linim. sapon. ammoniatum.

**) Rp. Acet. Vini acerr. mensur. unam
Tinct. Absynth. acet. Unc. dimid.
d. s. Bitterer Essig zum äußerlichen Gebrauch.
Diese Tinctura Absynth. acet. wird bereitet:
Rp. Herb. Absynth. Unc. jv. et sem.
inf. c. Acet. acerr. s. q.
ad colat. Mj.
d.

zum äußerlichen Gebrauch zu schaden, ihn zum diätetischen Gebrauch ungenießbar machte. Diese Vorkehrung bewährte sich als höchst nützlich; seit dieser Zeit wurde der Verbrauch des Weinessigs zur äußerlichen Anwendung sehr bedeutend vermindert, denn der bittere Weinessig würde nicht mehr entwandt.

So war die Konsumtion der gewöhnlichen Opiumtinktur, die, bei ihrem bedeutenden Preise, eine große Ausgabe verursacht, ganz ungewöhnlich stark, wahrscheinlich deshalb, weil ein bedeutender Theil derselben den Kranken entwandt, und anderweitig verkauft wurde. Dieses hörte auf, nachdem ich diese Tinktur in eine Opiatmixtur,*) die aus arabischem Gummi, reinem Opiumpulver und Wasser bestand, hatte verwandeln lassen. In Einem Quente dieser Mixtur sind zehn Gran reines Opium enthalten; sie ist daher noch wirksamer, als die Opiumtinktur, da diese nur 10 Gran Solutum Opii in einem Quente enthält. Dennoch wurde den Entwendungen hierdurch gesteuert, da diese Mischung sich nur einige Tage konservirt, stets frisch bereitet werden muß, und ihres fremdartigen Ansehns wegen keinen Käufer findet.

Ich bemühte mich, diese Vereinfachung des Arzeneigebrauchs in allen vier Abtheilungen der Anstalt einzuführen, deren ärztliche Leitung mir anvertraut war. Ich setzte bestimmte einfache, wohlfeile und in ihrer

---

*) Rp. Opii puri pulverati
Gummi mimos. pulverati ana Unc. j.
Aq. Cinnam. s. V. Unc. jv.
m. d. s. Mixtura opii simplex.

Wirksamkeit durch Erfahrung erprobte Arzeneiformeln *) fest, deren Anwendung für eine Menge von bestimmten Krankheitsfällen besonders paßte. Namentlich gilt dies von der Abtheilung der innerlich Kranken, auf welcher oft der größte Theil an unheilbaren Uebeln leidet. Hier kam es auf das Verschreiben solcher Arzeneien an, deren Wirkungen den Unglücklichen die beschwerliche Krankheitsform von Zeit zu Zeit erträglicher machen konnten. Hier giebt es ganze Säle von Schwindsüchtigen, Gelähmten, Wassersüchtigen und solchen, die an unwillkührlichen Ausleerungen aller Art leiden. Ein freundliches Zimmer, eine warme Bedeckung, eine reinliche Lagerstelle, eine theilnehmende Wärterinn, eine schmackhafte und reinliche Nahrung wurde diesen Unglücklichen viel wohlthätiger, als eine häufige Arzeneiverordnung, welche die Existenz erreichbarer Heilzwecke voraussetzt, obwohl solche gar nicht vorhanden sind. Beförderung der nächtlichen Ruhe, Milderung des Hustens, Beförderung des Auswurfs, Mäßigung der erschöpfenden Durchfälle, Stillung der Krämpfe; das waren die Anzeigen, die mir beachtungswerth schienen bei der Wahl der wenigen, hierzu erforderlichen Arzeneimittel.

Durch die von mir hier eingeführten Schwefelbäder, Dampfbäder, **) Douchebäder und andere zusam-

*) Die Mittheilung derselben behalte ich mir für eine andere Gelegenheit vor.

**) Am 29sten Septbr. 1811 trug ich auf die Anschaffung einer Dampfbadewanne für die hiesige Anstalt bei dem Königl. Armen-Direktorium an, welches meinen Vorschlag sogleich genehmigte. Der Nutzen dieses Apparats hat sich bei so zusammengesetzte warme Bäder wurden, bei Behandlung chronischer Krankheiten, viele Arzeneimittel erspart. Viele, die schon in entfernten Mineralbädern fruchtlos Hülfe gesucht hatten, wurden durch sie hier glücklich geheilt. Manche Kranke aus den höhern Ständen wurden veranlaßt, zur Benutzung der hier gebräuchlichen Bäder ihre Zuflucht zu dieser Armen-Heilanstalt zu nehmen.

Eine Menge von hitzigen Kranken, mit denen die Anstalt so häufig versehen ist, waren, wie es mir schien, von einer solchen Natur, daß sie auf die Anwendung der antiphlogistischen Mittel volle Ansprüche machten. Ich hielt mich verpflichtet, diese vortreffliche Methode, die seit einer Reihe von Jahren aus der hiesigen Anstalt fast verdrängt zu sein schien, wieder einzuführen. Durch ihren zeitigen und zweckmäßigen Gebrauch gelang mir die Kur vieler Fieberkranken, deren schnelle Heilung auch auf meine Zuhörer einen wohlthätigen Eindruck machte. Eine Menge von wichtigen Fällen der Art endigte schnell und glücklich bei höchst einfachen und wenigen Mitteln. — Durch den Gebrauch der warmen Bäder wurde eine Menge Fie-

vielen und wichtigen Krankheiten so schön bewährt, daß vier solche Apparate nach und nach angeschafft wurden, und noch jetzt fast täglich gebraucht werden. Eine genaue Beschreibung seines Baues, seiner Zusammensetzung, Anwendung, Wirkungen, Kosten rc. nebst Zeichnung, habe ich in dem Summarischen Generalbericht über das Königl. Charité-Krankenhaus vom Jahre 1816, zum Besten der Charité-Unterstützungs-Kasse; Berlin 1817. mitgetheilt, und dadurch dessen Einführung in andere Krankenanstalten und in die bürgerliche Praxis zu veranlassen gesucht.

berkranker geheilt, die, außer wenigen wohlfeilen Mittelsalzen, oft gar keine Arzeneien gebraucht hatten.

Bald nach dem Antritte meines Dienstes führte ich auch die kalten Sturzbäder und Uebergießungen bei der Behandlung der Nervenfieber in der hiesigen Anstalt ein, auf deren große Kräfte englische und amerikanische Aerzte und, unter den Deutschen, Brandis und Hegewisch — die trefflichen Praktiker Dänemarks — mein Augenmerk geleitet hatten. Schon im Jahre 1807 gelangen die meisten Versuche dieser Art so glücklich, daß ich zu einer öfteren Anwendung derselben dringend aufgefordert wurde. Es gelang hierdurch die Kur mancher Fälle, welche bei der gewöhnlichen Behandlung mit reizenden Arzeneimitteln, wie frühere Erfahrungen lehrten, höchst wahrscheinlich nicht gelungen sein würde. Die Vorzüge dieser Methode wurden dadurch noch vermehrt, daß die Heilung schneller gelang, als dies sonst der Fall war; daß eine Menge von andern Arzeneimitteln, die viele, ja berühmte, Aerzte noch bis zu diesem Augenblicke für unentbehrlich halten, ganz entbehrlich gemacht wurde.

Hiermit verbunden wurde die Anwendung des kalten Douchebades, zu welchem Behuf, nach meinem Antrage, ein eigener, einf[illegible]her und leicht transportabler Apparat angeschafft wu[illegible]. Der Strahl des Wassers wurde auf den Kopf, Nacken und Rückgrat gerichtet, und der betäubte, schlummersüchtige, delirirende Fieberkranke dadurch so bedeutend geweckt, daß Besinnung und Selbstbewußtsein häufig auf der Stelle zurückkehrten. In dringenden Fällen wurden die kalten Sturzbäder, durch die Anwendung dieses kalten Spritzbades geschärft,

2 bis 3 Mal an einem Tage gebraucht. Nachdem dies 7 bis 9 Tage fortgesetzt war, wurde der Nervenfieberkranke oft glücklich gerettet. Diese Wirkung war so vortrefflich, daß recht viele Fälle der bedenklichsten Fieber mit Entzündung des Gehirns, mit den heftigsten Rasereien, mit einer höchst bedenklichen Schlafsucht, dadurch geheilt wurden. Nach der Verschiedenheit der Fälle wurden Aderlässe, Blutegel, Schröpfköpfe, Brechmittel, gelinde abführende Mittel damit verbunden, ohne daß die übrigen, mit Unrecht für unentbehrlich gehaltenen, meistens ausländische und kostbare, Arzeneimittel dabei in Gebrauch gezogen waren.

Ein Auszug aus unsern Lazarethbüchern, den ich diesen Blättern, im XIVten Abschnitte, beifüge, wird die bedeutende Anzahl von Nervenfieberkranken bemerklich machen, welche durch diese einfache und wohlfeile Heilmethode glücklich geheilt wurden. Meine zahlreichen Zuhörer haben sich von der Heilsamkeit dieses Verfahrens am Krankenbette genügend überzeugt, und durch sie ist dasselbe in andern Civil- und Militär-Hospitälern eingeführt.

Die Behandlung der Geisteskranken, der ich eigene Abschnitte widmen muß, hielt ich wesentlich abzuändern mich für verpflichtet. Ich verminderte den zu freigebigen Gebrauch der Arzeneien, beschränkte den zu komponirten Apparat von Medikamenten für diese Krankenklasse und setzte an deren Stelle eine Reihe von psychischen Heilmitteln, welche, ohne der Königl. Hofapotheke zur Last zu fallen, zur Kur dieser Krankheiten wesentlich beitrugen. Es wurden sogar manche Arbeiten der Geisteskranken, zu denen sie, nach meiner Anordnung, angehalten wurden, der Anstalt nützlich.*) Es wurden so viel wollene Strümpfe gestrickt, daß sie zum Besten des Instituts verkauft werden konnten, und das große Bedürfniß desselben an kleingehauenem Holze wurde in dem Maße durch die Arbeiten der Geisteskranken befriedigt, daß man Hausknechte, die sonst dafür angestellt waren, entlassen konnte.

Die Behandlung der krätzigen Kranken war schon von meinem verewigten, sehr verdienten, Vorgänger, dem Herrn Geheimen Rath Dr. Fritze, auf eine rühmliche Weise vereinfacht. Seine gereiften Erfahrungen erhoben es über jeden Zweifel, daß diese Krankheit in der Regel eine örtliche, eine äußere sei, und daß daher äußerliche Mittel zu ihrer Kur hinreichen. Es kam nun darauf an, solche äußerlichen Mittel zu finden, die diese Heilung, ohne andern Nachtheil, schnell und sicher bewirkten. Mir aber blieb es namentlich noch übrig, eine solche Mischung zu finden, die nicht blos wirksam, sondern zugleich wohlfeil sei, und bei deren Gebrauch die ohnedies sehr beschränkte und sparsame Lazarethwäsche möglichst geschont würde. Ich bemühte mich lange, zu einer solchen zu gelangen. Vorzüglich ging mein Bestreben dahin, die äußere Anwendung des Fettes entbehrlich zu machen, da manche Haut eine stete Einreibung mit Salben nicht erträgt, da ein Gebrauch von

*) Unsere Geisteskranken weiblichen Geschlechts verbrauchten allein 406 Pfd. Wolle zum Stricken der Strümpfe für das vergangene Jahr 1817 Hiervon benutzte die Anstalt selbst 240 Paar Socken, 192 Paar Manns- und 157 Paar Weiber-Strümpfe. Verkauft wurden hiervon 370 Paar Socken, 124 Paar Weiber-, 35 Paar Manns- und 26 Paar Kinder-Strümpfe.

Salben mit großen Kosten verbunden ist, und da die ununterbrochenen Einreibungen mit Fett die Leib- und Bettwäsche sehr verderben. Eine Menge von krätzigen Kranken bot mir eine ununterbrochene Gelegenheit dar, mit vielen Mitteln vergleichende Versuche im Großen anzustellen. Verschiedene Arten von Bädern, als: Laugenbäder, Schwefelbäder, Salzbäder rc. wurden hierbei zu Hülfe genommen. Zwar nützte ihre Anwendung; doch erfolgte die Kur nicht so bald, daß die Kranken mit Sicherheit früh entlassen werden konnten. Ich machte deshalb Versuche mit verschiedenen Waschwässern von Zink, Kupfer, Sublimat und Abkochungen von scharfen, adstringirenden, erweichenden, gewürzhaften Wurzeln und Kräutern, mit komponirten Schwefelsalben und mit Metalloxyden, mit Linimenten aller Art, bis ich endlich nach vielen Versuchen und Gegenversuchen auf den Gebrauch einer Mischung fiel, die ich seit mehreren Jahren mit einem ganz entschiedenen Nutzen für die Anstalt in Gebrauch gezogen, und als höchst einfach, wohlfeil und schnell wirksam bewährt gefunden habe.

Es ist nämlich eine Mischung aus Schwefelpulver, schwarzer Seife und Wasser, (Linimentum saponato-sulphuratum) *) nach dem angeschlossenen Rezepte, welche täglich 4 Mal in alle mit der Krätze behaftete Hautstellen, jedes Mal zu 4 bis 6 Quent, stark eingerieben, so daß der Kranke ein Brennen der Haut empfindet, und

---

*) Rp. Pulv. sulph. depurat. Libr. xv.
Sapon. nigri Libr. xxx.
Aq. fervid. q. s.
ut f. linim. molle.
d. s. Schwefel-Seifen-Liniment gegen die Krätze.

die kranke Epidermis abspringt, bei gleichzeitigem warmen Baden und möglichst reinlichem Verhalten, vor allen übrigen Methoden, die genannten Zwecke am Besten erfüllt.

Die jetzt in vielen englischen und einigen deutschen Krankenanstalten eingeführte Heilmethode, bei welcher die ganz entkleideten Kranken zwischen wollenen Decken liegen, täglich drei Mal eine Unze von einer Salbe *), die aus Schweineschmalz, Seife, Schwefel, Nitrum und Nieswurzel besteht, über den ganzen Körper eingerieben, und wobei nur zu Anfang und zu Ende der Kur lauwarm gebadet wird, ist ebenfalls zu den wirksamen und kräftigen, oft schnell helfenden zu rechnen. Ein im Großen damit angestellter Versuch hat jedoch gelehrt, daß meine Heilmethode noch schneller zum Ziele führt, und im Ganzen viel wohlfeiler ist, als die englische.

Dieser Versuch wurde im Jahre 1817 dergestalt gemacht, daß 100 krätzige Kranke männlichen Geschlechts, ohne Unterschied, so wie sie in die Anstalt kamen, ganz nach der englischen Vorschrift, von den übrigen abgesondert und unter steter Aufsicht, mit jenem Mittel,

---

*) Rp. Sulph. sublimati Libr. sem.
Veratri radic. Unc. jj.
Potassae nitratis Drachm. j.
Saponis mollis Libr. sem.
Adipis praeparatae Libr. unam et sem.
m. d. s. Komponirte Schwefelsalbe der Londner Pharmakopoe.

Diese englische Krätzsalbe läßt sich durch Vergrößerung des Antheils von Nitrum und von schwarzer Seife weit wirksamer machen.

ohne daß dabei ein anderes in Gebrauch gezogen worden wäre, fortgesetzt behandelt wurden.

Zum Gegenversuch wurden 100 andere krätzige Kranke männlichen Geschlechts, von verschiedenem Alter der Individuen, wie ihrer Krankheit, so wie sie in die Anstalt kamen, nach meiner Methode behandelt.

Die angeschlossene Tabelle ergiebt die Verschiedenheit der Dauer dieser Kurarten, mithin die Summe der erforderlich gewesenen Verpflegungstage und Kosten.

Die äußern Verhältnisse, die Witterung, die Jahreszeit, die Wartung waren nicht wesentlich von einander verschieden. Die ungünstigen Verhältnisse, z. B. die Schlechtigkeit und der Mangel an Wäsche; die Unmöglichkeit, solche, so oft es nöthig, zu wechseln; die große Beschränktheit des Raums, wodurch nicht selten neue Ansteckungen erfolgten, da die fast geheilten Kranken mit den neuen Krätzigen in Berührung kamen, und die Trennung der Rekonvaleszenten nicht möglich wurde; alle diese Umstände waren bei beiden Kurversuchen dieselben. Endlich darf nicht unberührt bleiben: daß unter dem ersten, wie unter dem zweiten Hundert jener krätzigen Kranken, sich solche befanden, welche das Uebel schon Jahre lang gehabt hatten, und andere, die den Aufenthalt im Lazareth der Selbsterhaltung durch eigenes Arbeiten in der Stadt vorzogen, und daher die Kur absichtlich zu verzögern suchten.

Im Jahre 1817

wurden in der Abtheilung der Krätzigen männlichen Geschlechts zum Versuche behandelt:

A.

100 Kranke nach der englischen Methode.

Die Zeit der Kur dauerte:

Zahl d. Kranken bei	Monate.	Tage.	Summa d. Verpflegungstage.
1	3	15	105
1	3	4	94
1	2	12	72
1	2	10	70
1	2	11	71
1	2	5	65
1	1	29	59
2	1	25	110
2	1	21	102
1	1	20	50
1	1	18	48
1	1	17	47
4	1	15	180
4	1	14	176
1	1	12	42
3	1	11	123
2	1	9	78
2	1	8	76
2	1	5	70
2	1	2	64
2	1	—	60
2	—	29	58
4	—	28	112
1	—	27	27
3	—	25	75
4	—	24	96
3	—	20	60
3	—	19	57
3	—	18	54
4	—	17	68
9	—	16	144
4	—	15	60
5	—	14	70
10	—	13	130
4	—	12	48
2	—	11	22
1	—	10	10
1	—	9	9
1	—	7	7

Summa der Verpflegten .	100			
Summa der Verpflegungstage	—	—	—	2869

Im Jahre 1817

wurden in der Abtheilung der Krätzigen männlichen Geschlechts zum Versuche behandelt:

B.

100 Kranke nach der in der Charité bisher gebräuchlichen Methode.

Die Zeit der Kur dauerte:

Zahl d. Kranken bei	Monate.	Tage.	Summa d. Verpflegungstage.
1	2	20	80
1	2	19	79
1	2	12	72
1	2	7	67
2	2	4	128
1	1	17	47
1	1	15	45
2	1	5	70
1	1	3	33
1	1	1	31
3	1	—	90
1	—	29	29
2	—	26	52
1	—	25	25
2	—	24	48
1	—	23	23
2	—	22	44
5	—	21	105
3	—	20	60
4	—	19	76
6	—	18	90
6	—	17	102
2	—	16	32
7	—	15	105
8	—	14	112
5	—	13	65
4	—	12	48
7	—	11	77
6	—	10	60
5	—	9	45
3	—	8	24
3	—	7	21
1	—	4	4
1	—	2	2
Summa der Verpflegten . 100	—	—	—
Summa der Verpflegungstage —	—	—	1991

Diese Tabelle beweist, daß zur Kur jener 100 krätzigen Kranken die englische Methode gerade 878 Verpflegungstage mehr, als die meinige nöthig machte, und daß deshalb, bei der Anwendung der meinigen, bedeutende Geldsummen – nur bei diesen 100 Krätzkranken, den Verpflegungstag, ohne Arzeneien, zu 5 Gr. Courant*) gerechnet, 182 Rthlr. 22 Gr. Preuß. Courant — erspart wurden. Hierzu kömmt: daß das genannte Schwefelseifenliniment für die Leib- und Bettwäsche sehr schonend ist, und ohne Seife vermittelst des heißen Wassers allein, ohne die Wäsche anzugreifen, entfernt werden kann. Endlich ist auch in Betracht zu ziehen: daß die englische Krätzsalbe ungleich theurer ist, als jenes Liniment; denn nach dem jetzigen Preise der Arzeneitaxe kostet die Unze der englischen Krätzsalbe 1 Gr. 4 Pf. Cour., während die Unze jenes Schwefellinimeuts nur 4 Pf. kostet. Hiernach betragen die täglichen Kosten jenes Heilmittels für einen Kranken 5 Gr. 4 Pf., während der tägliche Bedarf meines Mittels nur 1 Gr. 4 Pf. beträgt. Es wird daher nicht blos eine bedeutende Summe an Verpflegungstagen, sondern auch an Arzeneikosten erspart, da von einer Krankenanstalt die Rede ist, in welcher im Durchschnitt täglich über 100 Krätzkranke behandelt werden.

Die englische Kurart, deren Gebrauch wegen des stets nöthigen Liegens unter wollenen Decken, ohne

*) Dieser Satz ist hier so gering als möglich, wahrscheinlich zu gering, angenommen. Wahrscheinlich kostet jeder Verpflegungstag im Durchschnitt 6 Gr. Cour.; — nach neuern Berechnungen, Arznei- und Regiekosten mitgerechnet, täglich im Durchschnitt 7 Gr. 6 Pf. Cour.

Hemden und Ueberzüge, bei verschlossenen Thüren und Fenstern, höchst lästig, beschwerlich und Ekel erregend ist, empfiehlt sich aber gerade deshalb bei solchen Müßiggängern, welche das Hospitalleben, durch künstliche Vermehrung und Erhaltung der Krätzpusteln, gern zu verlängern trachten; so wie ihre therapeutische Wirkung in mehr eingewurzelten Fällen der Krätze alle Beachtung verdient. Schon oft war ich veranlaßt, in jenen Fällen meine Methode mit dem gleichzeitigen Gebrauch der Decken, der den Kranken beschwerlich ist, zu verbinden, und dies Verfahren bewährte sich als sehr nützlich.

Der von Herrn Galés in Paris zur Heilung der Krätze vorgeschlagene Apparat zu Schwefelrauchbädern, der von seinem Erfinder, wie vom Herrn Dr. de Carro in Wien, in einem marktschreierischen Tone in chronischen Krankheiten der Haut, (die so oft von innern Ursachen entstehen, oft innere Uebel bessern, oft durch äußere Mittel gar nicht behandelt, viel weniger schnell entfernt werden dürfen,) viel zu allgemein empfohlen wurde, kann mit diesen Mitteln, in Hinsicht der Einfachheit, Wirksamkeit und Wohlfeilheit, gar nicht verglichen werden. Es giebt zwar viele Krätzkranke, denen der Preis des Mittels gleichgültig ist, aber allen ist mit Recht daran gelegen, von einer Ekel erregenden und abschreckenden Krankheit, wie die Krätze, so bald als irgend möglich befreit zu werden.

Dies geschieht durch Schwefeleinreibungen und Wasserbäder, oder Abwaschen des Körpers im eigenen Zimmer des Kranken, viel sicherer, bequemer und schneller, als durch Schwefelräucherungen, deren man in eingewurzelten und verbreiteten Krätzfällen oft 50 — 80 — 100 bedarf, um das Uebel zu vertilgen. Im Jahre 1816 wurde ein solcher Apparat nach dem von dem Pariser Arzte Galés Sr. Majestät dem Könige übersandten Modell von dem Königl. Oberbaurath Moser für 243 Rthlr. 21 Gr. Preuß. Kourant für die Charité angefertiget, und bei einer namhaften Anzahl von Krätzkranken und einigen herpetischen Kranken von mir in Gebrauch gezogen.

Fortgesetzte Versuche und Erfahrungen lehrten mich indeß, daß dieses Mittel in der Krätze viel zu langsam wirkt. Auch hat der erfahrne Raimann, öffentlicher Lehrer der medizinischen Klinik in Wien, ganz Recht, wenn er (S. Handbuch der speziellen mediz. Pathologie und Therapie. Zweiter Band. Wien 1817. S. 101.) warnend bemerkt: „der Dampf von brennen„dem Schwefel (bei der Behandlung der Krätze) muß „seiner, die Athmungsorgane stark reizenden Eigenschaft „wegen sehr vorsichtig angewendet werden.“ Nur unbefangene und erfahrne Praktiker haben hierüber eine entscheidende Stimme, weniger aber Männer, wie die Herren Galés und de Carro, die ihre eigenen Wohnungen (Jener in Paris, rue St. Anne No. 59; dieser in Wien in der Wollzeil No. 909.) in Schwefelräucherungsanstalten verwandelten, und diese Erfindung zu einer Finanz-Spekulation machten. Sie werden nicht verlangen, daß man sie zu Schiedsrichtern in dieser Angelegenheit mache, und werden es sich gefallen lassen müssen, hierüber erfahrne Lazarethärzte zu hören, welche ein äußeres Interesse hierbei nicht haben können, und denen es nur an der Feststellung klinischer Wahrheiten liegt. Ob die Schwefelräucherungsbäder nicht in manchen chronischen Hautkrankheiten mit Nutzen angewandt werden können, darüber werden künftige geläuterte Erfahrungen entscheiden, so wie darüber, in welchen Fällen solche unnütz, und in welchen sie schädlich sind, worüber die nöthigen Erinnerungen und Belehrungen in Galés Schrift (Memoire et rapport sur les fumigations sulphureuses etc. Paris 1816.), der es an der erforderlichen Gründlichkeit und Wissenschaftlichkeit mangelt, leider nicht vorkommen. Gewiß wird der Mißbrauch dieses, ohne befriedigende Indikationen angewandten Mittels unfehlbar schaden.

Während ich der Abtheilung der krätzigen Kranken vorgestanden, habe ich über 8,000 solcher Kranken geheilt. Dies darf ich bemerken, weil ich glaube, daß meine Erfahrung einigen Werth habe, und daß sie, sowohl in der Civil-, wie in der Lazarethpraxis, Aufmerksamkeit verdiene. Durch dies Verfahren ist eine Menge von Arzeneimitteln erspart worden. Leib- und Bettwäsche wurde viel mehr, als sonst, geschont, da die Seife Vehikel jenes Liniments ist, dieses mithin mit warmem Wasser aus jeder Wäsche leicht entfernt werden kann. Das Wichtigste hierbei ist aber, daß die Zeit der Behandlung der krätzigen Kranken hierdurch ungemein abgekürzt wird, so daß Kranke, welche dies Mittel vorschriftsmäßig gebrauchen, mit reiner Wäsche hinreichend versorgt, und vor neuen Ansteckungen geschützt werden, von einem bedeutenden Grade dieser Hautkrankheit in 8 bis 10 Tagen völlig geheilt sein können. Viele 100 unserer Kranken sind in dieser Zeit davon befreit worden. Und dies würde noch von einer viel größeren Zahl gesagt werden können, wenn nicht, wegen zu großer Ueberfüllung des verhältnißmäßig zu beschränkten Lokals so häufig neue Ansteckungen erfolgten, und der zu geringe Vorrath an Leib- und Bettwäsche den zur Kur nothwendigen Wechsel derselben, der, so wie er erforderlich gewesen, nie erfolgen konnte, gestattet hätte. Auf diesen Uebelstand habe ich häufig aufmerksam gemacht; doch war der so oft beklagte Mangel an Fonds immer die Entschuldigung der Fortdauer dieses Uebels.

In einem Krankenhause, welches eine eigene Abtheilung für Krätzkranke hat, ist die sorgfältigste Trennung dieser Kranken von den übrigen von großer Wichtigkeit. Da, wo dies nicht genau genommen wird, ist die Verbreitung dieser ekelhaften Krankheit auf andere gutartige Kranke des Hauses unvermeidlich. Daher geschieht es, daß Kranke und Wärter in Gegenden des Hauses, die von der Abtheilung der Krätzigen sehr entfernt liegen, von dieser Krankheit ergriffen werden können. Dies zeigte sich auch hier sehr häufig während der ersten Jahre meines Hierseins. Es war mir oft schmerzlich, dies bestätigt zu finden. An Reinlichkeit gewöhnte Mädchen, Bürger, die in der hiesigen Anstalt verpflegt wurden, wurden, ehe sie sich dessen versahen, von der Krätze befallen. Es war kein Grund vorhanden zu glauben, daß sie diese Krankheit zuvor schon gehabt, daß sie hier nur zufällig wieder ausgebrochen sei. Ich glaubte eine zwiefache Ursach zu dieser Verbreitung der Krätze zu entdecken. Eines Theils war die Abtheilung der krätzigen Kranken von den übrigen nicht so genau geschieden, als es wünschenswerth gewesen wäre: Eine eigentliche Sperrung fand nicht statt, ein eigner Thürsteher zur Bewachung des Eingangs war nicht angestellt. Ich suchte das Fehlende hierin zu ergänzen. Andren Theils mochte die Verwechselung der Wäsche der Krätzigen mit der der übrigen Kranken früher häufig statt gefunden haben. Ich brachte es durch meine Vorstellungen bei der vorgesetzten Behörde dahin, daß die gesammte Bett- und Leibwäsche für diese Krankenklasse in einer besondern Abtheilung der Anstalt aufbewahrt, gewaschen, getrocknet und wieder ausgegeben wurde. Um dem Uebelstande der Verwechselung für die Folge noch sicherer zu begegnen, wurde das gesammte Wäsche-Inventarium dieser Abtheilung mit einem eigenen Zeichen, dem Buchstaben K, gestempelt.

Einen anderen drückenden Mangel dieser Abtheilung habe ich bisher nicht abzustellen vermocht. Nur höchst selten habe ich so viel Raum gehabt, um die in hohem Grade Krätzigen von den leichtern, die Rekonvaleszenten von den übrigen, die anscheinend Geheilten von den noch Kranken völlig zu scheiden. Dies hätte billig geschehen sollen; aber die übergroße Menge von Kranken aller Art raubte stets den hierzu nöthigen Raum. Diese Beschränktheit des Lokals ging so weit, daß man zuweilen schwere innere, chirurgische oder Geisteskranke, die zugleich an der Krätze litten, neben andere einfach Krätzige, legen mußte, anstatt sie in besondern Zimmern, ihrer wichtigen Grundkrankheit wegen, zu behandeln.

Solche Kranken in ihrer bisherigen Umgebung zu lassen, war durchaus unthunlich, da die Weiterverbreitung der Krätze unvermeidlich gewesen wäre. Für diese komplizirte Krätzigen sollten besondere Zimmer disponibel sein, die aber in dieser Anstalt nie zu erhalten waren. Aus diesem Grunde ist es auch tadelnswerth, Krätzkranke mit andern chronischen Hautkranken nicht ansteckender Art in einem und demselben Lokale beisammen zu lassen.

In einem der größten und berühmtesten Krankenhäuser Deutschlands bemerkte ich diesen Uebelstand noch vor drei Jahren. Grindkranke, Flechtenkranke und Krätzige bewohnten ein und dasselbe Zimmer. Ich fand gleich bei der ersten Nachfrage, daß mehrere von denen, welche ohne Krätze in dieses Zimmer gekommen waren, bald darauf von dieser Krankheit befallen wurden. Dies ist ein großer Uebelstand, denn eine Krankenanstalt ist dazu bestimmt, Kranke zu heilen, und Verbreitung von Krankheiten zu verhüten. Hier verhielt sich die Sache umgekehrt; hier hatte man Individuen, die mit Einer Krankheit in das Krankenhaus gekommen waren, noch eine zweite verschafft. Solche Kranke könnten billig auf Entschädigung an Zeit und Geld dringen, zumal, da Unordnungen wie diese, selbst bei schlechter Administration, sich doch vermeiden lassen.

In der Abtheilung der venerischen Kranken habe ich verschiedene Verbesserungen der Heilmethoden und, wo es sich thun ließ, ohne den Heilzweck zu stören oder zu verzögern, manche Arzeneiersparungen einzuführen gesucht. Obwohl mit vielen neuen Mitteln in dieser Abtheilung Versuche angestellt wurden: so ward doch die Ersparniß an Arzeneimitteln beträchtlich. Ich fand den Gebrauch eingeführt, alle Merkurialmittel, auch bei sonst gesunden und starken Individuen, mit Opium versetzt zu reichen. Es war einmal der Gebrauch so! Man wollte den Magen schonen und die Verdauung; man fürchtete die schwächende Wirkung des Merkurs, und diese Kuren sollten so schonend als möglich eingerichtet werden. Ich fand dies übertrieben, zu ängstlich, oft sogar nachtheilig.

Venerische Kranke sind zwar viel schwerer zu heilen, als manche Aerzte glauben. Diese Krankheit versteckt sich so oft, giebt Pausen und Intermissionen, und bietet Zusammensezzungen und Verwickelungen dar, welche die Erkenntniß der wahren Beschaffenheit der Krankheit sehr erschweren. Ihre Kur erfordert Vorsicht, Studium und ächte Erfahrung, damit des Guten nicht zu viel, aber auch ja nicht zu wenig geschehe. Ich fand nun, je länger je mehr, daß diese beständige Versetzung des Merkurs mit Opium häufig überflüssig, oft sogar nachtheilig sei. Eine Merkurialkur, die die Verdauungswerkzeuge nicht angreift, welche die Kräfte des Körpers nicht schwächt, wird schwerlich eine venerische Krankheit heilen, und es ist höchst wahrscheinlich, daß eben diese Schwächung und Herabstimmung der reproduktiven Kräfte zur Heilung des syphilitischen Uebels nöthig sei. Ich führte deshalb eine einfache Behandlung ein; gewöhnlich reichte ich das Kalomel, den solubilis Hahnemanni, den salpetersauren Merkur, den rothen Präzipitat und vorzüglich häufig den Sublimat; am liebsten für sich allein, oder mit einem schleimigen Zusatze.

Ich ließ häufiger Merkurialeinreibungen machen, als es zuvor gebräuchlich war; ich vermied die kostbaren und oft unnöthigen Anwendungen ausländischer Wurzeln und Rinden, und fand je länger je mehr in der Erfahrung, daß diese Mittel entschiedene Heilkräfte in venerischen Krankheiten gar nicht besitzen, daß einige Grane Merkur mehr gereicht, in der Regel bis zum Eintritt eines gelinden Speichelflusses, viel mehr lei=

sten, als mehrere Quarte dieser oft kostbaren Holztränke.

Die Fälle sind mir nicht unbekannt, in denen eine fortgesetzte Steigerung der Nierenthätigkeit, durch Harn treibende Getränke, die Heilung venerischer Krankheiten befördern kann; doch bin ich fest überzeugt, daß der Gebrauch jener kostbaren ausländischen Mittel gar nicht erforderlich ist.

Man versuche es nur ohne ihren Gebrauch, man vertraue nur den einfachen Merkurialmethoden, bis zum Eintritt eines gelinden Speichelflusses fortgesetzt, und man wird bald in der Erfahrung finden, daß manche herkömmliche Methode auf Vorurtheilen beruht, daß viele vegetabilische Nebenmittel, Holztränke, Ptisanen ꝛc. völlig entbehrlich sind.

Es schien mir nützlich, den Mißbrauch der Einspritzungen bei der syphilitischen Harnröhrenentzündung (dem Tripper) einzuschränken, und eben so vortheilhaft, die Zertheilung der Inguinaldrüsenentzündungen zu befördern. Das häufige Aufschneiden und Stechen der in Eiterung übergegangenen Bubonen erschien mir schädlich und die Kur verzögernd. Um so nützlicher fand ich den Gebrauch warmer Breiumschläge, zu welchem Behuf ich, statt der sonst gebräuchlichen Species ad cataplasma, das äußerst wohlfeile, zu diesem Behuf passende, Leinkuchenpulver *) einführte.

Dieses Mittel wurde bald auch von den übrigen Abtheilungen der Anstalt, als Stellvertreter der gewöhn-

*) Rp. Placent. semin. lini grofs. modo pulv. Libr. j.
Aq. font. fervid. q. s. ad consist. cataplasmatis.
d. s. Breiumschlag.

lichen Kräuterbreie, benutzt. Diesen Breiumschlägen wurden dann nach Umständen bald gewürzhafte, bald narkotische, bald scharfe Substanzen zugesetzt, z. B. Kamillenblumen mit Krausemünzenkraut, oder Bilsenkraut, oder Senf, Zwiebeln, schwarze Seife, durch deren thätige Anwendung die Leistendrüsenentzündungen, in recht zahlreichen Fällen, glücklich zertheilt wurden.

Vollständige Speichelflußkuren habe ich in vielen Fällen mit großem Nutzen angewandt, und manche verwickelte und veraltete Formen der Lustseuche dadurch geheilt, die nach dem einfachen und gewöhnlichen Verfahren behandelt, nicht geheilt werden konnten. Die methodischen und vollständigen Einreibungs- und Hungerkuren, nach Louvrier, habe ich erst seit den letzten Jahren, doch schon in mehr als hundert Fällen, und nicht selten mit dem herrlichsten Erfolge, in Gebrauch gezogen. Ich verschiebe es zu einer andern Gelegenheit, die Resultate dieser Versuche dem Publikum mitzutheilen, halte mich jedoch für verpflichtet, die verdienstlichen Bemühungen unsers Herrn General-Chirurgus und Professors Dr. Rust, welcher uns in diesem Verfahren dreister und sicherer gemacht hat, öffentlich anzuerkennen. Mehrere unserer veralteten venerischen Kranken, deren Heilung nicht wahrscheinlich war, sind, nach jener Methode behandelt, glücklich geheilt worden. Ich rechne einige hierher, bei denen ich die Heilung selbst bezweifelte.

Auch in dieser Abtheilung des Krankenhauses ist der Mangel an Raum nicht selten recht drückend für uns gewesen. Dieser Uebelstand ist der Aufmerksamkeit werth, wenn es sich darum handelt, auch für diese Kranke, so wie es geschehen sollte, vollständig zu sorgen. Es sollte stets besondere Zimmer geben, in denen die ekelerregendsten, eine schädliche Ausdünstung verbreitenden, durch ihren Anblick zurückschreckenden, venerischen Kranken isolirt behandelt werden könnten. Es bleibt für den Arzt höchst unangenehm, und für die Kranken selbst noch viel beschwerlicher, wenn leichte, einfache, venerische Kranke mit Kranken der eben beschriebenen Art, mehrere Wochen und Monate hintereinander, Tag und Nacht, ein und dasselbe Zimmer theilen sollen.

Nicht weniger wünschenswerth würde es sein, daß die Lokalität es erlauben möchte, die zum erstenmal angesteckten, gutmüthigen und einer moralischen Besserung fähigen Mädchen von den Bordellmädchen, welche in der Regel jedes moralische Gefühl verleugnen, strenge zu scheiden. Ein fortgesetztes Zusammenleben muß jenen unendlich schaden, ja, nicht selten jede künftige moralische Besserung vereiteln. Endlich sollte es auch möglich sein, kleine Kinder und jüngere, noch nicht mannbare, Mädchen und Knaben, sie mögen von der venerischen Krankheit oder von der Krätze angesteckt sein, von den Erwachsenen dieser Art ganz zu trennen. Bei der bisherigen Beschränktheit des Lokals war dies hier in der Regel ganz unmöglich; doch wird hoffentlich die Zukunft eine Abstellung dieser großen Uebelstände gestatten.

Es sind sogar die an der Krätze leidenden Waisenkinder des hiesigen Königl. Waisenhauses mehrere Jahre hindurch hier behandelt worden, denen die unvermeidliche Gemeinschaft mit so vielen moralisch verderbten Erwachsenen höchst nachtheilig werden mußte. Häufig habe ich ohne Erfolg auf ihre Entfernung von hier und auf ihre Kur im Waisenhause

Ue

des Geldbetrages derjenigen Arzeneimittel, welche von der
22 Jahren sind verabreicht worden, nämlich: in den T
Kalender-Jahren 1815, 1816

	Thl	Gr
Vom 1sten Januar 1796 bis ultimo Mai 1796, als Stückrechnung	2,212	2
Vom Jahre 1796 bis 1797 Trinitatis . .	6,410	
= = 1797 = 1798	6,313	
= = 1798 = 1799 . . . . =	6,851	
= = 1799 = 1800	6,868	
= = 1800 = 1801	10,439	1
= = 1801 = 1802	8,630	1
= = 1802 = 1803 . . . = .	11,482	2
= = 1803 = 1804	14,445	2
= = 1804 = 1805	16,448	
= = 1805 bis ultimo Mai 1806 .	22,145	2
Von ultimo Mai 1806 bis Ende Dezember 1806, wieder als Stückrechnung . . .	14,028	
Summa	126,276	1

Berlin den 4ten August 1818.

Zu Seite 181.

ch t

potheke an die Königl. Charité-Apotheke in nachstehenden
ren von 1796 bis ultimo Dezember 1814 und den
it Abzug von 16⅔ pro Cent.

	Thl.	Gr.	Pf.
1sten Januar 1807 bis ultimo Mai 1807, als Stückrechnung	8,961	22	—
1807 Trinitatis bis 1808 . . .	11,618	17	—
1808 = = 1809 . . .	10,164	22	—
1809 = = 1810 . . .	10,989	1	—
1810 = = 1811 . . .	9,863	16	—
1811 = = 1812 . . .	10,003	15	—
1812 = = 1813 . . .	8,386	16	—
1813 = = 1814 . . .	8,106	16	—
ultimo Mai 1814 sind völlige Trinitatis-hre, also noch eine Stückrechnung von ul-no Mai 1814 bis Ende Dezember 1814 .	5,020	20	8
n wurden die Kalender-Jahre eingeleitet, als:			
1sten Januar 1815 bis Ende Dezember 1815	9,088	14	6
= = 1816 = = = = 1816	9,455	2	—
= = 1817 = = = = 1817	8,875	7	6
Summa	110,535	1	8

Königl. Hofapotheke.

(gez.) Lange. Albrecht.

angetragen. Endlich gelang ihre Wiederentfernung (in Gefolge meines Berichts vom 19ten November 1814), da des Geheimen Stats-Ministers des Innern Herrn von Schuckmann Excellenz solche ausdrücklich befahl. Es ist mir noch jetzt unbegreiflich, wie man ein solches Uebel Jahre lang ruhig fortdauern lassen konnte, da der Schaden, den jene unschuldigen Geschöpfe an ihrem Gemüthe dadurch erleiden mußten, so unverkennbar war. Ich habe ein eigenes Volumen Akten hierüber gesammelt, und es dauerte recht lange, ehe meine desfalsige Bestrebung gelang.

Die angeschlossene Berechnung der hiesigen Königl. Hofapotheke enthält eine Nachweisung aller an die Königl. Charité-Apotheke seit den letzten 22 Jahren, und zwar in 11 Jahren der Dienstführung meiner Vorgänger (Selle und Fritze) von 1796 bis incl. 1806 und in 11 Jahren der meinigen von 1807 bis incl. 1817, Behufs der arzeneilichen Behandlung der Charité-Kranken, gelieferten und verbrauchten Arzeneimittel. Hieraus ergiebt sich, daß während meiner Amtsführung in den letzten 11 Jahren die Summe von 15,740 Rthlr. 8 Gr. Preuß. Courant an Arzeneien dem Statsfond erspart wurde. Während der Leitung meiner Vorgänger wurden in jenem Zeitraume von 11 Jahren (außer dem französischen Militär) überhaupt 39,270 Kranke behandelt, und unter diesen befanden sich:

Innerliche	13,909
Chirurgische	5,288
Venerische und Krätzige	12,996
Latus	32,193

	Transport 32, 193
Schwangere, Wöchnerinnen und Kinder . . .	. . . . . 5, 044
Gemüthskranke und Epileptische . .	. . . . . 2, 033
in Summa	39, 270.

Während der genannten eilf Jahre meiner Amtsführung wurden hingegen (außer den französischen Militärkranken) in Summa 41, 205 Kranke behandelt.

Hierunter befanden sich:

Innerliche	16, 035
Chirurgische	4, 453
Venerische und Krätzige	. . . . . 12, 910
Schwangere, Wöchnerinnen und Kinder . . .	. . . . . 5, 717
Geisteskranke und Epileptische	. . . . . 2, 028
in Summa	41, 205.

Hiernach ist die Summe des, durch sorgfältige Aufsicht über den Verbrauch der Arzeneien, während meiner Amtsführung Ersparten nicht unbedeutend zu nennen. Bedeutend größer würde diese Ersparung sein, wenn

1) nicht die Zahl der französischen Militärkranken im Jahre 1807, 1808 und 1809 so bedeutend gewesen, und wenn solche nicht von französischen oder unter Aufsicht französischer Behörden stehenden Aerzten auf Kosten der

Charité-Apotheke behandelt worden wären. Hierdurch wurde der Verbrauch der Arzeneien viel größer, als er gewesen wäre, wenn jene Kranken nach meinen Erfahrungen über die Anwendung und Benutzung der Arzeneien, die mit den Grundsätzen jener Aerzte und Kranken nicht vereinbar waren, behandelt worden wären.

2) Ist nicht zu übersehen, daß in den Jahren 1807 bis 1811 viele Arzeneien bedeutend kostbarer waren, als in jenen ersten 11 Jahren. Die beste gelbe Chinarinde, wovon vor Kurzem das Pfund 16 Gr. Cour. kostete, wurde im Jahre 1811 mit 4 Rthlr. bezahlt, und eine Menge von anderen ausländischen Arzeneimitteln, z. B. Kamphor, Castoreum, Opium, Cassia cinnamomea, Rad. Ipecacuanhae, Ol. Cajeput, mehrere Gummata und Aromata etc. waren damals verhältnißmäßig eben so theuer.

3) Sind die zweimaligen großen Nervenfieberepidemieen und deren Nachkrankheiten hierher zu rechnen, von welchen jene ersten 11 Jahre frei waren. Wie ungleich größer würden die Ausgaben für Arzeneien geworden sein, wenn die Heilmethoden ehemaliger Schulen in diesen großen Epidemieen angewandt worden wären. Wie weit größer würde die Summe des Ersparten sein, wenn die Anstalt gesunderer Jahre und der gewöhnlichen leichtern Kranken, die in großen Krankenhäusern in manchen Jahreszeiten viele Zimmer füllen, statt jener bösen Kriegesjahre und Epidemieen, sich zu erfreuen gehabt hätte. Hierzu kömmt noch

4) die Vergrößerung der hiesigen Königl. medizinischen klinischen Lehranstalt, und seit dem letzten Jahre die Errichtung der Königl. chirurgisch-oph-

thalmologischen klinischen Lehranstalt, beide für die Königl. medizinisch-chirurgische Militär-Akademie, in denen, nach wissenschaftlichen Forderungen und Aufgaben, viele neue Heilmethoden und Kurversuche, deren der Lazarethharzt als solcher nicht bedarf, ohne Berücksichtigung des Preises, in Anwendung gebracht werden mußten.

5) Endlich: die große Vermehrung der Kursisten, die nach ihrer Weise und Ueberzeugung, ohne an die einmal eingeführte einfache Lazarethmethode sich zu binden, theils theure, theils komponirte Arzeneimischungen verordnen, welche die Direktion der klinischen Statsprüfungen toleriren muß, sobald die eigentliche Beschaffenheit jener Arzeneien den Heilzweck selbst nicht stört.

Durch diese Verhältnisse sind die Ausgaben von Arzeneien während der letzten 11 Jahre bedeutend vermehrt, und dessenungeachtet ist der Betrag des Ersparten gewiß nicht unbeträchtlich zu nennen.

Mit Recht fragt sich hierbei, war während meiner Arzeneiersparnisse der Bedarf an gleichzeitigen, vielleicht stellvertretenden, Verpflegungsgegenständen, die Ausgaben für Wein, Bier, Milch, Weinessig, Branntwein, vielleicht desto größer? Nach einer von dem jetzigen Ober-Inspektor Herrn Marquard selbst angefertigten und mir mitgetheilten Berechnung *) keinesweges. Nach dieser wurde in den Jahren von 1796 bis 1806 in Summa verbraucht:

22,729¾ Quart Wein,
10,751¾ " Branntwein,

*) Hierzu 2 Beilagen.

N a

des Verbrauchs an Wein, Branntwein, Weinessig, Milch,

In den Jahren	Wein F... Qrt.	Wein Roth Qrt.	Brannt-wein Qrt.	Wein-Essig Qrt.	
179$\frac{6}{7}$	1,080	—	—	5,542	1
179$\frac{7}{8}$	1,260	—	Conjac 144	5,170	1
179$\frac{8}{9}$	4,020	—	Kümmel 300	5,330	2
$\frac{1799}{1800}$	1,080	—	831$\frac{3}{4}$	6,502	1
180$\frac{0}{1}$	2,362$\frac{1}{2}$	—	649$\frac{1}{2}$	5,361$\frac{1}{2}$	1
180$\frac{1}{2}$	2,000	—	1,171$\frac{1}{2}$	4,082	1
180$\frac{2}{3}$	1,734$\frac{1}{2}$	—	995	3,665	1
180$\frac{3}{4}$	2,847	—	1,807	5,036	1
180$\frac{4}{5}$	2,149	—	1,106	3,970$\frac{1}{2}$	1
180$\frac{5}{6}$	2,379$\frac{3}{4}$	—	1,584	3,620	1
180$\frac{6}{7}$	1,817	—	2,307	3,586	1
Summa	22,729$\frac{3}{4}$	—	10,751$\frac{3}{4}$ Kümmel u. 144 Qrt. Conjac.	51,865	1[illegible]

N a

des Verbrauchs an Wein, Branntwein, Weinessig, Milch,

In den Jahren	Wein Franz Qrt.	Wein Roth Qrt.	Brannt-wein Qrt.	Wein-Essig Qrt.	
180$\frac{7}{8}$	135$\frac{1}{2}$	—	1,539$\frac{1}{2}$	2,322	1
180$\frac{8}{9}$	547	—	1,153	2,322	1
180$\frac{9}{10}$	161$\frac{1}{4}$	16$\frac{1}{4}$	1,145	2,780	1
18$\frac{10}{11}$	57$\frac{7}{8}$	52	1,563	2,520$\frac{1}{4}$	2
18$\frac{11}{12}$	172$\frac{7}{8}$	88$\frac{3}{4}$	1,417	1,606$\frac{3}{4}$	1
18$\frac{12}{13}$	397$\frac{1}{4}$	59	1,893	1,791	1
18$\frac{13}{14}$	415$\frac{1}{2}$	12	1,501$\frac{1}{4}$	1,980	1
Vom Juni bis Dezbr. 1814, 7 Monat zu 12 Monat berechnet	916$\frac{3}{4}$	104	1,839$\frac{1}{2}$	1,529	1
1815	578$\frac{1}{2}$	59$\frac{1}{2}$	2,031	1,050	1
1816	590$\frac{1}{2}$	526$\frac{3}{16}$	2,398$\frac{3}{4}$	634$\frac{9}{32}$	1
1817	949$\frac{5}{8}$	479$\frac{3}{4}$	2,725$\frac{1}{4}$	845$\frac{23}{32}$	1
Summa	4,922$\frac{5}{8}$	1,397$\frac{7}{16}$	19,206$\frac{1}{4}$	19,381	15

Charité-Krankenhaus den 20sten Juli 18

Anmerk. Die Offizianten der Anstalt erhielten ehemals einen D an Milch täglich 8 — 9 Quart, an Licht monatlich 1 Zentner.

Die Bierlieferung für die Offizianten hörte theils 1798, theils 17 der hiesigen Meierei nicht mehr gereicht.

ung

öl und Licht, beim Charité-Krankenhause in den eilf Jahren

6/7.

Bier					Brennöl			Lichte			
iß	Braun		Halb					gegossene		gezogene	
Qrt.	Tonnen.	Qrt.	Tonnen.	Qrt.	Ctr.	Pfd.	Loth	Ctr.	Pfd.	Ctr.	Pfd.
—	1,481	—	1,896	50	97	94	8	7	74½	4	107
—	1,427	—	1,695	—	70	43	24	8	101 2/8	3	109
—	1,411	—	1,650	—	60	8	—	11	13¼	4	44¾
—	2,263	50	1,035	—	66	96	16	14	36	4	34
—	2,409	50	679	—	79	26	—	12	82¾	3	92½
—	2,603	50	507	—	88	87	16	13	34 2/8	3	78½
—	2,554	—	396	—	92	25	16	13	1	3	74 9/12
—	2,867	50	422	—	94	33	—	13	73	4	60 10/12
—	2,891	—	308	—	83	107	—	13	79¾	4	58 9/12
—	2,539	—	945	—	89	53	—	13	85¾	4	42 1/12
—	2,253	—	1,027	—	78	—	—	18	59⅞	8	7 10/12
—	24,700	—	10,560	50	901	24	16	140	91⅜	50	50

ung

öl und Licht, beim Charité-Krankenhause in den eilf Jahren

7.

Bier					Brennöl			Lichte			
iß	Braun		Halb					gegossene		gezogene	
Qrt.	Tonnen.	Qrt.	Tonnen.	Qrt.	Ctr.	Pfd.	Loth	Ctr.	Pfd.	Ctr.	Pfd.
64	1,637	—	989	—	66	90	8	13	52	6	37½
12	260	—	2,297	—	60	22	—	10	69	3	107
—	1,151	—	1,567	—	60	81	24	9	104½	3	39 3/12
—	1,386	—	1,447	—	65	55	31	10	44¾	3	18⅚
59¼	1,115	50	1,433	50	62	75	26	9	28½	2	34
54¼	767	4¾	1,359	26½	62	52	16	8	82 1/[illegible]	3	24 9/12
53¼	475	36½	828	76	62	100	12	8	82½	2	32 5/12
28	337	72	801	82	58	55	—	7	65⅜	2	35 3/12
68½	707	91¼	949	15	74	44	—	10	31⅜	2	11¼
1½	1,714	28	725	84½	95	70	23	11	101⅛	2	52⅓
21¼	1,805	61¼	1,057	63¼	103	85	23	13	49 1/[illegible]	2	88 5/12
73¾	11,357	55¾	13,455	97¾	773	74	3	114	51¾	34	41½

Marquard.

ünfte in Naturalien. Diese betrugen: an Bier täglich etwa eine Tonne,

die Milch wurde seit der den 1sten April 1811 eingetretenen Verpachtung

144 Quart Conjac,
51,865 = Weinessig,
189,685⅞ = Milch,
24,700 Tonnen Braunbier,
10,560 = Halbbier.

Während der letzten eilf Jahre von 1807 bis incl. 1817 wurde nach jener Berechnung nur verbraucht:

6,320 Quart Wein,
19,206¼ = Branntwein,
19,381 = Weinessig,
157,873¼ = Milch,
15,225 Tonnen Ganzbier } braunes und weißes.
13,455 = Halbbier }

Bei Vergleich dieses Bedarfs und jenes ergiebt sich zum Vortheil der letzten eilf Jahre, wenn auch die an die Offizianten der Anstalt einige Jahre hindurch verabreichten Naturalien an Bier und Milch in Anschlag gebracht werden, eine bedeutende Differenz; denn der Mehrverbrauch von 8311 Quart Branntwein während meiner Zeit, (seit den letztern Jahren vorzüglich dadurch veranlaßt, daß es den Aerzten und Wundärzten erlaubt wurde, den Krankenwärtern täglich, nach Maßgabe ihrer Dienste, ihres Alters und ihrer Gewöhnung, ein geringes Quantum dieses Getränks zu verschreiben,) kömmt wohl nicht in Betracht gegen die ungleich größere Menge des in den ersten eilf Jahren verbrauchten Weines, Weinessigs, Milch und Bier. Aus den im vierzehnten Abschnitt dieser Schrift mitgetheilten Nachweisungen über die aufgenommenen, entlassenen und verstorbenen Kranken erhellt zugleich: daß bei jener Arzeneiersparung, nach Verhältniß, mehr Kranke behandelt und geheilt; weniger, nach Verhältniß zur Menge und zur Art, gestorben sind; und für die übrigen Verpflegungsmittel ungleich weniger, als früher, verausgabt wurde.

Neunter Abschnitt.

Bekleidung der Kranken. Erwärmung der Krankenzimmer; Erleuchtung derselben und der Flure. Uebelstände, die in dieser Beziehung herrschten. Nachtheile, die aus dem bisherigen Dienstverhältnisse zwischen der ärztlichen und ökonomischen Behörde der Anstalt erwuchsen. Vorschläge zur Verbesserung.

Die Bekleidung der Kranken, die Erwärmung und Erleuchtung der Krankenzimmer und Flure schienen mir gleichfalls höchst wichtige Gegenstände der Krankenpflege. Es war mir um so unangenehmer, das, was in dieser Hinsicht für die Charité-Krankenpflege geschehen, so mangelhaft, so höchst verbesserungswerth zu finden. Die meisten Kranken dieses Instituts sind arme Kranke, oft so arm, daß sie bei ihrer Aufnahme kaum mit schmutzigen Lumpen bedeckt sind, die man entfernen muß. Dann fehlt ihnen aber etwas Unentbehrliches, ein Ersatz für ihre Lumpen, eine Lazarethbekleidung, die ihre Blöße bedeckt, die sie erwärmt, vor Zug und Erkältung schützt. Diese Lazarethkleidung hat unserer Anstalt während der ersten 9 Jahre meiner Dienstzeit gefehlt. Es geschah deshalb häufig, daß den armen Kranken die höchst verunreinigten Ueberreste alter Kleidungsstücke gelassen wurden, so daß ihre vollständige Reinigung nicht möglich war, und daß sie Unreinigkeit aller Art und Ekel um sich verbreiteten. Diese Verunreinigung ging oft so weit, daß alle benachbarten Lagerstellen durch einen solchen Kranken Ungeziefer bekamen, welches dann auch oft die Kleidungsstücke des Arztes und seiner Gehülfen nicht verschonte. Dies war ein drückender Uebelstand für das ganze Haus. Hierin lag eine der Ursachen der Lazareth-Mephitis, hierdurch wurde die Erzeugung des Lazarethfiebers befördert, wodurch so viele Kranke umkamen, ehe die obengenannten Anstalten zur Vernichtung seiner Quellen von mir getroffen wurden.

Diese schädliche Einwirkung war für zu Viele wichtig. Ich durfte die Fortdauer derselben nicht gestatten. Ich mußte es vorziehen, den Kranken durchaus reinigen, ihn mit einem Lazarethhemde versehen, ihn auf seiner Lagerstelle, unter seiner Decke, liegen, als ihn die oft unbeschreiblich verunreinigten Kleidungsstücke ferner tragen zu lassen. Die erste Reinigung neu aufgenommener unreinlicher Kranken war gerade in diesen Fällen am nothwendigsten, obwohl es für manche arme Kranke mit Wechselfiebern, mit Kachexieen, mit Ruhren und Durchfällen, bedenklich war, bei der Unzulänglichkeit unserer Bettdecken, bei der oft unvollständigen Heizung der Zimmer, und bei der Undichtheit der Fenster und Thüren, ganz unangekleidet zu bleiben. Das stärkere Erwärmen der Zimmer, das Bedecken mit doppelten Bettdecken, die Abwartung der gewöhnlichen Bedürfnisse im Krankenzimmer selbst, gewährten dann nur eine Palliativhülfe für einzelne Fälle. Manchem schadete dieser Mangel an Lazarethkleidung wesentlich; bei Vielen wurde die Kur unendlich erschwert; bei Manchen vereitelt. An Klagen und Vorstellungen hierüber hat es nicht gemangelt; doch war ja häufig die Noth so groß, daß man zur Sättigung der Kranken das Nöthige oft nur mit Mühe herbeischaffte.

Wie groß dieser Mangel an hinreichender Wäsche*) noch vor einigen Jahren gewesen, ergiebt sich aus einem Berichte, den ich an des Herrn Stats-Ministers von Schuckmann Excellenz und das Königl. Armen-Direktorium unterm 4ten März 1815 erstattete.

Der Herr Stats-Minister von Schuckmann, stets darauf bedacht, die Heilanstalt, so viel der beschränkte Fond es irgend gestattete, ihrer Vervollkommnung näher zu bringen, bewilligte hierauf einen bedeutenden Vorrath von neuer Wäsche, und ertheilte außerdem die wohlwollende Erlaubniß zum Ankauf von 300 Paar neuer Lazarethkleidungen für ganz arme Kranke; ein Geschenk, welches die Anstalt um so dankbarer aufnahm, da sie über hundert Jahr dasselbe hatte entbehren müssen. Seit jener Zeit wurde diese Lazarethkleidung eingeführt, und späterhin ihr Abgang, obwohl nicht vollständig, doch einigermaßen, ersetzt.

Das Verfahren bei der Erwärmung der Krankenzimmer ließ ebenfalls große Verbesserungen zu. Das Brennmateriale ist in der hiesigen Gegend bekanntlich kostbar; es wurde unserer Anstalt indeß nie der nöthige Bedarf von Seiten der vorgesetzten Behörde verweigert. Nur im Hause selbst herrschte ehemals ein höchst unseliger Geist der Knickerei, der überall die ärztliche Thätigkeit

*) Nach dem neuen, noch nicht genehmigten Charité-Geld-Etat sind mit Recht 13,000 Rthlr. angesetzt, zur Anschaffung der nöthigen Krankenkleidungsstücke, Leib-, Bett- und anderen Wäsche für ein Jahr. Nach den frühern Etats von 180⅞ wurden für diese Gegenstände nur 4,600 Rthlr. verwandt, mithin viel zu wenig.

beschränkte, bei jeder Gelegenheit erschwerte. Die Klagen über einen zu großen Verbrauch an Holz und Torf nahmen kein Ende. Während man aber Holz zu ersparen trachtete, war man zu wenig darauf bedacht, die Oefen zweckmäßig verbessern, die schlechten Fenster und Thüren in Stand setzen, und Holzentwendungen durch betrügerische Wärter und Hausgesinde, verhüten zu lassen.

Oft versuchte die damalige Administration des Hauses, das Prinzip geltend zu machen: nur während gewisser Monate, — so wie es in manchen Zucht- und Arbeitshäusern gebräuchlich ist, — die Krankenzimmer heizen zu lassen. War bei vorgerückter Jahreszeit die Temperatur der Atmosphäre kühl, ja sogar kalt, so wurde dies oft nicht gehörig beachtet, und man suchte alles Ernstes die Heizung zu verweigern, weil der Kalender von mildem Wetter sprach. So wurde oft, obwohl ich es dringend verlangte, das nöthige Holz versagt. Zimmer, in welchen gichtische und rheumatische Kranke sich befanden, Kranke mit langwierigen Durchfällen, mit Wechselfiebern; andere, die zu Badekuren bestimmt waren, mußten mit einer Temperatur sich begnügen, die kaum 8 — 10 Grad über 0 erreichte. Die Kranken verschlimmerten sich; bei andern entstanden Rückfälle; und hierdurch wurde die Kur verzögert. Es wurden dadurch neue Arzenei- und Verpflegungskosten verursacht; und so trat eine Verschwendung an die Stelle der vermeintlichen Ersparung. Das sind die Folgen, wenn Lazarethverfügungen, wie diese, dem besseren Ermessen des Arztes nicht überlassen bleiben; wenn der Geist einer schlecht verstandenen Plusmacherei vorwaltet, der den Bestrebungen der Aerzte sich überall entgegenstellt, die als solche die Verpflichtung kennen müssen, da, wo es irgend paßt und sich schickt, den öffentlichen Fond zu schonen.

Ich würde ermüden müssen, wenn ich spezielle Fälle hierüber aus meinem Charitéleben hier anführen wollte. Unglaublich ist es, wie weit oft diese Einseitigkeit ging. Es kam nicht selten nur auf die Darreichung einer unbedeutenden Quantität an, z. B. von so viel, als nur eben nöthig war, um Fomentationen zu bereiten, oder um einen Kräuterbrei heiß zu machen. Oft mußte ich förmlich kapituliren, um zu diesem Besitze zu gelangen. Ich verlangte den Bedarf kraft meines Amtes; dann bekam ich nichts. Ich ersuchte; dann bekam ich zuweilen etwas. Ich bat dringend; dann bekam ich wohl etwas mehr. Doch hing dies von Launen und Stimmungen ab, und bei keiner Gelegenheit fühlte ich so lebhaft diesen höchst wichtigen Mangel an Einheit in der Verwaltung und den Druck einer Verfassung, bei der der Arzt zwar die kostbarsten Arzeneimittel nach Belieben verordnen, aber über ein Paar Stückchen Holz nicht disponiren kann. *)

---

*) Der im Sommer 1815 in den Ruhestand gesetzte ehemalige Ober-Inspektor Felgentreu hat nachher die vorgesetzte Behörde um eine Verbesserung seiner Pension. Seine Vorstellung, die ich mit dem eben Mitgetheilten zu vergleichen bitte, schloß mit folgender Berechnung, die ich anführe zur Bestätigung des Gesagten:

„Einem Hohen Kollegio ist es nicht unbekannt, daß ich bei meinem Dienstantritte der statt gehabten großen Holzverschwendung abgeholfen und kaum die Hälfte zur Heizung gebraucht; gleichwohl sind nicht die geringsten Klagen

Erst nach wiederholten Klagen bei der vorgesetzten Dienstbehörde erfolgten dann kleine Palliativbesserungen. Aber leider reichten sie nicht auf lange Zeit hin. Sie mußten oft erneuert werden. Und darüber ging Zeit verloren; Kräfte wurden zersplittert; und die Kranken mußten warten und leiden.

Die Entscheidung über Gegenstände, wie diese, sollte lediglich dem dirigirenden Arzte überlassen sein! Der Holzetat für eine große Krankenanstalt darf und muß immer nur ein ungefährer sein. Soll die Anstalt mit

---

in den Krankenzimmern entstanden. (???) Zur genauern Uebersicht bemerke ich nur noch, daß in dem Etatsjahre $\frac{1799}{1800}$ von meinem Vorgänger für die Anstalt angefahren wurden:

$7\frac{1}{4}$ Haufen Elsen-Holz,
$404\frac{1}{2}$ " Kien-Kloben,
$125\frac{1}{4}$ " Kien-Knüppel,
in Summa 537 Haufen Holz, ohne Torf.

Schon seit mehreren Jahren erhält die Charité nicht mehr als:

$138\frac{1}{2}$ Haufen Kien-Kloben,
80 " dergleichen Knüppel,
überhaupt $218\frac{1}{2}$ Haufen; *)

ohne zu gedenken, daß die Zahl der zu heizenden Oefen durch den Ausbau der alten Kirche zu 3 Sälen und 7 Stuben sich ansehnlich vermehrt hat, und der noch vorräthige Holzbestand bis Ende August hinlänglich ist."

Charité-Krankenhaus am 18ten Juni 1815.

Felgentreu.

*) In dem neuen Charité-Etat hat die vorgesetzte Behörde den jährlichen Holzbedarf der Anstalt mit 240 Haufen Holz und 100 Haufen Torf angesetzt. Für strenge Winter möchte dies Quantum noch nicht reichen.

mit der ihr angewiesenen Quantität ausreichen, so werden daraus die größten Uebelstände für die Krankenpflege erwachsen. Man wird kühle Zimmer nicht heizen lassen wollen, weil es schon Frühling, weil es noch Herbst ist; obwohl es so viele Kranke giebt, deren Kur nur in einer bedeutenden Wärme gedeiht, die ununterbrochen Tag und Nacht in einer gleichmäßigen Temperatur von 15—16 Grad Reaumür sich befinden müssen. Wer kann arme Kranke, die so oft gerade durch Nässe und Kälte krank wurden, ohne Wärme heilen? Wer kann krätzige Kranke, wer venerische, während des Merkurialgebrauchs, wer kann chronische Kranke mit Wassersuchten, mit Durchfällen, mit Kachexieen aller Art, ohne bedeutende und gleichmäßige Wärme heilen wollen? Wer darf Badekuren in kalten Zimmern anwenden lassen wollen? — Nicht die Bestimmungen nach dem Kalender, sondern die Beschaffenheit der Witterung und Jahreszeit, die Bedürfnisse des Kranken, der Zweck der Kur, die Pläne des Arztes dürfen allein hierüber entscheiden.

Ist ein bestimmter Holzetat eingeführt, so entstehen eine Menge von Schwierigkeiten. Wie höchst verschieden sind unsere Winter, wie kühl oft unser Frühling, ja unser Sommer! Wie höchst verschieden die Menge, die Art, die Beschaffenheit der Krankheiten, welche die Größe dieses Bedürfnisses mit bestimmen! Wie ist es deshalb möglich vorauszusagen: „mit dieser bestimmten Menge des Brennmaterials soll die Anstalt ausreichen?" Der Bedarf reicht oft nicht aus; es entstehen Verlegenheiten; man verkürzt; und endlich kömmt man in den Fall, die allernothwendigsten Forderungen des Arztes zu versagen. Ja, man bedauert wohl gar den Verlust der Wärme, den das Oefnen der Fenster zur Folge hat, welches der Arzt zur Erneuerung der Zimmerluft, zur Verhütung eines pestilenzialischen Dunstkreises der Kranken, verlangen muß.

Nur in den letztern Jahren meiner Dienstzeit ward dieser Uebelstand, in Gefolge häufiger Vorstellungen und Bitten, nach und nach bedeutend vermindert. Erst nach manchen Kämpfen ist mir die Eroberung dieses Rechts, wenigstens zum Theil, gelungen, und hoffentlich wird die Zukunft hierin eine bleibende Reform bewirken. Wenn auch ein bestimmter Etat für die Bedürfnisse des Brennmaterials eingeführt bleiben sollte: so wird es doch hoffentlich an Vorkehrungen nicht fehlen, um das für Krankenhäuser stets wiederkehrende „außerdem noch" auch in Beziehung dieses Bedürfnisses zu realisiren, so daß Verlegenheiten verhütet werden, die oft schädlicher sind, als ein Mangel an Arzeneimitteln.

Man verschaffe der Anstalt redliche Wärter, redliches Küchen- und Waschgesinde, man verhüte deren Betrügereien, man sorge für bessere Thüren und Fenster; dann wird auch an Holz noch mehr erspart werden können, als es bisher möglich war. Der Arzt muß aber stets selbst bestimmen, in welchen Krankenzimmern die Luft kühler, in welchen sie wärmer sein muß. Er wird die meisten hitzigen Kranken, er wird die meisten Epileptischen und Geisteskranken kühler; er wird die meisten chronischen, venerischen, krätzigen, er wird viele chirurgische Kranken wärmer halten lassen müssen. Die ärztliche Aufsicht über die Temperatur der Luft, des Badewassers u. s. w. darf nicht aufhören. Jedes wichtige Krankenzimmer, wie ich dies hier eingeführt habe, sei mit einem Thermometer versehen, um hierin eine genaue Bestimmung und Kontrolle möglich zu machen.

Auch die Erleuchtung in den Krankenzimmern ist ein wichtiges Bedürfniß. Auch über diese Partie habe ich häufig klagen müssen *) und muß es noch jetzt. Auf der einen Seite wollte man auch hierin sparen, so viel man konnte; auf der andern Seite wurde das Erleuchtungs-Material von schlechtgesinnten Wärtern verkürzt. Also eine doppelte Schmälerung!

Nach der Wichtigkeit der Kranken, muß die Erleuchtung bald geringer, bald stärker sein. Kein Arzt wird eine Verschwendung hierbei in Schutz nehmen. Zimmer, die mit leichten und unbedeutenden Kranken, z. B. venerischen, krätzigen, gefüllt sind, werden mit einer sehr geringen Erleuchtung auskommen können. Dies versteht sich schon ganz von selbst. In wichtigen Krankenzimmern, in welchen stets gewacht wird, muß die Erleuchtung von der Beschaffenheit sein, daß jede Veränderung der Kranken leicht erkannt, daß die verordneten Arzeneimittel, nach den vorgeschriebenen Gaben, nicht mehr und nicht weniger, als verlangt ist, abgemessen und dargereicht werden können. Auch dies versteht sich zwar von selbst;

*) Mit Uebergehung der frühern, oft erneuerten, Eingaben, führe ich nur an meine Vorstellung vom 30sten November 1814 und meinen gutachtlichen Bericht vom 18ten Jan. 1816 über die nachtheiligen Folgen, die aus diesem Uebelstande nothwendig erwachsen mußten. Leider ist bis jetzt eine wesentliche Verbesserung hierin noch nicht erfolgt.

aber dessen ungeachtet fand dies hier nicht statt. In den meisten und wichtigsten Krankenzimmern war die Erleuchtung so schlecht, daß man nicht erkennen konnte, ob ein lebensgefährlicher Kranker sich entfärbte, ob er sich bewegte, ob er ein Verlangen, einen Wunsch, durch leichte Bewegungen mit der Hand oder Veränderungen des Gesichts, ausdrücken wollte. Schlimme Wendungen der Krankheiten werden dann nicht schnell genug bekannt, Arzeneimittel verwechselt, Utensilien verunreinigt, die Gaben der Mittel verfehlt, die Hülfe der Assistenten, da wo sie nöthig gewesen, deshalb oft nicht verlangt, heimliche Entwendungen von dem Nachlasse sterbender oder todesschwacher Kranken befördert. Nicht selten war das Erleuchtungs-Material so unbedeutend, daß es schon mitten in der Nacht verbraucht war, und wegen der übrigen Stunden derselben die größten Verlegenheiten entstanden.

Oft bin ich Zeuge gewesen von den nachtheiligen Folgen dieses Uebelstandes. Viele Jahre hindurch habe ich vergeblich gekämpft für seine gründliche Abstellung. Noch in meinem letzten Berichte vom 18ten Januar 1816 habe ich diese Klagen erneuern, und einen unglücklichen Fall von Selbstmord erzählen müssen, welcher sich in Gegenwart von funfzehn andern Kranken in einem der Fiebersäle, den 12ten Dezbr. 1815, ereignete, und der bei zweckmäßiger und vollständiger Erleuchtung wahrscheinlich hätte verhütet werden können. Was ich selbst hierin zu bessern vermochte, glaube ich gethan zu haben. Schon dadurch, daß ich beständig klagte und bat, bewirkte ich von Zeit zu Zeit eventuelle Besserungen. Doch reichten sie nicht zu, waren nicht durchgreifend genug.

Ich habe im Jahre 1817, aus der Unterstützungskasse, 5 große Krankensäle, so wie den Entbindungssaal, mit Argantschen Zylinder-Lampen versehen lassen, die, mit grünen Taffetschirmen versehen, ein stärkeres, doch nicht lästiges, Licht verbreiten. Zu ihrer Erleuchtung ist ein etwas größerer Oelbedarf erforderlich gewesen, als zu den gewöhnlichen kleinen Lampen; doch kann man seit dieser Zeit, wenigstens in diesen Zimmern, am Abend wie in der Nacht, die wichtigern Kranken viel besser, viel genauer, beobachten. Möchte nun der künftige Erleuchtungsetat die ärztlichen Absichten, die nach der Verschiedenheit der Kranken und ihrer Bedürfnisse, auch in dieser Beziehung, mannichfaltig modifizirt werden, gebührend berücksichtigen. *)

---

*) Nach dem bisherigen Etat betrugen die jährlichen Erleuchtungskosten 2,965 Rthlr. 12 Gr. Im neuen Etat sind dafür 3,778 Rthlr. 9 Gr. angesetzt. Meine Klagen und Bitten werden daher wohl nicht ohne allen Erfolg bleiben.

Zehnter Abschnitt.

Die Irrenanstalt. Lokalität. Umfang. Zwecke. Uebelstände der Anstalt, die der Verfasser zu entfernen bemüht gewesen. Vervollständigung der Journal-Führung über die Irren. Anstalten zur Ausmittelung der zur richtigen Erkenntniß und Behandlung der Geisteskrankheiten erforderlichen Nachrichten. Ueber das gerichtliche Verfahren in Bezug auf Blödsinnigkeitserklärung.

In dem Charité-Krankenhause befindet sich seit dem Jahre 1799 die größte Irrenanstalt der Königl. Preuß. Lande. Früher fand dies nicht statt, da es eine besondere Anstalt für diese Kranke in Berlin gab, deren Haus im Herbste 1798 abbrannte. Man wußte jetzt mit diesen Kranken nirgend hin. Man führte sie theils in das Arbeitshaus, theils in die hiesige Anstalt, welche dazu einigen Raum anwies, obwohl die innere Einrichtung und der unmittelbare Zusammenhang des den Geisteskranken angewiesenen Lokals mit dem übrigen Gebäude manche Hindernisse darbot. Die hier schon früher vorhandenen Geisteskranken wurden den neuen Ankömmlingen hinzugefügt, und so entstand eine so bedeutende Zahl, daß ihre zweckmäßige Unterbringung unmöglich war.

So lange ich die Heilkunde ausübe, habe ich diesen Kranken eine vorzügliche Aufmerksamkeit gewidmet. Die Uebernahme meines Charitéärztlichen Berufes verschaffte mir deshalb eine willkommene Gelegenheit, ihrer Beobachtung und Behandlung meine besten Kräfte zu widmen. Die meisten größern und kleinern Irrenanstalten in Deutschland und Frankreich waren mir genau bekannt.

Die besten Schriftsteller hatte ich mit Eifer studirt, und, ehe ich meine hiesige Stelle antrat, schon eine namhafte Zahl von Geisteskranken mit Glück behandelt.

Mein Interesse für die Sache wurde nicht vermindert, obwohl sich meinen Bestrebungen die größten Schwierigkeiten in den Weg setzten.

Einer der dringendsten Uebelstände, mit denen ich hier zu kämpfen hatte, dessen Entfernung mir nicht möglich werden konnte, war die Unzweckmäßigkeit und Beschränktheit des Lokals. Der letzte Theil des rechten Flügels des ganzen Hauses diente zur Aufnahme dieser Kranken. Es waren 3 Abtheilungen über einander, die unter sich in unmittelbarer Verbindung stehen, und in Summa 9 Zimmer von einem Fenster, 15 Zimmer von 2 Fenstern, 7 Zimmer von 3 Fenstern, 2 Kammern ohne Oefen, 6 kleine Zimmer mit Oefen, enthalten. Man denke sich gewöhnliche Krankenzimmer mit dem Unterschiede, daß die meisten Fenster mit eisernen Stangen versehen waren, um die Entweichung der Kranken zu verhüten. Weibliche Kranke konnten zu männlichen kommen; die Zimmer waren nicht verschlossen; die Flure Jedem zugänglich. Unruhige und bösartige Geisteskranke drängten sich in die Zimmer der Rekonvaleszenten: männliche Kranke überraschten nicht selten die weiblichen mit ihren Besuchen.

Der ohnedies viel zu kleine Raum wurde noch beschränkter durch die Fortdauer des französischen Lazareths in der hiesigen Anstalt.

Sehr drückend für diese Partie war der Mangel tüchtiger Wärter, der dadurch noch vermehrt wurde, daß die mittelmäßigen, die einen bessern Lohn bei den französischen Lazarethen fanden, unsere Anstalt verließen. Hierzu kam, daß ein einziger Hausvater für 200 Geisteskranke bei weitem nicht hinreichte, und dieser noch weniger deshalb leistete, weil er außer der Irrenanstalt noch andere Abtheilungen des Hauses, z. B. die der krätzigen Kranken, zugleich besorgen und weil er zugleich über viele ökonomische Gegenstände der Charité die Aufsicht führen mußte. Hierdurch wurde die Aufsicht über die Krankenwärter und die Kranken selbst sehr beeinträchtigt. Es mußten manche Unordnungen hierdurch entstehen, die durch stete Gemeinschaft der Irrenanstalt mit dem ganzen Hause noch gesteigert wurden. Die Geisteskranken kommunizirten daher beständig mit ihren Verwandten aus der Stadt; andere fanden eine bequeme Gelegenhei zu entfliehen, und es fehlte nicht an Krankenwärtern, die für ein unbedeutendes Trinkgeld diese Absicht beförderten.

Es fehlte an Aufsicht über die Kranken; es fehlte an der gehörigen Trennung der Kranken, nach ihren Klassen und Arten; es fehlte an einer scharfen Trennung der Geschlechter; es fehlte an Ordnung und Einheit in der Anstalt; es fehlte an Beschäftigung und Arbeit der Kranken; es fehlte an den wichtigsten Kurmitteln, deren Nützlichkeit die Erfahrungen der letzten Jahrzehende so oft bestätigt haben.

Alle diese Hindernisse, die in der Sache selbst lagen, die durch die kriegerischen Verhältnisse vom Jahre 1806 und 1807, und durch die nach dem Frieden entstandenen großen Geldverlegenheiten noch vermehrt wurden, vereinigten sich, und gaben mir wenig Hoffnung, etwas Bedeutendes für diese Anstalt zu leisten. Diese Schwierigkeiten hielten mich jedoch nicht ab, Alles, was in meinen Kräften lag, zu versuchen, um den Zweck dieses Instituts, wenn auch nur zum Theil, zu erreichen. Aber je mehr zum Besten desselben geschah, desto größer war der Zuwachs neuer Kranken, welche von ihren bisherigen Aerzten und Verwandten, im Vertrauen auf die besondere Aufmerksamkeit, die ich diesen Kranken zu schenken mich angetrieben fühlte, der hiesigen Anstalt anvertraut wurden. Hierbei wurde ein wichtiger Umstand übersehen. Man bestimmte die Stärke des Zuwachses nicht nach dem Umfange des disponiblen Lokals und nach der Stärke des Abganges. So wurde die Anstalt mit einer Menge von unheilbaren Geisteskranken offenbar überfüllt, die einen bedeutenden und für die Kur der heilbaren so wichtigen Raum absorbirten, und, ohne wahren Nutzen für sie selbst, die ärztlichen Kräfte, auf Kosten der Uebrigen, zu sehr in Anspruch nahmen.

Die ursprüngliche Bestimmung des Instituts galt der Aufnahme und Verpflegung heilbarer Geisteskranken. Es hätten mithin die unheilbaren Blödsinnigen und Epileptischen davon ausgeschlossen bleiben müssen. Als ich meinen Dienst antrat, fand ich schon einen großen Theil unheilbarer Blödsinnigen und Epileptischen vor. Hierzu kamen von Zeit zu Zeit neue, die sich, streng genommen, zur Aufnahme in die Anstalt nicht eigneten. Aus den entlegensten Gegenden von Deutschland wurden neue Kranke hergeschickt. Ihre Familien ließen sich bedeutende Verpflegungskosten gefallen, um sie nur hier unterzubringen. Doch waren die meisten derselben kein Gegenstand einer therapeutischen Behandlung mehr. Bei Vielen war die Krankheit viel zu sehr veraltet; bei Einigen war der Blödsinn angeboren, bei Andern mit Fallsucht zusammengesetzt; bei Manchen gründete er sich auf eine erbliche Anlage. Die Kur der Heilbaren wurde hierdurch unendlich erschwert Dies geschah auch namentlich dadurch, daß man bei der Aufnahme neuer Kranken, auf die Einreichung vollständiger Familiennachrichten über die geistige Eigenthümlichkeit der Kranken, über ihre Erziehung, über den bisherigen Gang der Krankheit, ihre Behandlung und deren Folgen, nicht fest bestand, so daß es dem Arzte oft an den wesentlichsten Nachrichten fehlte, und ihm nichts übrig blieb, als, durch eine sorgfältige Beobachtung des Kranken selbst, über die Besonderheit des Falles sich nach und nach, und oft erst spät, einiges Licht zu verschaffen.

Die Irrenanstalt wurde zu dieser Zeit vom Publikum gemißbraucht. Sie mußte eine Menge von Unglücklichen aufnehmen, mit denen man sonst nirgend hin wußte. Ob sie zur Aufnahme paßten, ob sie außer ihrem Irresein, an unheilbaren körperlichen Krankheiten zugleich litten, darauf wurde häufig nicht gesehen. So kam eine Menge von kindischen Alten, vom Schlage Gerührten, Tauben, Stummen u. a. Gebrechlichen, die sich oft zugleich in einem schwachsinnigen Zustande befanden, in die hiesige Anstalt, wodurch deren eigentliche Zwecke — vollständige Behandlung und Kur der Heilbaren — theils beschränkt, theils vereitelt wurden.

Meine Vorliebe für die Behandlung der Geisteskranken, und der glückliche Erfolg mancher neuer Kurversuche erhielten mir den Muth, für dies Institut, ungeachtet dieser unbeschreiblich großen Hindernisse, so viel nur irgend möglich war, zu wirken. Ich versuchte es durch folgende Mittel und Wege, mich diesem Zwecke zu nähern.

Es schien mir vor allen Dingen nöthig, in die Masse der heterogensten Kranken eine gewisse Ordnung und Eintheilung zu bringen. Nichts war dringender, als eine scharfe Trennung der Geschlechter, die bisher nicht statt fand. Dies war mit großen Schwierigkeiten verbunden, da der Raum so sehr beschränkt war, und da der Arzt damals nicht gefragt wurde: ob der Raum die Aufnahme neuer Kranken erlaube? Es geschah daher nicht selten, daß Krankenzimmer im Revier der weiblichen Kranken, die eigentlich für diese bestimmt waren, mit neuangekommenen Kranken männlichen Geschlechts belegt werden mußten; denn der Arzt befand sich in der Nothwendigkeit, die einmal überlieferten Kranken zu behalten, und für ihre Kur, so viel an ihm war, zu thun.

Hierin liegen die Veranlassungen, daß die einmal eingeführte neue Ordnung, durch die drei Abtheilungen des Lokals der Irrenanstalt die Geschlechter der Geisteskranken sorgfältig zu trennen, von Zeit zu Zeit wieder unterbrochen wurde, so wie auf der andern Seite die Nothwendigkeit drückend blieb, die ganze Zahl der Kranken Eines Geschlechts in Einer Abtheilung des Hauses unterzubringen, obwohl deren Raum dazu bei weitem nicht hinreichte. Noch in diesem Augenblicke (im Juni 1818) dauert der Nachtheil fort, daß an disponiblen Zimmern stets ein großer Mangel ist; daß über 80 Geisteskranke weiblichen Geschlechts in 13 Zimmern untergebracht werden müssen, statt daß eigentlich eine dreifache Zahl derselben erforderlich ist. Hierzu kommt noch, daß ich sehr oft, so wie noch in diesem Augenblicke, Geisteskranke in entlegene Zimmer der Anstalt legen mußte, deren Umgebung, deren freie Verbindung mit dem übrigen Hause, in mehr als einer Hinsicht, nachtheilig ist.

Ich habe mir oft zu helfen suchen müssen, so gut ich konnte; denn sobald ein passenderes Verhältniß zwischen männlichen und weiblichen Kranken eintrat, ließ ich eine vollständige Trennung der Geschlechter sogleich wieder eintreten.

Außerdem suchte ich die Kranken nach der Verschiedenheit ihrer Natur mehr von einander zu sondern; die leichtern von den schweren; die Rasenden von den Ruhigen; die Schmutzigen von den Reinlichen; die Rekonvaleszenten von den noch entschieden Kranken. Freilich war der Raum hierzu nie hinreichend, so daß dieser Zweck nur partiell, nur von Zeit zu Zeit, vollständig erreicht werden konnte. Die Ueberfüllung der meisten Lokale war in der Regel so stark, daß ich die Rekonvaleszentenzimmer wieder eingehen lassen, daß ich Heilbare wieder zu Unheilbaren legen lassen mußte.

Ich führte den Gebrauch der Aufnahme-Zimmer für neue, zweifelhafte, Geisteskranke ein. Oft kamen Kranke in die Anstalt, welche lange Zeit hindurch kein Irresein bekundeten. Die Nachrichten über ihren frühern Zustand fehlten; Familienverbindungen waren nicht bekannt, da die Polizeibehörde, die den Kranken als verdächtig aufgegriffen und der hiesigen Anstalt übergeben hatte, außer Stande war, Auskunft darüber zu ertheilen. Nur sehr selten trug es sich zu, daß angebliche Geisteskranke als völlig gesund sich bewährten. Um so häufiger geschah es, daß die Krankheit nur versteckt war; daß eine sorgfältig fortgesetzte Beobachtung jeden Zweifel hierüber entfernte.

Es giebt wenig Fälle, wo die Kur eines wirklichen Geisteskranken durch das Zusammenleben mit andern dieser Art, sobald die Krankheitsformen sich wechselseitig zusagen, leiden könnte. Viel häufiger gedeiht sie gerade durch diese Vereinigung, um so mehr, je verschiedener die Beschaffenheit der Krankheit selbst ist. Anders verhält es sich mit zweifelhaften Kranken, deren geisteskranker Zustand erst ausgemittelt werden soll, die vielleicht gar gesund sind, oder so partiell wahnsinnig, daß das Auffinden der wahren Beschaffenheit des innern Sinns und seiner Verletzung nicht schnell gelingt. Jeder zweifelhafte Kranke dieser Art sollte so lange für geistesgesund gehalten werden, bis das Gegentheil durch unleugbare Thatsachen bewiesen werden kann. Deshalb ist es zweckmäßig, ja nöthig, und nützlich für die Beobachtung, besondere Zimmer zu halten, in welchen durch Unterstützung tüchtiger Assistenten, Aufseher und geübter Wärter das Thun und Lassen eines solchen zweifelhaften Kranken vollständig beobachtet werden kann, ohne daß er selbst dies bemerkt.

Die große Beschränktheit des Raums veranlaßte mich, bei den vorgesetzten Behörden die Entfernung der unheilbaren Geisteskranken in Vorschlag zu bringen. Ihre Zahl war erheblich. Ich proponirte, die ruhigen, sich selbst und Andern unschädlichen Blödsinnigen ihren Familien zurückzugeben; die bösartigen und unruhigen in kleinern Anstalten wo möglich unterzubringen, um für die Aufnahme und Pflege der Heilbaren desto mehr Raum zu gewinnen. Zu mehrerer Beförderung dieses Zwecks, welcher aus den mitgetheilten Gründen so wichtig war, bat ich oft, bei der Aufnahme neuer Kranken strenger zu Werke zu gehen, und sie namentlich solchen zu verweigern, deren Familien nicht durch vollgültige ärztliche Atteste die mögliche Heilbarkeit des Falles nachzuweisen vermöchten. Beide Vorschläge sind nicht unbeachtet geblieben. Die Königl. Regierung in Berlin hat, nach den Absichten des Königl. Geheimen Stats-Ministers Herrn von Schuckmann Excellenz, eine namhafte Zahl von unheilbaren Geisteskranken und Epileptischen seit den letzten Jahren entfernen, theils in andere Anstalten, z. B. Sorau, Neuruppin, unterbringen oder ihren Familien wieder zurückgeben lassen. Diese Bemühungen werden fortgesetzt und versprechen eine merkliche Verbesserung hierin für die Zukunft.

Auch die Aufnahme neuer Kranken ist jetzt schwieriger als ehemals. Es werden mit Recht motivirtere ärztliche Atteste und, wenn es irgend sein kann, schon erfolgte gerichtliche Blödsinnigkeitserklärungen gefordert; so wie in allen Fällen, bei denen nicht eine zu große Gefahr im Verzuge droht, die persönliche Untersuchung und Prüfung des angeblichen Geisteskranken von Seiten des Polizei-Physikus der Residenz vorhergeht, ehe die Aufnahme in die Irrenanstalt erfolgen kann. Auch dies wird ein Mittel mehr, die Ueberhäufung der letztern zu erschweren, und dient zugleich auch dazu, das Verfahren bei der Uebergabe zweifelhafter Geisteskranken in die Anstalt schärfer, als es bisher geschah, zu kontrolliren.

Es ist ein wichtiger und öffentlicher Schritt, die

Ueberlieferung eines Geisteskranken an eine öffentliche Irrenanstalt. Er erfordert die größte Ruhe und Vorsicht, an denen man es wohl zuweilen fehlen ließ; was ich deshalb behaupten darf, da nicht selten Kranke solcher Gattung mir zugeschickt wurden, welche im Kreise ihrer Familien unbedenklich, und besser, als in einer öffentlichen Anstalt, hätten behandelt werden können.

Es fehlt manchen, sonst sehr verdienten und erfahrnen, Aerzten die Neigung für diese Praxis. Sie haben eine Scheu, mit Kranken dieser Art lange zu verkehren. Dies mag zuweilen dazu beitragen, fast zu eilfertig die Abgabe des Kranken an die Anstalt zu beschließen. Diese würde aber für die übrigen Irren viel mehr leisten können, wenn man die Mittel und namentlich die Zimmer und Räume, über die sie disponirt, besser würdigte. Manchen jüngern Aerzten fehlt wohl die praktische Kenntniß zur richtigen Beurtheilung und Behandlung angehender Geisteskranken. Manche solcher Kranken können, ohne Benutzung der Mittel einer öffentlichen Irrenanstalt, auf bequemern Wegen vollkommen geheilt werden. Dessen ungeachtet zieht man oft die schleunige Ablieferung eines jeden an die allgemeine Irrenanstalt vor; und dies ist nicht zu billigen.

Es schien mir ferner durchaus nothwendig, solche Veranstaltungen zu befördern, welche geeignet sind, über die individuellen Verhältnisse und die früheren Schicksale neuer Geisteskranken, über die Ursachen, über die Merkmale, über den bisherigen Verlauf und die Behandlung ihrer Krankheit Licht zu verschaffen.

Zu diesem Zwecke ließ ich ein **Schema** *) aufsetzen, in welchem die wesentlichsten Fragen, deren Beantwortung

*) 1) Von welchem Temperamente, welchen Neigungen ist der Kranke? Unter welchen Verhältnissen hat derselbe sonst, und unter welchen kurz vor seiner Aufnahme gelebt? Womit hat er sich beschäftigt?

2) Findet eine erbliche Anlage zu diesem Uebel statt? Litt der Vater, die Mutter, die Großältern, die Seitenverwandten vielleicht an demselben, oder an einem ähnlichen Uebel?

3) Wie fing das Uebel an? Wann und unter welchen Umständen, mit welchen Zufällen und Erscheinungen? Welche Art des Benehmens, der Reden, der Handlungen des Kranken wurden bisher bemerkt, nach denen man ihn für geisteskrank gehalten? Welche Veränderungen bot der bisherige Gang der Krankheit dar?

4) Fand früher, und wann schon, dieselbe oder eine ähnliche Krankheit statt? Oder ist dieses Uebel jetzt zum ersten Male eingetreten? Wie befand sich der Kranke vor demselben? Gingen andere Krankheiten vorher, und welche? Litt der Kranke vielleicht schon an Epilepsie, und wie lange und wie oft traten die Anfälle derselben ein?

5) Welche Veranlassungen zur Entstehung der Geisteskrankheit gingen voraus? Körperliche? und welche? Etwa andere Krankheiten? Oder geistige? und etwa heftige und angreifende Gemüthsaffekte, und welche, und unter welchen Umständen? Wirkten auf den Kranken ein heftiger Zorn, Kummer, Nahrungssorgen? Oder fand eine Kränkung seiner Ehre statt, oder ein Verlust des Vermögens oder geliebter Verwandten, oder eine verfehlte Hoffnung?

Ueber alle diese Punkte, über welche Geisteskranke fast nie selbst Auskunft zu geben wissen, oder den Arzt gern täuschen, tung dem Arzte eines Geisteskranken eine nützliche Auskunft verschafft, enthalten sind. Es wurden Abschriften dieser Fragen den Verwandten des neuen Kranken überschickt, und oft erfolgte dann, bei ausführlicher Beantwortung derselben, bald mehr bald weniger Auskunft. Die Beantwortung dieser bestimmten Fragen giebt mehr Licht, als die willkührlichen, und oft nicht zur Sache gehörigen, Bemerkungen und Aufsätze, welche die Verwandten der Kranken, nach der Aufforderung des Arztes, gemeiniglich einsenden. Diese enthalten gewöhnlich eine Menge von Nebendingen, deren der Irrenarzt nicht bedarf, während Hauptsachen, bald zufällig, bald absichtlich, verschwiegen bleiben. Dem Irrenarzt darf nichts verheimlicht werden, was sich auf das bisherige Ergehen und die Schicksale des Kranken bezieht. Wenn gleich dies Wissen allein über die Kur selten etwas Wesentliches bestimmen kann, da die frühern geistigen Einflüsse gemeiniglich längst aufgehört haben zu wirken; so kann der Arzt es doch nicht entbehren. Hierzu kommt, daß die Geisteskrankheit ja oft nur partiell oder gar periodisch ist, oft bald den Zeitraum der Abnahme erreicht, und die Zeit der Rekonvaleszenz erwarten läßt, deren zweckmäßige Behandlung ein Bekanntsein mit den veranlassenden Ursachen der Krankheit und den frühern Schwächen, Gewohnheiten und

muß ein vollständiger Familienbericht dem Arzte der Anstalt eingesandt und, wenn eine ärztliche Behandlung schon vorhergegangen, derselbe durch den letzten Arzt des Kranken zuvor möglichst ergänzt und berichtigt werden. Ohne diese Hülfsmittel wird die Heilung der Geisteskranken sehr erschwert und nicht selten unmöglich.

Neigungen des Wiedergenesenden nicht selten dringend nöthig macht.

Häufig wurde es mir unmöglich, Erkundigungen anzustellen. Verwandte und Freunde waren nicht immer bekannt, an die ich mich hätte wenden können. Dann bediente ich mich folgenden Mittels: Ich veranlaßte die Kranken selbst, eine Reihe von Fragen, ihr früheres Leben, ihre bürgerliche Laufbahn, ihre Neigungen und Wünsche für die Zukunft betreffend, schriftlich zu beantworten. Diese Antworten fielen oft sehr unvollständig, oft aber so gut aus, daß ich nun Aufschlüsse bekam, auf die selbst eine fortgesetzte Beobachtung schwerlich geleitet hätte. Dies verschaffte mir häufig die Mittel, die Art der Krankheit klarer aufzufassen und nosologisch zu bestimmen. Die eigenen schriftlichen Aufsätze und Antworten dieser Geisteskranken waren als Urkunden zu betrachten, die ihre Krankheit charakterisirten, und zugleich das Auffinden des Resultats bei gerichtlicher Untersuchungen zweifelhafter Geisteszustände so oft erleichterten. Schon oft war ich Zeuge davon, daß Aerzte und Rechtsverständige in den zu diesem Behuf angesetzten Terminen durch einen scheinbar guten Zustand des zweifelhaften Kranken, der oft schlau genug zu Werke ging, um Blößen zu vermeiden, getäuscht wurden. Ich präsentirte dann die Dokumente, die aus der eigenen Feder des Kranken geflossen waren, die er nicht leugnen konnte und wollte, und die zu Unterredungen und Prüfungen führten, welche dann bald über den wahren Zustand des scheinbar Gesunden keinen Zweifel übrig ließen. *)

---

*) Die allgemeine Gerichtsordnung für die Preussischen Staaten. Erster Theil. Prozeßord-

Es schien mir ferner nothwendig, über jeden Geisteskranken ein besonderes Journal führen zu lassen,

---

nung. Berlin 1795. XXXVIII. Titel. Von dem Verfahren bei der Erklärung eines Menschen für einen Blödsinnigen. §. 1 — 8. schreibt vor, daß der Gemüthszustand des Angeschuldigten durch einen Deputirten, mit Zuziehung des Kurators, der Verwandten und zweier sachverständigen Aerzte gerichtlich untersucht werden soll. Ich habe diesen gerichtlichen Prüfungen recht oft beiwohnen müssen, und glaube hiernach, daß sie einer verbesserten Einrichtung bedürften. Es drängten sich häufig die Zweifel auf:

1) Sollten diese Prüfungen, die meistens in kurzer Zeit abgemacht werden, nicht häufig zu einem unbestimmten oder irrigen Resultate führen? Ausgemachte Wahnsinnige und Blödsinnige schnell als solche zu erkennen, ist zwar sehr leicht; aber wie schwer ist häufig die Entscheidung über die geistige Gesundheit und Krankheit in Fällen, wo die offenbaren Aeußerungen des Irreseins fehlen, wo der Wahnsinn nur periodisch oder nur partiell ist. Wie viel Mühe hat es mich oft gekostet, die Herren Rechtsgelehrten von der Gegenwart des partiellen Wahnsinns in Fällen, wo die Kranken über eine Menge von Gegenständen des bürgerlichen Lebens sich vernünftig mit ihnen unterhalten konnten, zu überzeugen! — Der den Kranken bisher behandelnde Arzt sollte jedesmal zu diesen Prüfungen zugezogen werden; neu hinzukommende Aerzte, die den Kranken vorher nicht genau kannten und eine hinreichende Zeit beobachteten, werden oft nicht im Stande sein, seinen Geisteszustand völlig zu würdigen.

Binnen den letzten sieben Monaten sind mir hier drei merkwürdige Fälle von noch fortdauerndem, über jeden Zweifel wirklich vorhandenem, partiellen Wahnsinn vorgekommen, wo die Gerichtsbehörden die Kranken nach dem Gutachten der Aerzte für gesund und einer Kuratel nicht bedürftig erklärten. Ueber den ersten und die Eigenthümlichkeit seiner Krankheit, die in Anwendung gebrachten Mittel und Methoden, die Wirkungen derselben und den Ausgang der Krankheit, darin aufzuzeichnen. Es kam hierbei besonders darauf an, zuerst die Thatsachen auszumitteln und zu Papiere zu bringen, welche den Krankheitszustand charakterisirten. Hierzu war namentlich erforderlich ein sorgfältiges Aufzeichnen aller Reden, Handlungen und Gebehrden, die dem Kranken eigenthümlich waren. Diese Journäle enthielten zugleich die Angaben der Heilmittel, die zur Besserung des Kranken in Gebrauch gezogen wurden, und endlich den Erfolg der Behandlung, er mochte günstig oder ungünstig sein. So gewährten sie eine kurze Uebersicht der wichtigsten Momente, welche die Würdi-

---

Fall, der in Berlin viel Aufsehen erregte, habe ich auf Erfordern der Königl. Regierung in Berlin Bericht erstattet, und die Zeit hat gelehrt, daß meine Beurtheilung des Falles in der Wahrheit gegründet war und ist. Ueber die beiden andern Fälle habe ich das Königl. Armen-Direktorium in Kenntniß gesetzt, und die Thatsachen, welche beweisen, daß die angeblich Gesunden noch in hohem Grade geisteskrank sind, ins Licht gestellt.

2) Sollten diese gerichtlichen Prüfungen der bereits begonnenen Kur des Geisteskranken nicht oft schaden? Sollte nicht der behandelnde Arzt (der Irrenarzt der Anstalt) zuvor gefragt werden müssen, ob und wann eine gerichtliche Untersuchung des ihm anvertrauten Kranken überhaupt zulässig sei? — Mir sind mehrere Fälle bekannt geworden, wo diese gerichtlichen Prüfungen wesentliche Verschlimmerungen, und bei den Rekonvaleszenten sogar Rückfälle herbeiführten. Diese Gegenstände erscheinen mir zu wichtig, als daß ich diese auf Erfahrung gegründeten Bemerkungen hätte unterdrücken können.

gung jedes Kranken erleichterten, und zugleich einen kurzen Abriß der allmähligen Veränderung und Verbesserung des Krankheitszustandes. Da der Ausgang eines jeden Falles zugleich bemerkt wurde; so ließen sie, beim Vergleiche mehrerer Fälle mit einander, am besten ermessen, welche Heilmethoden bei den verschiedenen Arten der Geisteszerrüttung am öftersten einen glücklichen Erfolg bewiesen.

Die Menge von neuen Kranken und die vielfachen Geschäfte, welche die Ausführung der Heilmethoden bei Geisteskranken nöthig macht, erschwerten die Ausführung dieses Plans in hohem Grade. Dies Geschäft war Zeit raubend, mühsam, und setzte schon gute Kenntniß und eine glückliche Beobachtungsgabe voraus und einen gewissen Takt zum schnellen und richtigen Auffassen des Wichtigen und Wesentlichen, um die Verwechselung eines willkührlichen Räsonnements mit faktischen Umständen, die allein aufgezeichnet werden sollten, zu verhüten. Dennoch war Niemand da, der diese Journalführung besorgen konnte, als die angehenden Chirurgen, die, Behufs ihres Unterrichts und ihrer wissenschaftlichen Bildung, für die Ausführung des kleinen technischen Dienstes angestellt sind. Ich veranlaßte deshalb, daß immer einer der fähigsten und geübtesten Subchirurgen das Geschäft des Journalführens übernahm, und eine Reihe von Monaten fortsetzte, ehe er dasselbe einem andern übergab. Auch hierbei begegnete ich einer Schwierigkeit, da die Subchirurgen verfassungsmäßig den Dienst in dieser Anstalt öfter wechseln sollen, damit sie binnen Jahr und Tag bei allen Abtheilungen der Anstalt fungirt, und so die ersten Vorkenntnisse der Praxis bei den wichtigsten Krankheitsklassen zu erlernen Gelegenheit erhalten haben.

Der vorstehende Arzt der Irrenanstalt, ein Königl. Pensionär- oder Stabsarzt, übernahm dann die spezielle Aufsicht über den Journalisten und dessen Arbeiten, füllte die noch übrig gebliebenen Lücken selbst aus, berichtigte mangelhafte Angaben, und entfernte eingeschlichene Irrthümer.

Um diese medizinischen Tagebücher für die Dauer der Anstalt zu erhalten, ließ ich eine besondere Registratur anlegen, in welcher die sämmtlichen Journäle der geheilt und der ungeheilt entlassenen und verstorbenen Geisteskranken in alphabetischer Ordnung aufbewahrt werden, und ein besonderes Verzeichniß über die behandelten Kranken dieser Art, wodurch das Auffinden eines jeden ehemaligen Kranken erleichtert wird, führen.

Eine solche Sammlung von Journälen ehemaliger Geisteskranken kann nicht sorgfältig genug bewahrt und vervollständigt werden. Sie bekommen oft einen gerichtlichen Werth, und erleichtern selbst für die Zukunft die Aufklärung über zweifelhafte Gemüthszustände, da aus der Vergangenheit im Leben solcher Kranken, über die wahre Beschaffenheit mancher Handlungen der Gegenwart, Licht und Aufschluß erhalten werden kann.

Da das Geschäft des Irrenarztes, wenn solches mit Erfolge getrieben werden soll, eine besondere Anlage, Neigung und einen besondern Eifer für dasselbe voraussetzt: so war es nicht passend, bei jedem Königl. Pensionär- und Stabsarzte, so wie ihn, nach dem Vorrücken und nach der Weiterbeförderung, zur Uebernahme einer neuen Krankenabtheilung dieser Anstalt die Reihe traf, auch für die Irrenanstalt diesen gewöhnlichen Wechsel gelten zu lassen. Der Chef des Militär-Medizinalwesens der Königl. Preuß. Armee, General-Stabsarzt Dr. Goercke, von welchem die Anstellung dieser in der Charité fungirenden Aerzte und ihrer ärztlichen Gehülfen abhängt, nahm meine desfalsigen Vorschläge billigend an, überließ dem bei der Irrenanstalt angestellten Pensionär-Chirurgus in der Regel ein Jahr hindurch dies Geschäft ununterbrochen, und nahm bei der Wahl desselben vorzüglich auf die besondern Anlagen und Neigungen der hierzu disponibeln Rücksicht, so daß solche Individuen bei der Irrenanstalt keine Anstellung erhielten, die, obwohl zur übrigen medizinischen und chirurgischen Praxis wohl geeignet, doch zu einer speziellen Aufsicht über jene nicht gerade passend waren.

Bei der Menge von kleinen Dienstgeschäften, dem Umfange der erforderlichen Aufsicht und der Vermehrung der Geisteskranken, wurde auch die Zahl der Subchirurgen, deren sonst nur zwei waren, um einen vermehrt.

Auch die Zahl der Krankenwärter und Wärterinnen, so viel dieselben auch sonst zu wünschen übrig ließen, wurde, Behufs einer bessern Aufsicht über die Kranken, bedeutend vergrößert. Der bei dieser Abtheilung angestellte Hausvater, welcher sonst auch die Aufsicht über die krätzigen Kranken weiblichen Geschlechts nebenher zu führen hatte, mußte, nach meinen Vorschlägen, dies Nebengeschäft abgeben, um seine Kräfte der Aufsicht über die Irrenanstalt ungetheilt zu widmen. Diese Einrichtungen haben gute Folgen gehabt; doch war hiermit die Sache noch lange nicht abgethan. Wie viel mehr hierin noch geschehen mußte, um diese Anstalt zu einem größern Grade von Vollkommenheit zu erheben, wird sich aus den folgenden Erörterungen und Nachweisungen ergeben.

Eilfter Abschnitt.

Irrenanstalt. (Fortsetzung.)

Vervollständigung des Apparats der physischen und psychischen Heilmittel. Mittel, welche das Gemeingefühl lebhaft affiziren. Einführung der Brechweinsteinsalbe. Badekuren. Warme, kalte, Sturz- und Spritzbäder. Drehmaschine Drehstuhl Ziehen und Fahren des Wagens. Der Sack, seine Struktur, seine Wirkung und Benutzung. Würdigung der dagegen geäußerten Bedenken. Entscheidung hierüber durch fortgesetzte Beobachtungen und Erfahrungen.

Alle Geisteskrankheiten sind auch zugleich körperliche Krankheiten, und diese körperlichen Uebel sind so mannichfaltig verschieden, daß der ganze Vorrath der Arzeneimittel, dessen sich Aerzte zur Kur innerer Krankheiten bedienen, zur Behandlung der Geisteskrankheiten disponibel sein muß. In dieser Praxis treten die mannichfaltigsten Arzeneibedürfnisse ein, so daß es ganz unmöglich ist, mit einigen bestimmten Mitteln auszureichen. Der geistige Zustand wird durch den körperlichen so sehr bestimmt, daß wir durch Verbesserung des körperlichen Uebels das geistige oft zugleich entfernen. Wenn dies häufig nicht gelingt: so liegt es wohl daran, daß das somatische Bedürfniß nicht entdeckt, mithin die eigentliche Anzeige und das Gesetz für die Wahl der Heilmittel nicht gefunden wird. Dies Finden des eigentlichen Heilgesetzes wird um so schwerer, je weniger der Kranke über seinen wahren Zustand selbst Auskunft zu geben im Stande ist, und je weniger seine nächsten Verwandten und Freunde hierüber Licht verschaffen können.

Häufig sind aber diese Arzeneimittel nur Nebenmittel, häufig sind sie nur in so fern nützlich, als sie ein Mißverhältniß in den Kräften des körperlichen Systems ausgleichen und die Kur der Geisteskrankheit durch psychische Mittel erleichtern; es giebt hier mithin viele Heilmittel, die ungleich kräftiger und entscheidender wirken, als die eigentlichen Arzeneimittel.

Noch herrschen bei Vielen die seltsamsten Vorstellungen über die Behandlung der Irren. Manche glauben, daß eine allgemeine Heilmethode, sie sei eine somatische oder psychische, für alle Fälle passe; und Manche haben sich sogar eingebildet, daß in Irrenanstalten nach einem bestimmten Mechanismus recht wohl verfahren werden könne. Diese Meinungen beruhen auf Irrthümern und Vorurtheilen, denn die Verschiedenheit der Irren ist viel zu groß und wesentlich.

Jeder Geisteskranke macht seine eigene Individualität geltend, so daß häufig dieselben Mittel, dieselben Heilmethoden, die dem Einen nützen, dem Andern schaden. Wer hier nicht zu individualisiren weiß, und nicht geübt ist, das Besondere eines jeden Falles, welches auf die Bestimmung der Heilindikation Einfluß hat, herauszufinden, wird schwerlich in seinen Kuren glücklich sein. Wie oft sind hier entfernte körperliche Ursachen aufzufinden und zu entfernen; wie oft kommen Unordnungen in den thierischen Verrichtungen vor, die sich ausmitteln und ausgleichen lassen; wie oft allgemeine Fehler der Konstitution, der Lebensweise, der Diät, die entdeckt und beseitigt werden können; und wie ungemein verschieden ist endlich die geistige Besonderheit des Irreseins, nach seinen Graden,

Stufen und seinem spezifischen Charakter! Daher ist es schlechthin unmöglich, allgemeine Kurmethoden und Mittel für alle Fälle zu empfehlen. Daher ist es unmöglich, hier auf einen Mechanismus im Heilverfahren zu rechnen. Vielmehr will jeder Fall nach seiner Besonderheit reiflich erwogen, und zum Gegenstande eines besondern Studiums und einer sorgfältigen Prüfung gemacht sein, ehe spezielle Heilindikationen festgestellt und vollzogen werden können.

Und eben deshalb ist jede blinde Empirie, die für keinen Zweig der ärztlichen Praxis paßt, hier doppelt verwerflich.

Schon bei dem Antritte meines Dienstes fand ich eine Kurart sehr beliebt, deren Nutzen sich allerdings auch in meiner Erfahrung völlig bewährt hat. Ich meine die Ekelkur, den fortgesetzten Gebrauch Ekel erregender Mittel, wodurch eine beständige Uebelkeit, eine Neigung zum Erbrechen, bewirkt wird, deren Einwirkung aufs Gemeingefühl, deren Rückwirkung auf den Geisteszustand nicht selten die herrlichsten Folgen zeigte.

Ich fügte dieser Methode hinzu die häufige Anwendung der vollen Brechmittel, die, von Zeit zu Zeit wiederholt, eine höchst wohlthätige Erschütterung des ganzen Nervensystems bewirken, die Paroxysmen der Tobsucht verkürzen, Kongestionen zum Kopf mäßigen, und nächtliche Ruhe und Schlaf, womit so viel gewonnen wird, befördern. Bekannt ist die große Unempfindlichkeit der meisten Geisteskranken gegen die gewöhnlichen leichtern Gaben der Brechmittel, so daß man oft 3, 4, 6fache Gaben gebraucht, um ein 3- bis 4maliges Erbrechen zu bewirken. Doch ist auch hierbei große Vorsicht nöthig, da manche Kranke dieser Art für manche Reize, sowohl geistige als körperliche, eine sehr geringe Empfänglichkeit zeigen, für Arzeneimittel hingegen eine fast normale Rezeptivität behaupten. Bei manchen Geisteskranken ist diese Unempfindlichkeit gegen die Einwirkung der Arzeneien wechselnd, bald stärker, bald schwächer, je nachdem andere Mittel zu gleicher Zeit angewandt werden, oder periodische Umänderungen der Stimmung des Nervensystems eigenmächtig Platz nehmen. Daher kömmt es, daß ein und derselbe Wahnsinnige, welcher heute nach 6 Gran Brechweinstein höchstens 2 Mal sich erbricht, 4 Wochen später nach 4 Gran 3 bis 4 Mal und öfter diese Wirkung erfährt. Hierin liegt eine dringende Aufforderung zur Vorsicht bei Anwendung dieser Mittel.

Verschiedene Modifikationen des ehemaligen Helleborismus, die Speichelflußkuren, fortgesetzte Hungerkuren in mäßigen Graden, dann die vorsichtige Anwendung narkotischer und anderer beruhigender Mittel, die Anwendung der Aderlässe, der Blutegel, der blutigen Schröpfköpfe, der künstlichen Geschwüre, sind durch mich viel häufiger, als es sonst geschah, hier in Gebrauch gezogen, und die methodischen Einreibungen der Brechweinsteinsalbe auf den Kopf, welche vor meiner Zeit hier noch gar nicht gebraucht waren, neu eingeführt worden. Ich ließ Behufs der Anwendung dieses Mittels in den Fällen des Wahnsinns, wo ein starkes Einwirken auf das Gemeingefühl nöthig, wo das Unterhalten einer schmerzhaften Empfindung nützlich ist, um die Rückkehr zum Selbstbewußtsein zu befördern, um den Kranken aus seinem geistigen Schlummer zu wecken, und wach zu erhalten, an irgend einer Stelle des Kopfs das Haar, etwa in der Größe eines Preuß. Thalers, abscheeren, und eine Salbe, die aus gleichen Theilen Fett und Brechweinstein besteht, auf dieser Stelle so lange einreiben, bis mehrere Pusteln hervortreten, die dann aufkommen und, nach dem Auflegen eines Breiumschlages, eine fortgesetzte oberflächliche Eiterung gewähren.

Viele Kranke, die an halbseitigem Kopfweh, Gesichtsschmerz, Schwindel, Anwandlungen von Schlagfluß, litten, so wie viele Geisteskranke, bei denen materielle und metastatische Ursachen, Unterdrückung gewohnter Ausleerungen, pathische Stoffe ꝛc. eingewirkt hatten, habe ich mehrere Monate mit diesem Mittel mit entschiedenem Nutzen behandelt, viele glücklich geheilt. Es ist den Meisten schmerzhaft und unangenehm, und erregt zugleich Entzündung und Eiterung in einer dem Gehirn so nahen und empfindlichen Hautstelle; und gerade dadurch wird es nützlich. Ich habe Blödsinnige damit geheilt, zu deren Heilung wenig Hoffnung vorhanden war.

Der Gebrauch der Bäder war hier schon früher eingeführt; doch habe ich ihren Apparat vervielfältigt, vermehrt und, wie ich glaube, wesentlich verbessert. Bäder können bei der Kur der Geisteskranken auf vielfache Weise nützen. Die meisten Geisteskranken versäumen ihren eigenen Leib, sind zur Unreinlichkeit geneigt. Unreinlichkeit macht sie kränker, stört ihre Ausdünstung, vermindert die Empfänglichkeit des Gemeingefühls, befördert schlechte Gewohnheiten. Schon aus diesen Gründen müssen Geisteskranke von Zeit zu Zeit Reinigungsbäder gebrauchen, und es giebt nur wenige Kranke dieser Art, bei welchen ihre Anwendung nicht gestattet wäre. Ich habe diese Gebrauchsart der Bäder erweitert, und, ich hoffe, nicht ohne Nutzen.

Es schien mir aber auch nothwendig, den Gebrauch der Bäder als Heilmittel zu vervollständigen. Deshalb führte ich ein: das methodische lauwarme Baden für die dazu sich eignenden Fälle; dann, das lauwarme Bader mit Uebergießungen von eiskaltem Wasser zu 6 — 8 — 10 Eimern, die nur den Kopf des Kranken treffen; dann: bei denselben warmen Bädern die gleichzeitige Anwendung der Sturzbäder von eiskaltem Wasser, wobei die Zahl der Eimer bis 30 — 40 — 50 vermehrt wurde, und endlich: die stärkste Art des kalten Sturzbades, bei welchem der Geisteskranke in einer leeren Badewanne befestigt und, so schnell als möglich, eine viel größere Zahl von Eimern kalten Wassers, bis zu 100 ja 200 hinter einander, über seinen Kopf und Leib gestürzt wird. Hiermit verband ich häufig die Anwendung des kalten Spritzbades, zu welchem Behuf das kalte Wasser aus einer eigends dazu angefertigten Spritze, durch ein Druckwerk vermittelst eines doppelten Stiefels, schnell gespritzt, und ein starker Strahl desselben auf den Scheitel, den Nacken und Rücken, so wie in andern Fällen auf den Unterleib und die Geschlechtstheile des Kranken, geleitet wird.

Dieser stärkste Grad des Sturzbades, in Verbindung mit dem Spritzbade, bewährte sich vorzüglich nützlich in den Anfällen der Tobsucht, in der Mutterwuth, in den dem Blödsinn sich nähernden Fällen der Melancholie, wo die Kranken, in sich verschlossen, in einem geistigen Schlummer, die Einsamkeit und den Müßiggang lieben, sich gern verunreinigen, und am liebsten sich selbst überlassen bleiben möchten, so wie in den heilbaren Arten des Blödsinns.

Diese Form der Bäder kann auch in den Anstalten für unheilbare Geisteskranke nicht entbehrt werden. Auch auf diese wirken sie äußerst wohlthätig, verbessern die Form der Krankheit, und mildern und verkürzen die Heftigkeit der Paroxysmen.

Es ist hier nicht der Ort, die Lehre von der Behandlung dieser Kranken zu erschöpfen, und eben so wenig ist es nöthig, spezielle Fälle aus meiner Erfahrung ausführlich zu erzählen. Hier reicht es hin, die Resultate meiner Erfahrung mitzutheilen. Jenes Verfahren bei dem Baden ist von außerordentlichem Nutzen. Es beruhigt und besänftigt den Rasenden; es kühlt den von Blutkongestionen stets heißen Kopf des Kranken; es befördert die Haltung, Folgsamkeit und Ordnung des Wahnsinnigen; es giebt dem Stummen die Sprache wieder; es entfernt das Verlangen derer, die sich selbst entleiben wollen; es führt den stillen Schwermüthigen, der nur für sein Grübeln zu leben scheint, zum Selbstbewußtsein zurück; es richtet den zum Blödsinn Geneigten kräftig auf; und läßt sich in manchen Fällen als Schreck- und Strafmittel, zur Erhaltung der Ordnung und Ruhe, trefflich benutzen. Eine Menge von Geisteskranken ist durch diese Gebrauchsart der Bäder, die von der ehemaligen, und in den meisten Anstalten gebräuchlichen, sehr verschieden ist, glücklich geheilt worden, deren Heilung ohne dieses Mittel wahrscheinlich nicht erfolgt sein würde.

In der Privatpraxis, welche diese Anwendungsweise der Bäder sehr erschwert, wenn nicht unmöglich macht, gelingt deshalb die Heilung manches Kranken nicht, so passend die Heilmethode sonst auch sein mag, die zu diesem Behufe versucht wird. Dies habe ich hier häufig gefunden. Mancher Wahnsinnige, dessen Kur in der Stadt nicht gelang, und der deshalb nach vielen vergeblichen Heilversuchen endlich der hiesigen Anstalt anvertraut werden mußte, wurde durch unsere kalten Sturz- und Douchebäder auffallend gebessert, und nicht selten glücklich geheilt. Dies geschah nicht selten unter Umständen, welche über die Heilkraft dieses Mittels durchaus keinen Zweifel übrig ließen.

Im Jahre 1807 führte ich den Gebrauch der Drehmaschine ein, die der erfahrne englische Arzt Cox*) zuerst

---

*) Praktische Bemerkungen über Geisteszerrüttung. Mit Beilagen über die Ausstellung von Zeugnissen und Gutachten in Fällen von Wahnsinn. Von Dr. Johann Mason Cox. Aus dem Englischen mit Anmerkungen. Halle 1811. Ueber die Schaukel und ihre therapeutische Benutzung bei Wahnsinnigen. S. 158 rc. Der Schluß dieser Abhandlung ist folgender: „Sehr wichtig ist die Schaukel durch den Einfluß, den sie, vermittelst ihrer Totalwirkung auf den Körper, auf die Seele ausübt, um seinen Wünschen Erfüllung zu verschaffen; so daß kein Bestrafungsmittel unschädlicher und wirksamer ist, als dieses. Obgleich man einen großen Theil der wohlthätigen Wirkungen der Schaukel mit Recht ihrem Einfluß auf den Magen zuschreiben kann (sie erregt Schwindel und Erbrechen): so trägt doch ihre Macht über den Blutumlauf vermuthlich noch mehr zu diesen Wirkungen bei." —

Ferner führe ich hierüber die lesenswerthen Inauguralschriften zweier meiner ehemaligen, dem Studium der psychischen Heilkunde mit Liebe und Erfolg ergebenen, Zuhörer an, zuerst bei der Behandlung der Geisteskranken in Gebrauch zog. Unser Apparat ist jedoch von dem des Cox verschieden. Dieser bedient sich einer Art von Schaukel, während unsere Vorrichtung eine Lagerstelle bildet, auf welcher der Kranke, befestigt, mit den Füßen nach dem Mittelpunkte der Maschine, mit dem Kopf nach außen gerichtet, in horizontaler Lage des ganzen Körpers oder in sitzender Stellung, in schnellen Schwingungen um die Axe gedreht wird. Vermittelst eines Hebels, der von 3 bis 4 Gehülfen gezogen wird, wird dies Drehbette in Bewegung gesetzt, dergestalt, daß in einer Minute, je nachdem die Bewegungen rascher oder langsamer vor sich gehn sollen, 40 — 50 — 60 Umschwingungen der Maschine erfolgen.

Seit einigen Jahren habe ich diesen Apparat noch durch einen Drehstuhl erweitert, in welchem der Kranke sitzt und bequem und sicher befestigt werden kann. Vermittelst eines Rades, dessen Bewegung durch einen Gehülfen bewirkt wird, wird dieser Drehstuhl, und mit ihm der Kranke, in schnellen Kreisen um seine Axe gedreht. Der Raum, den der Kranke beschreibt, ist viel kürzer; die ganze Vorrichtung viel kleiner und leichter, so, daß in einer Minute 120 Schwingungen um die Axe erfol-

---

welche von den trefflichen Wirkungen dieser und anderer noch zu nennenden Mittel, durch Selbstsehen, sich hier überzeugten.

Dissertatio medico-inauguralis de cognoscenda et curanda melancholia, auct. Nicolao Dohrn. Kiliae 1815. pag. 44.

Joannes Sandtmann: Nonnulla de quibusdam remediis ad animi morbos curandos summo cum fructu adhibendis. Berolini 1817. §. 65. pag. 99.

gen können, wenn eine solche Schnelligkeit der Bewegung verlangt wird.

Die Wirkungen dieser Maschinen sind offenbar zusammengesetzt, sind eben sowohl körperlich als geistig. Den Meisten ist diese Bewegung höchst lästig und unangenehm. Sie verlangen deren Beendigung und verweigern die Fortsetzung ihrer Anwendung. Es entsteht ein lästiges und ganz eigenthümliches Gefühl von Erschütterung des ganzen Nervensystems, mit Uebelkeit und Schwindel, nicht selten mit Erbrechen. Kranke, die 1½ bis 2 Minuten gedreht werden, kündigen durch Schreien und Rufen den unbehaglichen Zustand an, der dadurch bewirkt wird. Eben diese Erweckung einer widrigen Empfindung, eben dies ungewohnte Einwirken auf das Gemeingefühl, diese Erregung der Furcht, die theils der Anblick des ganzen Apparats, theils die Besorgniß, herausgeworfen zu werden, hervorruft, reihen diese Vorrichtung an die Klasse der indirekt psychischen Heilmittel.

Die Erfahrung hat gelehrt, daß eben diese Wirkungen in vielen Fällen der Geisteskrankheiten höchst wohlthätig wurden. Wüthende Kranke wurden hierdurch gebändigt, stürmische und unruhige wurden zur Folgsamkeit und Ordnung gebracht, arbeitsscheue und träge wurden geweckt und fleißiger. Diese Wirkungen haben sich hier so oft bewährt, daß die Anwendung jener Mittel gar nicht aufhört; und mehrere deutsche und fremde Irrenanstalten, z. B. in Kopenhagen, auf dem Sonnenstein bei Dresden, und einige Privat-Institute für Geisteskranke, haben sich Zeichnungen von unsern Maschinen kommen lassen, um gleiche darnach zu bauen.

Ich habe bei einer andern Gelegenheit diesen Gegenstand ausführlicher behandelt, weshalb ich mich jetzt kürzer fassen, und darauf beziehen kann. *)

Das Ziehen und Fahren eines Wagens ist ebenfalls von mir hier eingeführt, und gewährt diesen Kranken eine eben so nützliche Bewegung, als Beschäftigung. Ich habe hierzu einen leichten, viersitzigen, Wagen bauen lassen, in welchem 4 Geisteskranke sitzen und gefahren werden können. An einer gewöhnlichen Deichsel sind Handhaben mit Strängen so befestigt, daß 25 bis 30 Geisteskranke sich hintereinander aufstellen und diesen Wagen im Irrengarten, nach ihnen vorgeschriebenen Richtungen, zu bestimmten Stunden, unter Aufsicht, ziehen können. Die Schnelligkeit der Bewegung, der Eintritt der Ruhepunkte, die Bestimmung der Richtung des Weges, der Wechsel derer, die den Wagen ziehen, mit denen, die gefahren werden, wird vorgeschrieben und pünktlich ausgeführt. Viel Vergnügen soll dies nicht gewähren; nur eine nützliche Abwechselung in der Bewegung und Arbeit. Der Geisteskranke tritt, indem er sich körperlich beschäftigt, wenn auch Anfangs nur auf eine Zeitlang, aus dem Kreis seiner kranken Ideen heraus, wird an die Wirklichkeit gebunden. Er wird an Folgsamkeit und Ordnung gewöhnt, in seinem stillen Beschäftigen mit seinem Wahn gestört, und indem er seine körperlichen Kräfte übt, ermüdet er sich zugleich und verschafft sich nächtliche Ruhe und Schlaf, die ihm so nothwendig und wohlthätig sind.

Hieran schließt sich die Anwendung des von mir hier eingeführten Sacks als Beruhigungs- und Zwangs-

*) Journal für psychische Aerzte von Nasse u. s. w. Leipzig 1818. Zweites Heft.

mittel bei Wahnsinnigen. Derselbe ist beinahe 6 Fuß lang, und giebt, wenn er in die Form eines Zylinders gebracht wird, einen Durchmesser von 16 Zoll. Er besteht aus sogenannter Sackleinwand, und ist von so lockerm Gewebe, daß, wenn man sich den Zeug über das Gesicht zieht, man jeden Gegenstand durch das Gewebe hindurch, wie etwa durch einen Flor, ganz deutlich sieht, und nur Abnahme der Helligkeit wahrnimmt. *)

Seit dem Jahre 1809 bin ich mit den Wirkungen dieses Mittels durch die Erfahrung bekannt geworden und benutze dasselbe mit vielem Vortheile bis auf den heutigen Tag (Juli 1818), und zwar ganz von derselben Art, Form, Größe, Weite, mit derselben Art von Wachsleinwand versehen, wie dies im Jahre 1810 und 1811 der Fall war.

Wozu kann der Gebrauch eines solchen Sacks bei Behandlung tobsüchtiger und wahnsinniger Kranken dienen? Die Wirkungen dieses Heilmittels sind zusammengesetzt. Das Tragen des Sacks vermindert den Einfluß des Lichts auf den Geisteskranken; erschwert den Anblick der Umgebungen; beschränkt die unbändigen Bewegungen, durch die der Kranke sich selbst und Andern schaden kann; wirkt daher mit Sicherheit den heftigen Ausbrüchen desselben entgegen. Er imponirt dem Kranken; schreckt ihn durch das Gefühl des Zwanges; und drängt Einigen die Vermuthung, Anderen die Ueberzeugung der Fruchtlosigkeit ihrer etwanigen Zerstörungsversuche auf.

Andere Mittel, die man hierzu vorgeschlagen hat,

---

*) Rechtfertigungsschrift S. 93, oder Fol. 191 — 193 der Untersuchungs-Akten.

können einen solchen Sack nicht ersetzen. Mützen, Binden und Masken, die man über die Augen zieht, werden von den meisten Wahnsinnigen, wie häufige Proben gelehrt haben, schnell abgerissen und, wenn die Hände gebunden sind, durch gewaltsame Bewegungen des Kopfes, durch unaufhörliches Scheuern an benachbarte Flächen, wieder entfernt. Den Aufenthalt in einem verdunkelten Zimmer habe ich vor der Einführung des Sacks oft versucht; doch mich überzeugt, daß dies seine Anwendung nicht ersetzte. Der Grund hiervon liegt am Tage: denn der Kranke wird, bei freier Beweglichkeit des Kopfs, der Arme und Beine, hierdurch nicht verhindert, sich und Andern zu schaden. Ein wichtiger Nutzen jenes Mittels fällt mithin ganz weg. Hierzu kommt, daß ein Wahnsinniger, der in einem dunkeln Zimmer sich aufhalten soll, der oft unentbehrlichen Beobachtung des Arztes und Wärters entzogen wird. Wird der Tobsüchtige nicht zugleich an Händen und Füßen befestigt, so ist Niemand vor gefährlichen Verletzungen sicher, der sich ihm in einem dunkeln Zimmer nähert. Auch müßten dann mehrere solcher verdunkelten Zimmer gehalten werden, um gleichzeitig mehrere Tobsüchtige unterzubringen, und solche wird eine Irrenanstalt, die an disponiblen Zimmern und Räumen keinen Ueberfluß hat, zu diesem Zwecke nicht entbehren können.

Das Zusammenbinden der Arme und Hände durch eine Zwangsjacke, der Füße durch Fesseln von Gurten mit Schnallen, kann den Gebrauch des Sacks noch weniger entbehrlich machen, weil dieser Apparat das Licht nicht zugleich entzieht; auch bei weitem nicht lästig genug ist, um das laute Schreien, Spucken,

Beißen, und die ungestümen Bewegungen des Kopfs, mit dem viele Kranke so oft mit Gewalt an Wände und Fenster, sich beschädigend, stoßen, zu verhüten. Eben so wenig vermag dies ein englischer Kasten oder Sarg, in dessen Deckel, dem Gesicht gegenüber, eine Oeffnung bleibt, indem theils hierdurch die Einwirkung des Lichts nicht abgehalten, (die etwa angebrachten Augenbinden werden gleich abgescheuert;) theils, wenn ein solcher Kasten bequem und weit genug ist, nachtheilige Beschädigungen der Glieder, durch Scheuern und Stoßen, nicht verhütet; wenn er aber eng ist, jede Bewegung der Glieder, bei gänzlicher Unbeweglichkeit der Holzumgebung, zu gewaltsam gehemmt wird.

Der Sack ist daher diesen Apparaten bei weitem vorzuziehen. Dieser unterdrückt nicht jede Bewegung, er mäßigt, er genirt sie nur; und der ärztliche Gehülfe und Wärter sind im Stande, während des Gebrauchs dieses Zwangsmittels den Kranken genau zu beobachten, mit ihm zu reden, ihn zu hören, den geminderten Bewegungen seiner Glieder zuzusehen. Wenn man auch während des Gebrauchs dieses Mittels die Schläge des Pulses nicht fühlen kann: so geht uns dadurch nichts verloren. Die meisten Tobsüchtigen lassen sich ohnedies den Puls nicht fühlen, so wenig wie sie dem Arzte erlauben, die Beschaffenheit ihrer Zunge zu untersuchen. Dies Hinderniß kann eben so wenig die Anwendung des Sacks verbieten, als den Gebrauch der gewöhnlichen Zwangsjacke, der Sturzbäder, der Schaukel, da man auch während der Anwendung dieser Mittel den Zustand des Pulses, dessen Prüfung bei der Untersuchung und

Behandlung der Geisteskranken ohnehin häufig zu gar nichts nützt, zu erforschen außer Stande ist.

Wen der Sack gebraucht wird, so wird das Fußende desselben zugebunden, weil ohne diese Maaßregel, selbst bei gleichzeitigem Gebrauche der Zwangsjacke, der Kranke durch die freie Bewegung des Kopfs, der Schultern und des Rückens, wobei auch die Ellenbogen benutzt werden können, den Sack, der, bei seiner beträchtlichen Weite, den Körper nur lose umgiebt, fortstoßen, und die Absichten des Arztes vereiteln kann.

Um die oben erwähnte Absicht, die Abhaltung des Lichts, besser zu erreichen, ist das Kopf-Ende des Sacks mit grober Wachsleinwand umgeben, welche, da sein Durchmesser bei gegebener Zylinderform 16 Zoll mißt, lose, wie eine Gardine, um den Kopf des Kranken hängt. Fest anliegen kann dasselbe nirgends, noch weniger Mund und Nase verschließen, da es so weit und bequem ist, daß leicht drei Köpfe von gewöhnlicher Größe nebeneinander darin stecken könnten. Ein festes Anlegen dieses mit Wachsleinwand umzogenen Kopfendes an Mund und Nase des Kranken ist daher gar nicht möglich. Sollte der obere Theil des Sacks aber auch absichtlich fest angelegt und, etwa des Versuchs wegen, sogar angedrückt werden; so bleibt doch von unten, von hinten und von den Seiten des von der Wachsleinwand nicht erreichten netzförmigen Zeuges ein völlig freier Zugang der Luft zu den Werkzeugen des Athemholens in dem Maße übrig, daß eine Beschränkung dieser Funktion, durch Mangel an respirabler Luft, durchaus nicht, noch viel weniger aber eine Unterdrückung derselben möglich ist.

Der Zweck der Verdunkelung wird, bei der bisherigen Einrichtung des Sacks, nicht völlig erreicht, indem ein einmaliges Waschen desselben, ja seine bloße Handhabung beim Ueberziehen, Anlegen, Abnehmen, den Wachsüberzug einer so groben Wachsleinwand, abbröckelt, und seine Ueberreste dann ein Gewebe bilden, welches noch ungleich poröser und lockerer, als die gewöhnliche Sackleinwand, ist, so daß die Abhaltung des Lichts nur unvollständig gelingt. Deshalb können mit völliger Sicherheit mehrere Säcke übereinander gezogen werden, ohne das Geschäft der Respiration im Mindesten zu beschränken.

Unbedenklich habe ich auch jeden ganz neuen Sack, dessen mit Wachsleinwand überzogenes Kopfende noch nicht durch das Waschen oder durch wiederholtes Anlegen abgebröckelt war, zu jenem Zwecke in Gebrauch ziehen lassen, da, bei der beschriebenen Beschaffenheit des ganzen Apparats, der Zutritt der atmosphärischen Luft dadurch nicht vermindert oder verhindert, mithin das Geschäft des Athemholens auf keine Weise dadurch beeinträchtigt werden kann.

Seit vielen Jahren haben sich hier die wohlthätigen Wirkungen der Anwendung des Sacks zu jenem Behufe in der Erfahrung bestätigt. *) Viele Geisteskranke, besonders tobsüchtige, unruhige, stürmische Wahnsinnige,

*) Einen neuen Belag hierzu giebt ein Fall von Tobsucht eines Berliner Bürgers, bei dem ich im Monat Juli 1813 einen ganz neuen, mit unverletzter Wachsleinwand versehenen, Sack mit sichtbar gutem Erfolge, auf die gewöhnliche bekannte Art, anwandte. Sein Befinden ist jetzt so ungemein gebessert, daß zu seiner Wiederherstellung wenig fehlt.

Hiermit zu vergleichen ist: Johannes Sandtmann i. d. a. Schrift. S. 58.

die durch andere sonst kräftige Mittel zur Folgsamkeit, Ordnung und Ruhe nicht vermocht werden konnten, wurden durch die Anwendung des Sacks in eine viel ruhigere Stimmung versetzt, so daß bei neuen Ausbrüchen die bloße Androhung desselben sie folgsamer und für andere indirekt psychische Heilmittel empfänglicher machte. Unter diesen Geisteskranken befinden sich mehrere Wahnsinnige, auf welche die Sackanwendung bleibend und höchst wohlthätig einwirkte. Hierzu gehören auch solche, die das unbekannte Uebel meh als das bekannte, wenigstens in der Idee befreundete, fürchteten, und daher z. B. lieber dem Entschlusse, ihren schwermüthigen Lebensekel durch den Hungertod zu endigen, entsagten, als eine wiederholte Anwendung des Sacks sich gefallen ließen, deren Androhung sie in dem Maße affizirte, daß sie lieber fortleben und den Genuß der Nahrung, den sie hartnäckig verschmäht hatten, erneuern wollten.

So weit geht der Wahnsinn Mancher. Sie leben in einer Welt, die für uns unbegreiflich ist. Sie gehen von Prämissen aus, die uns schlechthin verkehrt erscheinen, und handeln nach Motiven, die wir thöricht, ja lächerlich finden müssen. Einige wollen lieber sterben, als sich ankleiden; Andere lieber leben, so schrecklich dies ihnen auch scheint, als die Anwendung eines Brechmittels, eines Bades, eines Sackes sich gefallen lassen.

Es giebt eine Menge von Geisteskranken, zu deren Kur die Anwendung dieser und anderer indirekt psychischer Mittel völlig entbehrlich, ja sogar nachtheilig ist. Viele sind durch den Weg der Schonung und Nachsicht zur Besserung zu führen. Andere durch eine frühere, gewöhnlich zu passive, Behandlung schon verwöhnte, verwilderte, werden nicht selten durch die bloße Androhung der Zwangsmittel gebessert. Noch andere machen einen Hauptschritt zur Kur während der Anwendung angenehmer und freundlich affizirender Heilmittel. Die Kranken der letztgenannten Klasse sind aber die seltensten. Von diesen ist hier nicht die Rede, wohl aber von den bösartigen, halsstarrigen, heftigen und wüthenden Wahnsinnigen, deren Besserung und Heilung durch einen vorsichtigen und, nach den Umständen, von Zeit zu Zeit wiederholten Gebrauch zweckmäßiger Zwangs- und Beruhigungsmittel, und namentlich des Sacks, mir häufig glücklich gelang.

Es ist in der Welt nichts leichter, als hier mit weichlicher Sentimentalität des Kranken zu schonen; aber auch nichts zweckwidriger und — bei besserm Wissen — nichts sündlicher.

Daß dies Mittel die Respiration des Kranken stören, sie verhindern, ihn wohl gar ersticken könne, — wie wohl behauptet worden ist, — widerspricht seiner Beschaffenheit eben so sehr, als dem Resultat mehrjähriger Erfahrungen. Die Ermannschen Versuche haben die physikalische Nullität einer solchen Behauptung über jeden Zweifel erhoben. *) Wenn dieses Zwangsmittel ein bedenkliches wäre, wenn es die Respiration des Kranken stören könnte, warum hat sich dies bis jetzt noch nie gezeigt? Warum ist dies Mittel schon so lange mit Nutzen in Gebrauch gezogen? und warum habe ich eben dies Mittel bis auf den heutigen Tag, in so vielen Fällen, bei den verschiedensten Kranken dieser Art, in Anwendung bringen können, ohne irgend

*) Rechtfertigendes Erkenntniß des Königl. Preuß. Kammergerichts. S. 97. sqq.

eine Erscheinung zu entdecken, die seinen Gebrauch in ein zweideutiges Licht stellen könnte? —

Die Säcke, die wir in diesem Augenblick hier im Gebrauch haben, bestehen aus demselben Zeuge, wie die 1809 und 1810 angefertigten. Sie haben dieselbe Länge und dieselbe Weite, und das Kopfende wird mit Wachsleinwand von derselben Güte und Größe überzogen, wie es zu der Zeit geschah, als dieses Mittel der Gegenstand einer nähern Prüfung wurde. In dieser langen Zeit habe ich nie gefunden, daß irgend ein Nachtheil aus seinem Gebrauche erwachsen wäre, am wenigsten, daß das Athemholen gestört, gemindert, oder daß Erstickungszufälle dadurch bewirkt worden wären. Hätte in dieser langen Zeit ein Fall der Art statt gefunden, so würde er gewiß nicht unbekannt geblieben sein. Denn wie viele ärztliche Assistenten, Chirurgen, Wärter sind seit 1809 von der Anwendung dieses Mittels Zeuge gewesen! — Ein Verbot des fernern Gebrauchs dieses Mittels, von Seiten der vorgesetzten Behörden der Anstalt, würde gewiß längst erfolgt sein. Ein solches Verbot ist aber nicht erfolgt, und stand auch bei den bekannten liberalen Gesinnungen und Ansichten jener Behörden gar nicht zu erwarten, um so weniger, da es mir als Lazarethazt erlaubt war, das Heilverfahren stets meiner besten Ueberzeugung gemäß zu bestimmen, und da ich als öffentlicher Lehrer der medizinischen Klinik befugt und verpflichtet bin, meine Zuhörer die Behandlung aller vor das Forum der innern Heilkunde gehörigen Krankheiten, mithin auch der Geisteskrankheiten, und zwar nach meinen eigenen, auf Erfahrungen beruhenden, Einsichten, nicht aber nach Autoritäten Anderer, zu lehren, und sie durch den Erfolg von der Richtigkeit derselben zu überzeugen. Eine lange Erfahrung hat den Nutzen des in Rede stehenden Heilmittels bewährt, und deshalb würde es eine unzeitige Nachgiebigkeit gegen das Urtheil der Unerfahrnen und Weichlichen sein, seinen Gebrauch in passenden Fällen zu unterlassen, um so mehr, da dasselbe gar nicht zu den heroischen gehört, da das Leben dadurch unmöglich in Gefahr gesetzt werden kann, und da ich kein Beispiel kenne, daß durch seine Anwendung bedenkliche Zufälle bewirkt worden wären.

Wenn ein Kranker während oder bald nach dem Gebrauche eines, durch Erfahrung bereits bewährten, Mittels zufälligerweise stirbt, soll dann ein solches Mittel als gefährlich oder schädlich verworfen, nicht ferner in Gebrauch gezogen werden? Wie oft starben schon Kranke, die höchst wahrscheinlich auch sonst gestorben sein würden, während des Gebrauchs eines Brechmittels, während des Aderlassens, während des Badens! Sollen deshalb diese Mittel, selbst dann, wenn ihre Wirkungen mit dem tödlichen Ausgange der Krankheit in einer Kausalverbindung zu stehen schienen, aus der Reihe der Heilmittel entfernt werden? Dies hat noch kein Unbefangener behauptet, ja nicht einmal verlangt, daß Mittel, die sogar das Leben des Kranken in Gefahr setzen, deren Anwendung möglicherweise den tödlichen Ausgang, der sonst vielleicht erst nach Monaten, nach Jahren, oder vielleicht gar nicht eingetreten sein würde, unmittelbar herbeiführt, z. B. chirurgische Operationen, während welcher oder in deren unmittelbarem Gefolge manche Kranke ihren Geist aufgeben;

vollständige, methodische, Hunger- und Speichelflußkuren nach Louvrier, die bei der besten Aufsicht in einzelnen Fällen tödliche Folgen hatten, deshalb nicht ferner in Gebrauch gezogen, und daß Aerzte und Wundärzte, die solche Todesfälle ohne ihre Schuld zu beklagen hatten, deshalb in gerichtlichen Anspruch genommen werden müßten. — Es liegt ganz in der Natur der Sache: die Auswahl der Heilmittel muß der Erfahrung und dem Gewissen eines jeden approbirten Arztes — und, wie sich wohl von selbst versteht, eines öffentlichen Lehrers der Klinik — lediglich überlassen bleiben.

Zwölfter Abschnitt.

Irrenanstalt. (Fortsetzung.)

Der Zwangsstuhl. Das Zwangstehen. Zwangsjacken und ihre Verbesserung. — Einführung regelmäßiger körperlicher und geistiger Beschäftigungen und Arbeiten. Wohlthätige Wirkungen derselben. Vervollständigung der Beschäftigungsmittel und Apparate. Leistungen der Unterstützungs-Kasse für diese Zwecke. Unterricht der Irren im Zeichnen und Mahlen. Religiöse Vorträge, Gottesdienst, Vorlesungen aus unterhaltenden und belehrenden Schriften. Militärische Exerzirübungen für männliche und weibliche Kranke aus den höhern und geringern Ständen. Beschäftigungs- und Arbeitsplan für das Sommer-Semester 1818 Holzsägen. Graben Kegelschieben. Schaukeln. Lotterie-, Schach- und Kartenspiel. — Anlegung und Einrichtung des Irrengartens. — Verbot des Gebrauchs der Ketten. Verbot jeder körperlichen Züchtigung.

Außer diesen, durchaus unschädlichen, Zwangsmitteln habe ich noch einige andere, ebenfalls ohne alle Gefahr anzuwendende, hier in Gebrauch gezogen, namentlich den Zwangsstuhl und das Zwangstehen. Der Zwangsstuhl ist ein solider großer Lehnstuhl mit so hohen Rücken- und Seitenlehnen, daß der Kopf des Kranken beim Sitzen überall eine Stütze findet. Der unruhige Kranke, auf dessen Besserung es abgesehen ist, wird in diesen Lehnstuhl gehoben, so daß die Füße herabhängen und, bei der Höhe der Stuhlfüße, den Boden nicht berühren. Ein breiter lederner Gurt mit Riemen und Schnallen befestigt den Körper an die Lehne des Stuhls, so daß der Kranke nicht aufzustehen vermag. Jeder Arm ist mit einem breiten Riemen von Leder an die Lehne des Stuhls befestigt, so wie die Füße an dem Fußende desselben. Die erzwungene Stellung, die dadurch bewirkt wird, wird eben deshalb so oft nützlich, weil sie das Gemeingefühl des Kranken auf eine unangenehme Weise affizirt. Er muß sich eine Stellung seines Körpers gefallen lassen, die ihm zuwider ist, wenn sie gleich weder sehr unbequem noch schmerzlich für ihn wird. Der für ihn selbst und für Andere so leicht schädliche Mißbrauch seiner Hände und Füße, durch Treten und Schlagen, wird hierdurch aufgehoben. Die neue und unangenehme Lage, in die er versetzt wird, erregt seine Aufmerksamkeit, und leitet ihn von innen nach außen. Das gestörte Selbstbewußtsein kehrt auf längere oder kürzere Zeit zurück; oft wird der Kranke dadurch geweckt, ruhig, besonnen, folgsam.

Nicht weniger nützlich ist das Zwangstehen, wobei die eigenthümliche, höchst genirte, gerade Stellung des Körpers von vortheilhafter Wirkung ist. Diese Vorrichtung besteht in Folgendem: Eine starke hanfene Schnur, von mäßiger Dicke, wird perpendikulär im Zimmer dergestalt angehängt, daß sie durch einen metallenen Ring läuft, der an dem Hintertheile eines breiten Gurts, welcher den Obertheil des Kranken umgiebt, befestigt ist. Beide Arme des Kranken werden horizontal lose ausgestreckt, und mittelst Handriemen an Haken befestigt, die an den Seitenwänden des Zimmers angebracht sind. Der Kranke kann sich also wenig und kaum einige Zolle hin und her bewegen; er kann sich nicht legen und nicht setzen; er ist zum fortgesetzten Aufrechtstehen gezwungen. Um bei sehr bösartigen Kranken das Treten mit den Füßen zu verhüten, werden auch diese mit einem breiten ledernen Riemen zusammen gehalten. Der Kranke läßt sich während des Gebrauchs dieses Zwangsmittels genau beobachten. Er kann das Darreichen der Arzeneien und Getränke nicht hindern, da es in dieser Stellung leicht ist, bei Fixirung seines Kopfs, das Erforderliche einzuflößen. Bei sehr ungestümem Verfahren würde er höchstens speien und beißen können; doch ist es, bei den geringen Bewegungen, die der Kranke mit dem Kopfe vornehmen kann, leicht, sich so zu stellen, daß jede Beschädigung verhütet wird.

Dies Zwangstehen beruhigt die heftigsten Paroxysmen des Kranken; es befördert Müdigkeit und Schlaf. Eine so ganz ungewohnte Stellung, die ohne alle Gefahr eine Reihe von Stunden, 8 bis 12 und länger, fortgesetzt werden kann, erregt in ihm eine ganz ungewohnte Empfindung. Sie macht ihn unschädlich, folgsam, und läßt ihn die Abhängigkeit von seinem Arzte fühlen, was bei der Behandlung dieser Kranken so nothwendig ist. Die Beschwerlichkeit dieser Stellung wird von den Meisten gefürchtet; ihre Androhung ist daher oft schon hinreichend, zur Erhaltung der Ordnung und Disziplin. Nicht selten wird es aber auch nöthig, damit zu strafen, solche, die durch den Mißbrauch ihrer Glieder Andern schaden, die durch Widerspenstigkeit, durch unruhiges Verhalten und durch Arbeitsscheu den Ordnungsgesetzen der Irrenanstalt entgegen leben.

Zugleich empfiehlt sich dieser Apparat durch seine Einfachheit, Wohlfeilheit und leichte Anwendbarkeit, weshalb er auch von hier aus schon häufig nachgeahmt und zum Gebrauche in der bürgerlichen Praxis verschickt worden ist.

Die in der hiesigen Anstalt gebräuchliche Zwangsjacke (Zwangsweste, Zwangskamisol) ist die gewöhnliche, allgemein bekannte; nur mit dem Unterschiede, daß ich die Aermel bedeutend habe verlängern lassen, so daß sie, wenn die Jacke dem Kranken angelegt ist, bequem um den Leib gelegt und entweder hinten oder vorn zugeknöpft, oder mit starken Bändern zugebunden werden können. Sie ist daher bequemer zum Gebrauch, als die gewöhnliche. Die Brust des Kranken wird nicht eingeschnürt, und die Bewegung der Arme, obwohl sie ganz unschädlich gemacht ist, behält einen geringen Spielraum, so daß diese Jacke 24 Stunden und länger, ohne Unterbrechung, getragen werden kann.

Da Kranke vorkommen, die besonders geneigt sind, durch heftige und wilde Bewegung mit den Füßen, durch Stoßen und Treten, Andern zu schaden, die gewöhnliche Zwangsjacke den Bewegungen der Füße aber keine Gränzen setzen kann; so habe ich auch solche Beinkleider von starker Leinwand anfertigen lassen, deren Fußenden hinreichend lang sind, um solche zusammen zu knüpfen, wodurch der Mißbrauch der Füße verhütet wird. Von dem obern Ende derselben gehen breite Gurten über die Schultern, nach Art der Tragebänder, zu ihrer Befestigung. Der Nutzen dieses Apparats hat sich in der Erfahrung bestätigt. Er ist einfach, zweckmäßig und bequem; weit genug, um für jeden zu passen und schnell genug an- und abgelegt zu werden.

Diese Zwangs-Kleidungsstücke für Wahnsinnige, welche die heftigen und verderblichen Bewegungen der Arme und

Beine unschädlich machen, bestehen aus starkem grauen Zwillich, da die Gewalt, die viele dieser Kranken ausüben, die gewöhnlichen Zeuge schnell zerreißt. Bei ihrer Anwendung ist Vorsicht nöthig und Genauigkeit, und Manche wissen mit der Brust, den Schultern und den Ellenbogen so stark und so lange zu arbeiten, bis diese Bekleidung sich lüftet und löst, und bis sie endlich sich ganz davon befreit haben. Es ist daher bei dem Gebrauche dieser Mittel immer Aufsicht nöthig, weil sonst die Absicht des Arztes leicht vereitelt wird.

Eins der wirksamsten Heilmittel heilbarer Geisteskranken, so wie Palliativmittel unheilbarer Kranken dieser Art, ist Beschäftigung und Arbeit. Bei meinem Antritte war in dieser Rücksicht für die Anstalt nicht in dem Maße gesorgt, wie es mir unumgänglich nöthig schien. Zwar beschäftigten sich einige Kranke mit Lesen, einige mit Abschreiben, andere mit Stricken, und andere wurden zu ökonomischen Geschäften der Anstalt benutzt. Aber hierbei herrschte zu viel Willkühr. Es fand hierbei kein bestimmtes Gesetz, kein Plan, keine Eintheilung der Zeit, keine Kontrolle, statt. Nur nach und nach ist es mir gelungen, trotz der geringen Mittel, die mir zu Gebote standen, und trotz der großen Schwierigkeiten, die sich von allen Seiten darboten, etwas Wesentliches hierin zu bessern.

Worin bestehen diese Verbesserungen, wie viel ist hierbei noch zu thun übrig und welche Mittel fehlten bisher, um etwas Vollständiges und Erschöpfendes hierin zu leisten?

Viele Geisteskranke verfallen in ihre unglückliche

Krankheit vorzüglich deshalb, weil sie im Müßiggange und in Geschäftslosigkeit lebten; andere, weil ihre Beschäftigung nur einseitig war, sie nicht genug in Anspruch nahm, oder einer krankhaft thätigen Einbildungskraft zu große Nahrung gab. Viele verlieren ihren Verstand, weil es ihnen früher zu glücklich ging, und weil sie zu sehr verwöhnt wurden, um geringe Leiden, von denen menschliche Verhältnisse nicht getrennt sein können, männlich zu tragen, und sich über sie zu erheben. Ein regelmäßiges, thätiges, geschäftvolles, mühsames Leben verhütet die Entwickelung der Geisteskrankheit. Dies ist ein wahres Präservativ dagegen; sogar dann, wenn eine Anlage zu dieser Krankheit vorhanden ist.

Beschäftigungen und Arbeiten aller Art, nach den Anlagen, Neigungen und Kräften der Kranken ausgewählt, nach bestimmten Vorschriften und dazu angewiesenen Stunden pünktlich ausgeführt, gehören daher zu den kräftigsten Heilmitteln bei der Kur der Gemüthskrankheiten. Diese Mittel wirken um so wohlthätiger, je geschäftsloser und müßiger der Kranke in gesunden Tagen lebte, und um so nützlicher, je lieber er während seiner Krankheit in Einsamkeit, Zurückgezogenheit und Geschäftslosigkeit zu verweilen wünschte. Je träger und menschenscheuer diese Kranken sind, je mehr sie geneigt sind, ihren Grübeleien nachzuhängen, ihren eingebildeten Lebensverhältnissen sich ganz hinzugeben, um so nothwendiger ist es, sie zur Arbeit und zur Beschäftigung mit Ernst anzuhalten.

Es giebt andere, die, nach eigener Wahl, bald dies, bald jenes kleine Geschäft anfangen, aber keins zu Ende bringen; von einem zum andern übergehen, doch keins ernstlich treiben. Sie sind flatterhaft, veränderlich, fangen das Meiste verkehrt an, und werden die Fehler nicht gewahr, in die sie bei jeder kleinen Arbeit verfallen.

Andere sind so träger Art, daß sie nichts lieber sehen würden, als wenn man ihnen erlaubte, den ganzen Tag im Bette zu liegen, ihre eigene Reinlichkeit ganz zu versäumen, und sich den Gesetzen der Hausordnung, die sie auf Alle, nur nicht auf sich angewandt wissen wollen, ganz zu entziehen. Unter diesen giebt es manche, die sich Monate lang dem Müßiggange hingeben möchten, ohne an ihre Reinigung, an Bewegung, Arbeit und Beschäftigung zu denken. Sie sehen nichts lieber, als die Fortdauer einer ungestörten, passiven Behandlung; sie wollen lieber nichts verlangen, wenn man nur von ihnen nichts verlangt.

Andere sind boshaft, zänkisch; beschädigen sich selbst und Andere; zerstören und zerreißen ihre Kleider und ihre Geräthschaften; entwenden und verstecken das Eigenthum Anderer; treiben wohl gar onanitische Ausschweifungen; oder hegen die Neigung, sich selbst zu entleiben; oder bei der ersten günstigen Gelegenheit zu entweichen; oder irgend einen Kranken, den sie für ihren Feind halten, oder Wärter, oder ärztlichen Gehülfen, zu beschädigen.

Alle diese verkehrten Bestrebungen und Neigungen werden gesteigert durch Geschäftslosigkeit. Sie ist die Wurzel dieser Uebel. Bei ihrer Fortdauer ist höchst selten eine gründliche Heilung möglich. Dies gilt von der Behandlung dieser Geisteskranken in der bürgerlichen Praxis, wie in der Irrenanstalt.

Man sorge deshalb für hinreichende Beschäftigung und Arbeit. Dann werden die meisten dieser verderblichen Richtungen der Geisteskranken von selbst aufhören. Diese Arbeiten müssen geschehen mit Ordnung und Pünktlichkeit und unter strenger Aufsicht. Sie zu empfehlen und anzuordnen, ist nicht genug; es muß nicht an Aufsehern und Gehülfen fehlen, die auf die pünktliche Ausführung dieser Anordnung sorgfältig wachen. Diese Arbeiten müssen erzwungen werden; ihre Wirkungen sind in der Regel nützlicher und wohlthätiger, wenn der Kranke sie ungern treibt, als wenn die Besorgung ihm Vergnügen gewährt. Vergnügungen und Ergötzungen helfen hier viel seltener, als Lasten und Beschwerden. Es darf daher keine freie Wahl statt finden; vielmehr muß nach bestimmten Vorschriften, nach gesetzlichen Anordnungen und nach einem bestimmten Plane hierbei verfahren werden.

Dadurch geschieht es, daß so viele Kranke von ihren falschen, subjektiven, Vorstellungen über sich und ihre Lebensverhältnisse abgezogen und zu der objektiven Ansicht des Lebens zurück geführt werden. Das Gefühl der Unbehaglichkeit affizirt sie stärker und nützlicher, als das Gefühl der Lust; und je mehr die vorgeschriebene Arbeit, das verlangte Geschäft, sie einnimmt, ergreift und erfüllt, je mehr ein Zustand dadurch herbeigeführt wird, der sich ihrer krankhaften Gemüthsstimmung nicht freundlich anschmiegt, desto nützlicher und wohlthätiger wird sie enden. Das alte Wort: Perfer et obdura; dolor hic tibi proderit olim, bekömmt auch hier seine besondere Bedeutung.

Die Erfahrung hat mich von der Richtigkeit dieser Ansichten fest überzeugt. Ein durch bestimmte Vorschriften und Hausgesetze gefordertes Arbeiten und Beschäftigen ist den meisten Geisteskranken nützlicher, als alle Arzeneimittel. Dies hat mich bestimmt, diesem Gegenstande meine ganze Aufmerksamkeit zu widmen, und, je länger je mehr, den Apparat der Beschäftigungsmittel zu erweitern und zu vervollständigen; und eine Menge von Kuren, die meine Erwartungen zum Theil übertrafen, gestattet mir den Glauben, daß der Zustand unserer Irrenanstalt auf diesem Wege eine wesentliche Verbesserung erhalten habe. *)

---

*) Im Jahre 1811 errichtete ich für die Anstalt eine eigene Unterstützungs-Kasse, die ihre Einnahmen erhielt:

1) durch Sammlungen von Geldbeiträgen bei meinen Zuhörern und andern Freunden und Wohlthätern der Anstalt, welche jährlich einige Male erneuert wurden;

2) durch den Verkauf einiger kleinen Schriften, z. B. des jährlichen Generalberichts über das Königl. Charité-Krankenhaus;

3) durch die Strafgelder für Dienstfehler der Krankenwärter der Anstalt; und

4) seit den letzten Jahren, mit Genehmigung der vorgesetzten Behörden, durch die sonst dem Irrenarzt zu Theil gewordenen, nach dem Befehl des Hohen Allgemeinen Polizei-Departements im Ministerium des Innern ihm aber wieder abgenommenen ärztlichen Honorare von vermögenden Geisteskranken, monatlich zu einem halben Friedrichsd'or, für manche seit Kurzem zu einem Friedrichsd'or.

Die vorgesetzten Behörden genehmigten meinen Antrag: daß dieser kleine Fond nur für mich disponibel sei. Die folgende Uebersicht giebt Auskunft, wozu derselbe bisher von mir verwandt wurde, und zeigt namentlich, daß viele Gegenstände von Werth, deren Anschaffung dem Statsfond mithin nichts gekostet hat, für die ganze Anstalt und vorzugsweise für die Irrenanstalt damit erworben wurden.

Die hier eingeführten Beschäftigungen und Arbeiten sind theils körperlich, theils geistig,

Nro.	Uebersicht der Lazareth-Utensilien, Apparate und Heilmittel, welche seit den letztern Jahren bis ult. Juli 1818. aus der Unterstützungs-Kasse, für das Königl. Charité-Krankenhaus angeschafft wurden.	Kosten thl.	gr	pf.
1)	Mehrere Zimmer- und Bade-Thermometer	21	10	
2)	Eine goldene Sekundenuhr zur Untersuchung des Pulses und Athmens wichtiger Kranken für die ärztlichen Assistenten und Praktikanten	35	6	
3)	9 große Waschnäpfe für die klinischen Krankensäle	5	20	
4)	Ein neuer Kaleschwagen zur Beschäftigung der Irren-Kranken, der für den Winter in einen Schlitten umzuschaffen ist . .	88	6	
5)	Ein Balanzir-Tau zu Uebungen im Freien für die Irren	11	18	
6)	Zwei Schaukeln zur Belustigung und Bewegung der Irren	74	5	3
7)	Ein Drehstuhl zur Behandlung der Irren	71	6	6
8)	Ein Plan von Leinwand für den Irrengarten, um einen schattigen Platz zu verschaffen und darunter zu exerziren bei regnigtem Wetter	50	8	
9)	Mancherlei Sämereien und Gewächse zur Instandsetzung des Irrengartens . .	30	15	
10)	Zwei große Erd- und Himmels-Globen, zum Behuf des geographischen Unterrichts der Irren	14	4	
	Latus	403	2	9

theils gemischte. Bei den männlichen Kranken bestehen sie in Anhören und Vorlesen von Aufsätzen über

Nro.	Fortsetzung.	Kosten thl.	gr	pf.
	Transport	403	2	9
11)	Fünf Nachtstühle, zugleich als Lehnstühle zu gebrauchen, mit Fußrollen, zur leichteren Fortbringung zu den Krankenbetten, mit Eimern und Deckeln von Zink, und gepolsterten Sitzen und Lehnen . . .	51	1	—
12)	Eine Drechselbank mit Zubehör, zur Beschäftigung der Irren	22	—	—
13)	72 Stück neue Krankenbettstellen, mit weißer Oelfarbe bemahlt, mit grünen Schilden und Zwillichboden für die fünf Säle der Königl. mediz. klinischen Lehranstalt .	364	8	—
14)	6 Stück Argandsche Lampen mit grünen seidenen Schirmen für die fünf Säle der Königl. mediz. klinischen Lehranstalt und den Entbindungs-Saal	20	—	—
	Außerdem:			
1)	Unterstützungen an arme Kranken . .	92	22	—
2)	Unterstützungen an Krankenwärter . .	126	8	—
3)	Kleine Belohnungen und Preise an Geisteskranke, zur Ermunterung bei gemeinschaftlichen Spielen und Geschäften . . .	25	18	6
4)	Zur Bestreitung der zu gemeinschaftlichen Lustfahrten für Geisteskranke erforderlichen Kosten	6	12	—
5)	Zur Anschaffung der Schreib- und Zeichnenmaterialien, für das Halten der Lesebücher und Zeitungen für die Geisteskranken, zur Anschaffung der Landkarten, Spiele, des Holzes zum Drechseln, zur Einrichtung und Unterhaltung einer Kegelbahn rc. rc.	219	13	4
	Summa	1331	13	7

Zu Seite 249.

Stunden-Plan,

welchem die Geisteskranken in der Irrenanstalt des Königl. Charité-Krankenhauses zu Berlin im Sommerhalbjahre 1818 beschäftigt und behandelt wurden.

<table>
<tr><th>n</th><th>Sonntag</th><th>Montag</th><th>Dienstag</th><th>Mittwoch</th><th>Donnerstag</th><th>Freitag</th><th>Sonnabend.</th></tr>
<tr><td></td><td colspan="7">Pünktliches Aufstehen, Reinigen und Frühstücken.</td></tr>
<tr><td></td><td colspan="7">Religiöse Erbauungen durch lautes Vorlesen passender, dem Fassungsvermögen der Kranken angemessener, Werke.</td></tr>
<tr><td></td><td rowspan="3">Spazierengehen im Garten und gemeinschaftliche Spiele, als Schaukeln, Kegelspiele für weibliche Irren.</td><td colspan="6">Holzschneiden und Graben des Landes im Hofe.</td></tr>
<tr><td></td><td colspan="6">Wechselseitiges Ziehen und Fahren eines eigenen Wagens für Irrenkranke im Garten.</td></tr>
<tr><td>0</td><td colspan="6">Militärische Exerzirübungen.</td></tr>
<tr><td>1</td><td rowspan="2">Besuch der Charité-Kirche für die Ruhigen und sonst sich Eignenden.</td><td colspan="6">Anwendung der Bäder; warme, kühle, kalte, Uebergießungen und Sturzbäder, mit Benutzung der Douche nach verschiedenen Graden und Stufen.</td></tr>
<tr><td>12</td><td colspan="6">Unterricht im Zeichnen und Malen.</td></tr>
<tr><td>1</td><td colspan="7">Mittagsessen.</td></tr>
<tr><td>2</td><td colspan="7">Freistunden.</td></tr>
<tr><td>3</td><td colspan="7">Unterricht und Uebungen im Drechseln und in Tischlerarbeiten. Musikstunden.</td></tr>
<tr><td></td><td rowspan="3">Vergnügungen und Spiele im Garten und auf dem Hofe.</td><td colspan="6">Geographischer Unterricht nach einem gedruckten Leitfaden, durch Landkarten und Globen erläutert.</td></tr>
<tr><td></td><td colspan="6">Spazierengehen im Irrengarten, Bewegungen und Balanzir-Uebungen, Gebrauch der Schaukeln und Stelzen.</td></tr>
<tr><td></td><td colspan="6">Lautes, wechselndes, Vorlesen aus unterhaltenden, leicht faßlichen, Schriften.</td></tr>
<tr><td>7</td><td colspan="7">Abendessen.</td></tr>
<tr><td>8½</td><td>Musik oder Spiele.</td><td colspan="6">Bei gutem Wetter Kegelschieben für kleine Prämien.
Bei schlechtem Wetter gemeinschaftliche Spiele im Zimmer, als Karten-, Domino-, Lotterie-, Schach- und Damenspiel.</td></tr>
<tr><td></td><td colspan="7">Gebet und religiöse Erbauungen durch lautes Vorlesen ꝛc., wie beim Aufstehen.</td></tr>
</table>

Männer und Weiber haben zu verschiedenen Stunden, in verschiedenen von einander getrennten Zimmern und Räumen, dieselben Beschäftigungen, nur mit dem Unterschiede, daß während die Männer mit der Musik und dem Zeichnen und Malen beschäftigt sind, die Weiber zum Stricken, Nähen, Ausbessern der Wäsche, und andern weiblichen Arbeiten unter Aufsicht angehalten werden.

allgemein faßliche, religiöse Gegenstände; Unterricht im Zeichnen; Unterricht in der Geographie, mit Benutzung der Erdgloben und Landkarten, wobei ein faßlich geschriebenes Lehrbuch zum Grunde gelegt wird; Uebung in Tischler- und Drechslerarbeiten. Zu den mechanischen Arbeiten rechne ich noch das Holzschneiden, das Graben des Landes, die militärischen Exerzirübungen und das Fahren im Garten.

Als Erholungsbeschäftigungen dienen: musikalische Uebungen; Spaziergänge im Garten; lautes Vorlesen leicht verständlicher und anziehender historischer und itinerarischer Schriften; das Kegelspielen; bei schlechtem Wetter und im Winter: die gemeinschaftlichen stillen Spiele im Zimmer, Schachspiele, Damenspiele, Lotterie- und Kartenspiele. *)

Von den weiblichen Kranken werden die meisten der eben genannten Beschäftigungen und Arbeiten ebenfalls benutzt. Es kommen noch hinzu die weiblichen Handarbeiten: das Stricken, das Nähen, das Ausbessern der Zeuge und Wäsche. Die übrigen Arbeiten, namentlich: das Holzsägen, das Graben des Landes, das Fahren mit einem eigenen Wagen und die militärischen Exerzirübungen, das Kegelschieben, sind ebenfalls auch für sie eingeführt, und von vortrefflicher Wirkung.

Die angeschlossene tabellarische Uebersicht enthält einen Stundenplan, theils für die männlichen, theils

---

*) Der Königl. wirkliche Geheime Ober-Finanz-Rath Herr von Ladenberg hatte die Güte, die Irrenanstalt, nach meinem Antrage, mit hinreichenden, von Zeit zu Zeit erneuerten, Lieferungen von Ausschuß-Spielkarten aus dem Königl. Hauptstempel-Magazine unentgeldlich versehen zu lassen.

für die weiblichen Kranken, nach welchem alle Arbeiten, Erholungen und Freistunden, von der Zeit des Aufstehens bis zum Schlafenlegen, für das Sommer-Semester 1818 genau bestimmt sind.

Die Lehrer für den Unterricht im Zeichnen, in der Geographie, im Lesen und Schreiben, so wie für die religiösen Vorträge, sind aus der Mitte der Kranken selbst genommen, da sich unter denselben stets eine namhafte Zahl von gelehrten und wissenschaftlich gebildeten Männern befindet, deren Kur bei Ertheilung dieses regelmäßigen Unterrichts eben so sehr, wie die ihrer Zuhörer, gedeiht. Indem man ihnen dies Geschäft anvertraut, fühlen sie sich erhoben und geehrt. Kleine Gefälligkeiten und Belohnungen vermehren ihren Eifer und erhalten die Ausdauer, ohne welche ein solcher Unterricht wenig Früchte tragen würde.

Zum Behuf der religiösen Vorträge sind mehrere Exemplare von dazu geeigneten Werken angeschafft, deren Inhalt auch andern, nicht Geistes-Kranken zur Erbauung dient.

Den Gottesdienst, der in der hiesigen Anstalt wechselsweise von dem Charitéprediger und dem Prediger des Invalidenhauses jeden Sonntag Morgen gehalten wird, lasse ich von den sich dazu eignenden Geisteskranken, ohne Unterbrechung, besuchen, wobei ein Chirurg und mehrere Wärter die Aufsicht haben, um jede mögliche Störung für die übrigen Zuhörer zu verhüten. Es giebt eine Menge von partiellen Geisteskranken, denen der Sinn für religiöse Erbauung nicht abgeht. Es ist meist nützlich für die Kur, ihn zu nähren und, wo er mangelt, ihn zu erregen und zu beleben. Nicht felten sind die Fälle, in denen die Besserung des Kranken ihm selbst zu einer Pflichtangelegenheit gemacht werden darf und muß! Religiöse Erbauungen können die Bemühungen des Irrenarztes oft trefflich unterstützen, und in einer zweckmäßig organisirten Heilanstalt sollten diese Mittel niemals fehlen.

Die zum Vorlesen bestimmten Bücher werden von einer hiesigen Lesegesellschaft genommen und für die Bedürfnisse der Kranken sorgfältig ausgewählt. Allgemein verständliche historische, geographische, itinerärische Schriften, politische Zeitungen, interessante Erzählungen und Anekdoten, werden zu diesem Behuf ausgewählt, und da jede Woche 10 — 12 Bände geliehen werden: so fehlt es nicht an einer hinreichend abwechselnden Unterhaltung.

Die militärischen Exerzirübungen sind sowohl für männliche, als für weibliche, Kranke eine sehr empfehlenswerthe, in ihren Wirkungen höchst wohlthätige, Beschäftigung. Sie werden um so nützlicher, je weniger die Kranken zuvor daran gewöhnt waren, je neuer, fremdartiger und imponirender dies Geschäft für sie ist. Schon als Bewegung sind sie empfehlenswerth und zwar als Bewegung nach einer bestimmten, abgemessenen, Richtung, nach einer bestimmten Vorschrift, die jeden Augenblick wechselt.

Selbst weibliche Irren aus den höhern Ständen eignen sich ganz vorzüglich für die Anwendung dieses Heilmittels. Der treffliche Erfolg desselben beruht wahrscheinlich darauf, daß dies Geschäft ein ganz neues, ungewohntes, lästiges, an ein bestimmtes Kommandowort gebundenes, die Aufmerksamkeit nach außen richtendes und fixirendes, und zugleich imponirendes ist. Dem männlichen Geschlechte sagt es eben deshalb nicht in demselben Grade zu, und am wenigsten den Irren aus dem Militärstande, ohne Zweifel aus demselben Grunde, aus welchem den geisteskranken Tagelöhner das Sägen und Hauen des Holzes, und den Bauer das Graben des Landes bei weitem nicht stark genug anspricht. Dem Laien mag es auffallend, ja wohl gar lächerlich, erscheinen, einer Wahnsinnigen aus den höhern Ständen ein schweres hölzernes Gewehr in die Hand geben, einen Tornister umhängen, sie mit andern Irren in Reih und Glied stellen, und von einem tüchtigen, mit lauter Stimme kommandirenden, Unteroffizier in voller Uniform exerziren zu sehen. Dies darf den Irrenarzt nicht abhalten, von dem, was die Erfahrung als nützlich bewährt hat, Gebrauch zu machen. Diese Leibesübungen müssen mit andern Bewegungen abwechseln; aber sie, obgleich sie höchst nützlich sind, zu unterlassen, weil sie Unverständigen zum Gegenstande des Spottes dienen können, möchte nicht zu billigen sein. In einer Irrenanstalt kömmt Manches vor, was Nichtärzten seltsam, nachtheilig, oder gar lächerlich erscheinen kann. Wer darauf Gewicht legen, dadurch sich bestimmen lassen wollte in seinem Handeln und Wirken, der würde wenig leisten.

Die Irrenärzte aller Länder, aller Zeiten, machten gemeinschaftlich die Erfahrung, daß es ihnen, wie sie auch in dieser so ganz eigenthümlichen Sphäre der ärztlichen Praxis verfahren mochten, doch ganz unmöglich gewesen ist, es Allen recht zu machen. Eine ungetheilte Zustimmung ihrer Kollegen zu gewinnen, war höchst schwierig, ja kaum möglich; den ungetheilten Beifall des großen, selbst des gebildeten, Publikums zu erhalten, ganz unmöglich. Dies liegt in der Natur der Sache, und Niemand, der mit diesen Gegenständen vertraut ist, darf sich hierüber wundern.

Die hiesige Irrenanstalt besaß sonst nur einen Hof, der zur Bewegung und zum Genuß der Luft allen Irrenkranken gemeinschaftlich dienen mußte. Dies war eben so unzureichend, als unbequem, und versagte die Gelegenheit, die Kranken, so oft es nöthig war, in freier Luft zu beschäftigen. Es konnte dies nur mit einer Klasse nach der andern geschehen, da man männliche und weibliche Kranke, im hohen Grade Kranke und der Besserung Nahe, Heilbare und Unheilbare, Gemüthskranke und Epileptische, zu einer und derselben Zeit nicht mit einander vermischen durfte. Hierzu kam noch die Nothwendigkeit, wegen anderweitigen Mangels an Raum, auf diesem Hofe einen verdeckten Schuppen bauen zu lassen, unter welchem die Geisteskranken, — nach meinen von der vorgesetzten Behörde genehmigten Vorschlägen, — bei nasser Witterung, mit Holzschneiden beschäftigt werden konnten. Denselben Einen Platz mußte ich ferner benutzen zur Anlegung einer Kegelbahn, die den Kranken theils als Mittel zur Bewegung, theils zum Vergnügen und zur Erholung dienen sollte.

So nothwendig diese Einrichtungen waren, so konnte es nicht fehlen, daß dadurch die freie Benutzung des Platzes zur Erholung anderer Geisteskranken erschwert wurde. Denn während weibliche Kranke Holz schnitten, konnten die männlichen nicht spazieren gehen; und während die weiblichen Kranken mit Kegelspielen beschäftigt waren, mußte die Beschäftigung der männlichen durch Holzschneiden, unterlassen werden.

Es gereichte daher der Anstalt zur reellen Verbesserung, daß die vorgesetzten Behörden meinen Plan zur Einrichtung eines besondern Irrengartens genehmigten. Ich brachte in Vorschlag: einen Theil des Irrenhofes dazu zu benutzen, und von der andern Seite ein bedeutendes Stück des anstoßenden Trockenplatzes damit in Verbindung zu bringen. Hierdurch wurde ein beträchtlicher Raum zur Einrichtung eines Gartens gewonnen, ohne daß dem Irrenhofe etwas Wesentliches entzogen worden wäre, oder der übrig bleibende, hinreichend geräumige, Trockenplatz seine eigene Bestimmung verloren hätte.

Der Irrenhof behielt hierbei eine Länge von 171 Fuß und eine Breite von 127 Fuß. In demselben befindet sich die Kegelbahn für Geisteskranke und ein verdeckter Schuppen, um bei schlechtem Wetter Holz darunter zu schneiden, 45 Fuß lang und 17 Fuß breit.

Der jetzige Irrengarten bekam hierdurch eine Länge von 262 Fuß und eine Breite von 194 Fuß. Die Königl. Regierung in Berlin ließ die erforderliche Menge von jungen Bäumen und Pflanzen aus dem Königl. Thiergarten hierzu anweisen, und der Direktor des Königl. botanischen Gartens, Herr Professor Dr. Link, hatte die Gefälligkeit, mancherlei Sämereien und Pflanzen, die dort entbehrt werden konnten, zur Vervollständigung des neuen Irrengartens, zu bewilligen. So entstand in Kurzem eine recht nützliche, schon zu lange entbehrte, Anlage. Die Anstalt bekam dadurch einen neuen, zweiten, beträchtlichen Raum, auf welchem eine bedeutende Zahl von Kranken, zu derselben Zeit, wann andere den

Irrenhof benutzten, beschäftigt werden konnten. Aus den Beiträgen zur Unterstützungs-Kasse wurden zwei große Schaukeln in dem neuen Garten erbaut, die als Erholungsspiele für die Kranken benutzt wurden. Zwischen beiden wurde ein geräumiges Zelt aufgeschlagen, womit, nach einer Verfügung des Königl. wirklichen Statsministers Herrn von Schuckmann Excellenz, die Anstalt zu derselben Zeit versehen wurde. Ein breiter Fahrweg, der den ganzen Garten umzog, wurde zum Fahren mit dem oben angeführten Wagen benutzt. Zugleich wurde in diesem Garten ein verdeckter Plan eingerichtet, um die Menge der schattigen Sitzplätze zu vermehren, und um zugleich einen trocknen Platz zu erhalten, auf welchem, bei nasser Jahreszeit, die Exerzirübungen ohne Unterbrechung fortgesetzt werden konnten. Hierzu kam noch ein Balanzirseil zu kleinen Uebungen und Spielen.

Obwohl alle diese Einrichtungen die Irrenanstalt wesentlich verbesserten: so fehlte doch namentlich dem neuen Garten noch Manches, um ihn so zweckmäßig als möglich zu machen. Ein freier Platz war noch nicht hinreichend, und es fehlte namentlich an Schatten, an schattigen Lauben und Gängen, die durch Zelte und Plane nicht ersetzt werden können. Die neue Anpflanzung konnte erst nach vielen Jahren Schatten versprechen. Ich schlug deshalb vor: ein Stück des Thierarzeneischulgartens, welcher von zwei Seiten unmittelbar an unsern Irrengarten stößt, zur Vergrößerung des letztern zu bewilligen, da gerade der abzutretende Theil mit schattigen Alleen und Laubwerk reichlich versehen war, und da dieses Verlusts ungeachtet der Thierarzeneischulgarten als Erholungsplatz für kranke Pferde, denen unsere Geisteskranken, die durch die vielen Oeffnungen der, beide Plätze von einander trennenden, Bretterwand jenen Garten übersehen können, die schattigen Räume oft beneideten, groß genug geblieben sein würde. Aber dieser Antrag fand zu viele Schwierigkeiten, als daß seine Genehmigung hätte geschehen können, da das Institut der Thierarzeneischule nicht blos von dem Königl. Ministerium des Innern, sondern zugleich von dem Königl. Hofmarschallamt abhängt. Es blieb daher beim Alten, und der Irrengarten mußte der schattigen Plätze bis jetzt entbehren.

Ein zweiter Uebelstand hierbei bleibt der, daß die hölzernen Planken, welche die Hauptseiten des Irrengartens von dem Thierarzeneischulgarten trennen, schon so alt, verfallen und durchlöchert sind, daß sie das Entweichen der Geisteskranken nicht hinreichend verhüten. Eine Menge von Astlöchern und Ungleichheiten in den Planken wurde von solchen Kranken, welche von der schlechten Aufsicht nachläßiger Wärter im rechten Augenblick Vortheil zu ziehn wußten, nicht selten benutzt, um diese Wände zu übersteigen. Hierzu kömmt, daß durch diese Oeffnungen eine beständige Kommunikation zwischen dem Thierarzneischulgarten und dem Irrengarten unterhalten wird. Es wird sogar möglich, daß neugierige Zuschauer, von jenem Garten aus, den Beschäftigungen und Spielen der Geisteskranken bequem zusehen, ihre etwa darunter befindlichen Verwandten beobachten, ja sogar Leckereien und Geld durch die Oeffnungen der Wände darreichen können. Die hierdurch entstehenden Nachtheile liegen am Tage. Für viele Kranke ist es höchst unangenehm, bei

bei den ihnen übertragenen Arbeiten und Beschäftigungen sich so zur Schau gestellt zu sehen. So darf man es nennen, da der Thierarzeneischulgarten, wegen seiner schattigen Alleen, und da er die Friedrichsstraße mit dem Wege an der Mauer verbindet, eine beständige Kommunikation mit den Einwohnern Berlins unterhält. Warum ist diesem wichtigen Uebelstande bisher nicht abgeholfen? — Vielleicht hinderten dies die Kosten einer neuen, hinreichend hohen, massiven Mauer, da die Anschaffung einer neuen hölzernen Planke, die den Witterungseinflüssen doch nicht lange Widerstand leistet, nicht räthlich gefunden wurde. Hierzu mögen andere Bedenken gekommen sein, deren Erörterung nicht hierher gehört. Ich selbst habe es an schriftlichen und mündlichen Vorstellungen bei den sämmtlichen vorgesetzten Behörden wegen schleuniger Abstellung dieser, in die Augen fallenden, Fehler nicht ermangeln lassen. Bis jetzt sind sie aber ohne Erfolg geblieben.

Die Zweckmäßigkeit einer Irrenanstalt hängt nicht blos von der Wahl der Heilmittel und Methoden ab, sondern eben so sehr von der Art, wie solche gebraucht und in Anwendung gezogen werden; von dem Geiste, der die Behandlung leitet, von der Ordnung, Regelmäßigkeit und polizeilichen Aufsicht, die darin herrschen. Die hierauf sich beziehenden Einrichtungen fand ich nicht von der Art, daß ich mich hätte dabei beruhigen können. Unter den vorgesetzten Pensionär- und Stabsärzten, die von Zeit zu Zeit für diese Abtheilung des Krankenhauses angestellt wurden, befanden sich mehrere, die zur Verbesserung des Instituts redlich leisteten, was sie leisten konnten. Andern fehlte die **Vorliebe** für diese Art der ärztlichen Praxis, die für dieses Geschäft, soll es mit **Erfolg** getrieben werden, ganz unentbehrlich ist. Hierzu kam der öftere **Wechsel** dieser Aerzte, wodurch die Erreichung des Zwecks ihrer Anstellung erschwert wurde. Um so mehr blieb mir selbst zu thun übrig, um die nachtheiligen Folgen, die hieraus hätten entspringen können, möglichst zu verhüten.

Es schien mir sehr unpassend, daß die meisten Geisteskranken auf den Fluren und Gängen, nach eigener Neigung, umhergehen, singen, pfeifen, trommeln und schreien durften; daß es ihnen erlaubt wurde, Fremde, die in die Anstalt traten, anzubetteln; daß ihre Tage und Stunden nicht eingetheilt; daß alle, nach Belieben, bei Tage auf ihren Betten umherliegen; daß andere in der Nacht aufstehen; daß noch andere sich vorzeitig schlafen legen durften. Wer keine Neigung fühlte, an den gebräuchlichen Geschäften Antheil zu nehmen, der entzog sich freiwillig denselben.

An den drei **Haupteingängen** der Irrenanstalt befanden sich **keine Thürsteher**, da man die Kosten ihrer Unterhaltung scheute. Die Folge davon war das häufige Entweichen der Kranken, die so oft sich selbst und Andern schädlich wurden.

Damals war es noch gebräuchlich, unruhige Kranke mit **Ketten** an ihre Betten zu schließen, und mancher Krankenwärter erlaubte es sich, diese unglücklichen Kranken, wenn sie sich nicht gleich bedeuten lassen wollten, zu **schlagen** und zu **züchtigen**.

Es war meine erste Sorge, gegen diese nachtheiligen Gebräuche nach allen meinen Kräften anzukämpfen.

Es schien mir durchaus nothwendig, bestimmte Hauspolizeigesetze einzuführen, die zur allgemeinen Richtschnur des täglichen Verfahrens dienten. Diese Gesetze mußten mit Ernst befolgt und beachtet werden. Ich ließ ein pünktliches Aufstehen und Niederlegen der Kranken einführen. Sie mußten sich selbst reinigen, sich selbst ankleiden. Es wurde ihnen ein System der Ordnung und Reinlichkeit aufgedrungen, dessen Befolgung um so weniger Schwierigkeiten fand, da es für alle galt, und daher das Beispiel der gebesserten Kranken die übrigen zur Nachahmung reizte. Der Willkühr der Wärter durfte nichts überlassen bleiben. Der eigenmächtige Gebrauch der Zwangsmittel wurde ihnen streng verboten. Die Befestigung mit Ketten wurde ein für allemal abgeschafft; an deren Stelle, in Fällen, wo sie unentbehrlich war, die Befestigung mit breiten starken Riemen, die weder drücken, noch einschneiden können, eingeführt. Für die Kranken wurde mit Theilnahme, jedoch mit dem nöthigen Ernst, gesorgt, und jedes harte, rauhe, eigennützige oder gar jähzornige und lieblose Betragen der Wärter mit unerbittlicher Strenge geahndet.

Es schien mir eine falsche Maxime zu sein, die in einigen Irrenanstalten eingeführt ist, einen Geisteskranken, der den Arzt oder Wärter schlägt, wieder zu schlagen. Dies Wiederschlagen artet in Härte aus, erbittert die Kranken, indignirt die Rekonvaleszenten, und schadet unwiederbringlich dem Rufe der Anstalt. Die Fälle, wo körperliche Züchtigungen die Heilung geisteskranker Individuen befördern können, sind so selten, daß sie mit der Frequenz der Fälle, bei denen körperliche Züchtigungen schaden, gar nicht verglichen' werden können. Man muß dafür sorgen, daß der unruhige, jähzornige und tobsüchtige Irre außer Stand gesetzt werde, seine Umgebung körperlich zu beschädigen. Hierdurch werden unruhige Szenen und Schlägereien zwischen Kranken und Wärtern in der Regel verhütet werden.

Sollten auch hier und da Fälle vorkommen, wo bösartige, verwilderte Geisteskranke die Erwiederung der Schläge verdienten, und diese sogar beruhigten und besserten; so liegt es doch am Tage, daß durch Einführung jener Maxime leicht bedeutende Nachtheile für die Ordnung des Ganzen entstehen würden. Wie wenig Wärter für Geisteskranke würde es geben, die eine solche Erlaubniß nicht mißbrauchten. Es würde bald dahin kommen, daß körperliche Züchtigungen gar nicht aufhörten.

Wie schwer würde es auszumitteln sein: ob während der Abwesenheit des Arztes der Kranke seinen Wärter geschlagen oder getreten habe? und wie mancher Wärter würde, um sich seinen Dienst leicht zu machen, um bei seinem Kranken sich in gehörigen Respekt zu setzen, keine Gelegenheit vorbeigehen lassen, ihn heimlich zu züchtigen.

Der Irrenarzt muß mit Ernst und Strenge die gehörige Nachsicht und Geduld zu verbinden wissen. Es darf nicht an Mitteln fehlen, Folgsamkeit, Gehorsam und Eifer in der Erfüllung der den Kranken vorgeschriebenen Beschäftigungen und Leistungen zu belohnen. Es darf ihm aber auch nicht an solchen fehlen, widerspenstige, unruhige, boshafte und arbeitsscheue Irren zu bestrafen. Er soll diese nach Art ungerathener und ungehorsamer Kinder behandeln; sie nach Verschiedenheit ihrer geistigen Natur, so wie nach Verschiedenheit ihrer körperlichen Kräfte, Anlagen und Kenntnisse, auf einen bessern Weg zu leiten trachten. Er kann daher auch der Strafmittel nicht entbehren; er hat jedoch dafür zu sorgen, daß diese immer nur Mittel für einzelne Fälle bleiben, und darf nicht zugeben, daß ihre Wahl und Anwendung den Wärtern oder denen, die mit der Ausführung der ärztlichen Anordnungen beschäftigt sind, aber nicht selbst anordnen sollen, überlassen werde.

Mit so vielen unruhigen und widerspenstigen Kranken der Art ich auch beschäftigt gewesen, und so oft ich auch selbst von unglücklichen Wahnsinnigen angegriffen worden bin: so habe ich mir doch nie erlaubt, den Ausbrüchen ihres Zorns und ihrer Verwilderung körperliche Züchtigungen entgegen zu setzen. Ich habe durch die That gezeigt, daß dies zweideutige Mittel entbehrlich ist. Ich glaubte dies auch der öffentlichen Meinung des Publikums, und eben so sehr dem Beispiele für meine Gehülfen und für die Irrenwärter, schuldig zu sein.

Ich verbot daher streng jede körperliche Züchtigung. Wer geschlagen wird, er sei Arzt, Gehülfe oder Wärter, der schlage nicht wieder; er setze vielmehr den Kranken in eine Lage, die ihm das Schlagen unmöglich macht. Angemessene Zwangsmittel mögen dann den Irren fühlen lassen, daß der freie Gebrauch seiner Hände und Füße ihm nicht gestattet werden könne. Hierzu dient: das Anlegen breiter Handriemen, die Zwangsjacke, der Lehnstuhl, die Zwangsbeinkleider bei großem Ungestüm und unbändigen Gebehrden, das Zwangstehn am Seile.

Bei der Menge von schlechten, herzlosen und ungebildeten Krankenwärtern, zu deren Anstellung ich oft gezwungen war, konnten die Fälle von Uebertretungen jenes Gesetzes nicht ausbleiben. Da, wo ich die entfernteste Kenntniß hiervon erhielt, ließ ich eine strenge Untersuchung nicht fehlen, und sobald die Klage als gegründet sich bestätigte, oder nur ein dringender Verdacht sich geltend machte, erfolgte die Entlassung des schuldigen Wärters auf der Stelle. Ich habe während meiner zwölfjährigen Dienstzeit an sechzig, wegen dieser Härte und Rohheit oder anderer übler Eigenschaften zur Wartung der Irren untauglich gefundene, Wärter entlassen müssen.

Alle diese Verbesserungen blieben nicht ohne wesentliche Wirkungen für das ganze Institut. Eine Menge von Kuren gelang glücklich, nicht selten unter Umständen, die ein solches Resultat kaum erwarten ließen. *)

*) Eine Menge von berühmten Aerzten Deutschlands, Frankreichs, Englands, Rußlands, Schwedens, Italiens ꝛc., besuchte während meines Wirkens diese Anstalt, und äußerte über manche, ihnen neue und zweckmäßig scheinende, Einrichtung ihre volle Zufriedenheit; so wie mehrere mir ihre Bemerkungen über die schwachen Seiten des Instituts, die ich selbst nie verkannte, und, wo ich irgend konnte, zu verbessern strebte. nicht verbargen. Am erfreulichsten aber mußte mir wohl das günstige Urtheil des berühmten Chefs der Kaiserl. Russischen Militär-Medizinal-Angelegenheiten und ersten Leibarztes des Kaisers von Rußland, Stats-Raths ꝛc. Dr. v. Wylie aus St. Petersburg sein, da dieser erfahrne und verdiente Arzt mit den besten Irren- und Krankenanstalten von Europa aus eigener Erfahrung bekannt ist.

Das Vertrauen des Publikums stieg von Jahr zu Jahr, so daß selbst von entfernten Gegenden um die Aufnahme neuer Geisteskranken gebeten wurde. Das beschränkte Lokal der Anstalt wurde bald so überfüllt, daß die Aufnahme neuer Kranken sehr erschwert, und die Entfernung anerkannt unheilbarer Geisteskranken bewirkt werden mußte. Und dieses Vertrauen wuchs, nachdem von Jahr zu Jahr, durch Mittheilung eines jährlichen summarischen Berichts, die Resultate unserer Bemühungen in Zahlen und Summen deutlich ausgesprochen werden konnten.

Dreizehnter Abschnitt.

Irrenanstalt. (Schluß.)

Fortdauernde Uebelstände der Anstalt. Große Beschränktheit der Lokalität. Nachtheilige Berührung mit den übrigen Abtheilungen des Krankenhauses. Mangel an bedeckten Plätzen und freien Räumen. Mangel an einer zweckmäßigen Badeanstalt für die Irrenanstalt und für das ganze Krankenhaus. Vorschläge zu deren zweckmäßigen Einrichtung. Fortdauernder Aufenthalt vieler unheilbaren Blödsinnigen und Epileptischen neben den heilbaren Irren. Zu häufiger Wechsel der Assistenten (Pensionär- und Subchirurgen). Ueberhäufung des Hausvaters mit Geschäften. Mangel einer Aufseherinn über Irre weiblichen Geschlechts. Großer Mangel an tüchtigen Irrenwärtern. Zudringlichkeit mancher Verwandten der Geisteskranken und dadurch erwachsende Nachtheile. Gerichtliche Prüfungen der Geisteskranken ohne Konkurrenz des Arztes der Anstalt. Finanzielle Verhältnisse der Irrenanstalt und deren Verbesserung.

Ich habe die Verbesserungen namhaft gemacht, die ich in der Irrenanstalt nach und nach zu bewirken bemüht gewesen bin. Ihre Würdigung muß ich unpartheiischen Sachverständigen überlassen. Nun halte ich mich auch verpflichtet, die wichtigsten noch vorhandenen Uebelstände besonders zu betrachten, die den Zweck des Instituts mehr oder weniger beeinträchtigen, und deren Entfernung, wie sich leicht ergeben wird, nicht in meiner Macht stand. Zu diesen Mängeln rechne ich folgende:

Das Lokal ist viel zu klein und beschränkt. Es besteht kaum aus dem vierten Theile des ganzen

Krankenhauses. Es fehlt an Zimmern, um die verschiedenen Klassen, Arten und Stufen der Krankheiten gehörig von einander zu trennen. Es fehlt an Zimmern, um neue zweifelhafte Geisteskranke von der Masse der Uebrigen gehörig zu scheiden, und zu isoliren. Es fehlt an Zimmern, die in den Zeitraum der Rekonvaleszenz Tretenden, und die dem Anscheine nach wirklich Genesenen, die vor ihrer gänzlichen Entlassung noch eine Zeitlang zu beobachten sind, obwohl sie dabei manche Freiheiten genießen können und müssen, gehörig abzusondern. Es fehlt endlich an Zimmern, um Geisteskranken, die zugleich krätzig, die zugleich venerisch sind, und endlich solchen, die sich selbst verwundeten, oder an andern wichtigen äußern Schäden leiden, oder die in hitzige Fieber verfallen, einen eigenen Platz anzuweisen, wo sie, ohne von den übrigen Geisteskranken gestört zu werden, nach der Verschiedenheit des Bedürfnisses gehörig gepflegt und behandelt werden können.

Es fehlt an bedeckten Plätzen zu gemeinschaftlichen Spielen und Bewegungen bei rauher und kalter Jahreszeit, und zur zweckmäßigen Benutzung der Winterabende. Es fehlt an Räumen zu gymnastischen Uebungen und Spielen, zur Einrichtung eines Billards; es fehlt, was leichter zu erreichen wäre, eine verdeckte Kegelbahn, die zu allen Jahreszeiten benutzt werden könnte.

Es fehlt an freien Räumen und Plätzen außerhalb des Gebäudes. Die disponiblen Räume, welche die Anstalt jetzt besitzt, sind theils zu klein, theils zu sonnig, theils viel zu exponirt, so daß sie von andern Abtheilungen des Krankenhauses und vom Thierarzneischulgarten aus übersehen, und die darin beschäftigten Kranken beobachtet werden können. Geisteskranke und Epileptische, sie mögen heilbar oder unheilbar sein, müssen sich in der Regel oft und viel bewegen. Es muß daher mehrere von einander getrennte Gärten und schattige Plätze geben, zu deren Benutzung, sobald die Jahreszeit es erlaubt, nicht eine Klasse auf die andere zu warten braucht. — Rekonvaleszenten sollten ihre eigenen freien Plätze haben. — Unheilbare Blödsinnige und Epileptische, deren Entfernung nicht sogleich geschehen kann, sollten ihre eigenen Erholungsplätze haben.

Alles dies ist in der hiesigen Anstalt, die ihre Räume und Zimmer so vielfach benutzen muß, und oft deren nicht genug besitzt, nicht zu schaffen. Die Nähe des übrigen Krankenhauses *) stört die Benutzung der jetzt disponiblen Plätze, welche dem Auge des größten Theils

*) Die Verbindung einer Irrenanstalt mit einem allgemeinen Krankenhause ist an sich nicht zweckwidrig. Irre sind Kranke, so gut wie Epileptische und andere Nervenkranke, und jede Irrenanstalt ist ein Krankenhaus. Hierzu kömmt die Ersparung großer Geldsummen durch eine gemeinschaftliche Administration, Kasse, Küche, Wäsche, Apotheke rc., welche die Bedürfnisse der Irrenanstalt als eines Theils des Krankenhauses zugleich bestreiten. In unserm Falle fehlte es aber an hinreichendem Lokal und an freien, vom übrigen Krankenhause getrennten, Räumen; und wie diesen Mängeln in dem Falle, daß zur Errichtung einer neuen, für sich bestehenden, Irrenanstalt, zu welcher die meisten Aerzte Berlins gerathen, ein hinreichender Fond für die nächsten Jahre nicht aufzubringen sein sollte, abgeholfen werden müßte, habe ich den vorgesetzten Behörden mehrere Male vorgeschlagen.

der übrigen Kranken ausgesetzt sind. Eben diese Nähe des Krankenhauses ist manchen Spielen, manchen Beschäftigungen, mehr oder weniger hinderlich. Die Achtung für die übrigen Kranken verbietet namentlich: die Benutzung einer rauschenden Musik als Heilmittel; das Tanzen mit Musik als Erholung und Ergötzung; so wie den Gebrauch der Trommeln und Pfeifen, welcher die Aufmerksamkeit bei den Exerzirübungen schärfen würde. Alle diese Bedürfnisse sollten billig in der größten Irrenanstalt des Landes nicht fehlen.

Es fehlt an einer zweckmäßig eingerichteten, vollständigen, Badeanstalt, und dieser Mangel ist für das ganze Krankenhaus, wie für die Irrenanstalt insbesondere, sehr drückend. *)

Zwar ist in einer kleinen Kellerabtheilung im rechten Flügel des Hauses eine Vorrichtung zum Baden seit vielen Jahren etablirt, diese jedoch so übel gelegen, daß die dahin geführten Kranken, während sie die dunkeln feuchten Kellergänge passiren, einer Manchen schädlichen Zugluft ausgesetzt sind. Zugleich ist es dort niedrig, feucht, und so dunkel und unfreundlich, daß man es vermeiden muß, diese Anstalt Sachkundigen zu zeigen. Der Königl. Oberbaurath Moser und andere Bauverständige haben dieses Lokal oft, und zuletzt im März 1815, näher untersucht und sich von der Unmöglichkeit einer wesentlichen Verbesserung desselben überzeugt; ich muß hinzufügen, daß der Gebrauch dieser Badeanstalt,

*) Vorschläge zur Abstellung dieses Uebels habe ich häufig, und zuletzt in meinem gutachtlichen Bericht vom 18ten Januar 1816, gemacht.

bei den oben bemerkten Eigenschaften, manchen reizbaren Konstitutionen schadet, und daß ich eben deshalb gezwungen war, während eines großen Theils des Jahres viele Kranke in ihren eigenen Zimmern baden zu lassen, so daß die bisherige Anstalt in der Regel nur von sonst gesunden krätzigen Kranken, wie von den unempfindlichern Geisteskranken, benutzt werden konnte. Es giebt hier aber im Durchschnitt immer einige Hundert Kranke, die mit großem Nutzen täglich oder wöchentlich einige Male warm baden. Da nun in der Anstalt keine Wasserleitungen existiren, mithin alles Wasser zu diesem Behufe 1 — 2 — 3 Treppen hoch, mit großer Beschwerlichkeit, hinauf getragen werden muß; so ist leicht zu erachten, welche Kräfte in Anspruch genommen werden müssen, um Verordnungen zu häufig fortgesetzten Badekuren zu vollziehen. Hierbei ist es ganz unvermeidlich, daß beim Transport des Wassers in Eimern die Treppen und Flure beständig naß gemacht, und die Fußboden der Zimmer selbst, durch die stete Anfeuchtung, nach und nach verdorben werden, wie dies bereits in mehreren Zimmern geschehen ist. Das beständige Baden in den Zimmern hat endlich auch den Nachtheil: daß durch die Verdampfung des warmen Wassers und durch die langsame Verdunstung der die Fußböden durchdringenden Feuchtigkeiten die Krankenzimmerluft verunreinigt wird, so wie es nicht immer zu verhüten steht, daß, während des Badens erwachsener Männer oder Weiber in den allgemeinen Krankenzimmern, Fremde unvermuthet hineintreten, die Badenden erschrecken, und an dem Anblick der Entkleideten ein Aergerniß nehmen müssen. Alle diese Umstände machen es nöthig, den Bau eines neuen, zweckmäßig einzurichtenden, Badehauses in Vorschlag zu bringen, um die Anwendung dieses so vortrefflichen und bei der Behandlung so vieler chronischen Kranken ganz unentbehrlichen Mittels zu erleichtern, und jene drückenden Uebelstände, die mit der bisherigen Badeweise unzertrennlich waren, für die Zukunft zu verhüten. Dieses Badehaus müßte so angelegt werden (wobei die Frage: ob die Irrenanstalt von der Charité getrennt, oder mit ihr verbunden bleiben soll, in Betracht kömmt): daß die Kranken, ohne durch Zugluft oder Betretung stets nasser Fußböden oder kalter feuchter Steine sich zu erkälten, zu jeder Jahreszeit zu ihm gelangen können. Alle Kranke, deren Uebel eine Entfernung von ihren Betten zuließe, müßten, wenn sie baden sollen, diese Anstalt benutzen, und das Baden in den Krankenzimmern selbst nur für die Fälle hitziger Krankheiten und wichtiger chirurgischen Uebel übrig bleiben.

Das neue Badehaus müßte in seinem Innern geräumig genug sein, um die krätzigen Kranken, deren Kur ohne Bäder sehr schwierig und kostspielig ist, von den übrigen gehörig zu scheiden, die Geschlechter völlig zu trennen, für die an Reinlichkeit gewöhnten innern und Geisteskranken besondere Bäder einzurichten, und Behufs der Schwefelbäder, der Spritzbäder und der Tropfbäder (welche die Anstalt, wie sie sein müßten, bis jetzt noch nie gehabt hat) die nöthigen Einrichtungen zuzulassen. Zugleich würde die Veranstaltnug getroffen werden können, daß arme Kranke der Stadt, die sich zur Aufnahme in die Anstalt sonst nicht eignen, (und deren es in Berlin zu viele giebt, als daß die für Arme bestimmten Freibader in unsern beiden neuen trefflichen Privat-Badeanstalten diesem Bedürfnisse ganz abhelfen könnten,) da sie die ungleich kostbarere Lazarethpflege noch entbehren, zu bestimmten Stunden des Tages einfache und zusammengesetzte Bäder, die unter ärztlicher Aufsicht anzuwenden wären, unentgeldlich benutzen könnten. Hierdurch würde das neue Charité-Badehaus der Anstalt selbst, wie der Stadt, gleich nützlich, und selbst für solche Geisteskranke brauchbar werden, deren Aufnahme in die öffentliche Irrenanstalt noch bedenklich sein könnte.

Das Anlegen eigener Badezimmer in den wichtigsten Abtheilungen des Instituts, welches Manches für sich hat, setzt die Einrichtung von Wasserleitungen voraus, welche an sich sehr zweckmäßig, wenn gleich kostspielig, sein würden; wiewohl der große Mangel an Krankenzimmern, der von so wichtigen Folgen für eine Krankenpflege überhaupt ist, bei der jetzigen Verfassung der Anstalt und bei der Menge von Armen der Stadt, das Abgeben mehrerer Krankenzimmer zu Badezimmern kaum räthlich macht.

Es fehlt ein hinreichender, den Bedürfnissen angemessener, Fond des Instituts, dessen Beschaffenheit nicht nach idealen Träumen und übertriebenen Ansprüchen, welche mit den reellen und wichtigern Bedürfnissen des Stats im grellen Widerspruche stehen, nicht nach vorgefaßten Ansichten, nicht nach engherzigen Grundsätzen, sondern nach den wirklichen Bedürfnissen, die ein erfahrner Arzt am Besten zu würdigen weiß, bestimmt werden sollte. Es ist hier nicht die Rede von Anschaffung ungeheurer Mittel, zu denen kein Stat in der Welt sich je verstehen kann. Es bleibe nur Freiheit genug, die gewöhnlichen Ausgaben von Zeit zu Zeit zu übersteigen, damit dem Arzt nicht die Hände gebunden werden, sondern Alles, was sich als nützlich und heilsam für die Kur dieser unglücklichen Kranken in der Erfahrung bestätigte, auch seine Anwendung finde.

Arme Kranke, die aus eignen Mitteln nicht gekleidet werden können, sollten auf Kosten der Anstalt bekleidet werden. Mit bloßen Füßen können sie die Arbeiten in freier Luft, die Bewegungen und Spiele nicht mitmachen. Zu Musikübungen gehören musikalische Instrumente. Der Apparat der Spiele und Ergötzungsmittel sollte nach und nach vervollständigt, das Abgenutzte ersetzt werden; die gewöhnlichen Etats aber sind auf solche Gegenstände nicht berechnet. Die Kur mancher Kranken wird unterstützt durch Aufmunterungen und kleine Geschenke, durch Prämien für errungene Siege bei Spielen und Kämpfen. Auch dazu gehören Geldverwendungen, worüber der Arzt muß disponiren können.

Die Anschaffung einer Bibliothek, einer Landkartensammlung, der Schreib- und Zeichnen-Materialien, der Lehrbücher; die nothwendigen Belohnungen der Lehrer, auch wenn sie selbst Geisteskranke sind; das Halten eigner Lehrer, wenn die unter den Geisteskranken zum Unterricht sich Eignenden verhindert, oder wegen erlangter Heilung entlassen werden müssen, namentlich für den Unterricht im Lesen, Schreiben, Rechnen, Zeichnen, in der Geographie, Geschichte, Religion, in weiblichen Arbeiten, in mechanischen Geschäften, als: Drechseln, Tischler- und Papparbeiten rc.; die von Zeit zu Zeit zu gewährenden Vergnügungen und Genüsse, als: gemeinschaftliche Wanderungen, der Besuch des Theaters und anderer öffentlichen Lustbarkeiten für die Rekonvaleszenten; — alle diese Bedürfnisse machen außerordentliche Ausgaben nothwendig, die in den gewöhnlichen Etats nicht vorkommen, und bleiben eben deshalb gemeiniglich unbefriedigt.

Diese Forderungen sind billig und liegen in der Natur der Sache. Hierin liegt keine Uebertreibung, wie Laien vielleicht glauben könnten; so wie die Summen, die deshalb nöthig werden, auch keinesweges unerschwinglich sind. Mit einer Summe von einigen Tausend Thaler jährlich würde sich alles dies, was bisher den meisten Irrenanstalten in Europa fehlte, recht wohl beschaffen lassen.

Die Verbindung einer Heilanstalt mit der Versorgungsanstalt unheilbarer Irren ist mit den Zwecken jener unvereinbar. Der geringste Schaden ist die Beschränkung der Lokalität, die hierdurch entsteht. Viel wichtiger ist die Störung der Kur heilbarer Kranken. Die unvermeidliche Berührung, die Unruhe, die durch Wiederkehr der Paroxysmen entsteht, alles dies wirkt nachtheilig ein auf die in der Heilung Begriffenen. Es entsteht Verschlimmerung des schon Gebesserten; es entstehen wirkliche Rückfälle. Hierzu kömmt noch: daß jeder Unheilbare, obwohl kein Gegenstand der Therapeutik, doch die Kräfte des Arztes in Anspruch nimmt, damit sein Zustand wenigstens gemildert, damit er, wo möglich, einem Vernunftwesen ähnlicher gemacht, und die Entwickelung körperlicher Krankheiten möglichst verhütet werde.

Auch dieser Uebelstand drückt die hiesige Anstalt. Hier waren Heilbare und Unheilbare stets zusammen vermischt, und wenn man gleich bei meh-

reren

reren Gelegenheiten den Grundsatz feststellte, daß die Anstalt nur für Heilbare bestimmt sei, und eben deshalb seit den letzten beiden Jahren eine namhafte Zahl von unheilbaren Kranken in benachbarte Institute, welche größtentheils zur Aufnahme Unheilbarer bestimmt sind, z. B. nach Neu-Ruppin, Sorau, transportiren ließ; auch mehrere andere Unheilbare mit Recht ihren Familien zurück gab: so blieben doch noch viele Unheilbare zurück, so wie andere neue Unheilbare, deren Verwandten sich noch Hülfe von dieser Anstalt versprachen, sogar noch hinzu kamen. Hierzu gehören auch solche, die nach dem Antrage ihrer frühern Aerzte aufgenommen wurden, obwohl die Hauptfrage: ob noch mit einiger Wahrscheinlichkeit die Heilung eines solchen Falles behauptet werden könne? unerörtert blieb.

Hierbei sollte man mit größerer Vorsicht zu Werke gehen. Die Aufnahme neuer heilbarer Kranken, deren Kur um so eher gelingt, je früher sie beginnt, sollte man nicht erschweren; dafür aber die Aufnahme der Unheilbaren, die für eine Genesungsanstalt nicht passen, schlechthin verbieten. In zweifelhaften Fällen sollte die Entscheidung dem Irrenarzte selbst überlassen bleiben, nachdem demselben zuvor ein vollständiger Familienbericht über das bisherige Ergehen des Kranken, über die Geschichte der Krankheit, ihr Alter, ihre Veränderungen und zugleich ein ärztliches Attest über das, was für und gegen die Unheilbarkeit des Falles spricht, mitgetheilt worden wäre. Oft geschah bisher weder das Eine noch das Andere, und die Ueberzeugung: daß in der That ein wahnsinniger Zustand vorhanden sei, war oft hinreichend, die Aufnahme eines Kranken zu begründen. Je mehr Individuen hierüber mitreden, je mehr Privat-Verwendungen und Rücksichten hierbei gelten, desto leichter treten hier Täuschungen und Verstöße gegen das Gesetz ein. Der Irrenarzt selbst konkurrire in Zukunft als Mitglied der Behörde, die hierüber zu wachen hat. Er werde bevollmächtigt, alle diejenigen Kranken aus der Anstalt wieder zu entlassen, die auf unrechtmäßigem Wege in dieselbe gekommen sind, und solche nicht anzunehmen, deren schriftliche ärztliche und Familien-Zeugnisse und Berichte den Zustand der Unheilbarkeit höchst wahrscheinlich machen.

Bisher fehlten hierin genaue und erschöpfende Bestimmungen. Viele von den als unheilbar anerkannten Geisteskranken wurden der Anstalt nicht abgenommen. Ihre Anzahl wurde durch neue Unheilbare vermehrt. Die von mir als unheilbar Entlassenen wurden bald zum zweiten Male der Anstalt überliefert, die dann wieder Entlassenen aber wohl gar aufs Neue zurückgeschickt. Bei der Aufnahme neuer Heilbaren kamen nur ausnamsweise vollständige ärztliche und Familien-Zeugnisse zugleich mit den Kranken an; in der Regel blieb ich ohne alle Nachrichten über den vorhergegangenen Zustand der mir Anvertrauten. Es ist oben bemerkt, wie ich mir in dieser Ungewißheit zu helfen gesucht habe.

Das ärztliche Personale, der Pensionär- und Stabsarzt, so wie die Subchirurgen, sollten bei dieser Krankenabtheilung so selten als möglich wechseln. Das Geschäft Geisteskranke zu beobachten und zu behandeln, den Kurplan eines Irrenarztes richtig auffassen und gewissenhaft und vollständig auszuführen und zu unterstützen, ist so schwierig und hat so viel Abweichendes von der übrigen ärztlichen Praxis, daß immer eine geraume Zeit und viel Anstrengung erfordert werden, um in der Besorgung dieses Geschäfts einige Sicherheit und Gewandheit zu erhalten. Der vorgesetzte Pensionär- oder Stabsarzt sollte bei dieser Anstalt billig eine Jahresfrist unverändert angestellt bleiben, und, wenn sein Abgang demnächst erfolgte, sein Nachfolger schon einige Monate zuvor, nachdem man von ihm wüßte, daß ihm eine vorzügliche Neigung und Anlage zur Führung dieses Geschäfts nicht abginge, eingeübt werden, so daß der Abgang des erstern für die Anstalt weniger fühlbar würde. Was die untern Assistenten betrifft: so sollte der älteste derselben auch billig ein Jahr ohne Unterbrechung für dieselbe wirksam bleiben, und die übrigen etwa alle 6 Monate wechseln, indem ein zu häufiger Wechsel dieser Individuen für sie selbst ohne Nutzen ist, und die Erreichung des Zwecks der Heilanstalt unfehlbar erschwert.

Nach den von Sr. Majestät dem Könige vollzogenen Statuten des Königl. medizinisch-chirurgischen Friedrich-Wilhelms-Instituts und der Königl. medizinisch-chirurgischen Militär-Akademie, sollen die angehenden Militärärzte vorzüglich in der Charité praktisch gebildet werden. Auch im Beobachten, Erkennen und Behandeln der Geistes- und Nervenkranken sollen sie geübt werden. Dieser wichtige Zweck und das Wohl der Irrenanstalt, von dem hier die Rede ist, müßte daher in Zukunft beständig so, wie solches bisher manche Jahre hindurch, aber (besonders während der Kriege) nicht immer, geschehen ist, in Einklang gebracht werden.

Der Inspektor oder Hausvater der Irrenanstalt muß gerade diejenigen Eigenschaften besitzen, die ihn für diese ganz eigenthümlichen Geschäfte qualifizirt machen. Seine Persönlichkeit sei vortheilhaft, er sei höchst thätig, umsichtig, energisch, besitze Kopf und Fähigkeiten genug, um den Geist des Heilverfahrens aufzufassen, die ärztlichen Anordnungen, nach allen Beziehungen hin, zu unterstützen, über das Wohl der Kranken zu wachen, und das Thun und Lassen der sämmtlichen Krankenwärter aufs Genaueste zu kontrolliren. Man bürde ihm keine Geschäfte auf, zu deren Besorgung ihm die Zeit fehlen muß, und man setze ihn in Hinsicht seines Einkommens so, daß er in Privatverhältnisse mit den Kranken zu treten nicht nöthig hat, daß er mit seiner Familie sorgenfrei leben kann, und nicht in die Nothwendigkeit versetzt wird, durch Zeit raubende Geschäfte sich Nebeneinnahmen zu verschaffen. Die gleichzeitige Besorgung anderer Kranken und die Besorgung der ökonomischen Geschäfte werde ihm nicht gestattet, sobald die Zahl der ihm anvertrauten Geisteskranken die Zahl von 80 — 100 erreicht; in diesem Falle müßte ein **zweiter Hausvater** angestellt werden, wenn die Unterstützung der ärztlichen Anordnungen, die in Irrenheilanstalten stets das Wichtigste bleiben, nicht beeinträchtigt werden soll. Wenn jener aber bei 200 Geisteskranken aller Art zugleich über die meisten ökonomischen Bedürfnisse zu wachen hat, und manche dieser Bedürfnisse sogar für seine Privatrechnung besorgt werden sollen; so ist eine solche Einrichtung allerdings einer Verbesserung sehr bedürftig.

Hierzu kömmt noch der wichtige Mangel einer besondern **Hausmutter** oder **Aufseherinn** über die **Geisteskranken weiblichen Geschlechts**, die ihren zweideutigen oder entschieden schlechten Wärterinnen größtentheils überlassen bleiben, während eine tüchtige, umsichtige und theilnehmende Frau, die zu diesem Behuf gehörig anzuleiten wäre, um die Persönlichkeit der weiblichen Kranken sich besser bekümmern, die Absichten des Arztes viel zuverläßiger unterstützen, manche psychische Kuren wahnsinniger Kranken trefflich befördern und das Thun und Lassen der sämmtlichen Wärterinnen der Irrenheilanstalt mit ungleich besserem Erfolge übersehen würde, als ein männlicher Aufseher, der, bei dem besten Willen und bei dem regsten Eifer, es nie lernen kann, das Wohl der Kranken dieses Geschlechts, so wie es erforderlich wäre, wahrzunehmen.

Eben so nothwendig und unentbehrlich ist die totale Verbesserung des Krankenwärterwesens namentlich für die Irren-Anstalt. Ein tüchtiger, eingeübter und rechtlicher Irrenwärter, der den ganzen Werth seines Amts einsieht, ist unschätzbar; ein unredlicher, hartherziger und unwissender unendlich schädlich. Ohne Unterricht und Anweisung lassen sich tüchtige Irrenwärter nicht anschaffen. Veraltete Tagelöhner, verdorbene Handwerksgesellen und zweideutige und abgelebte Mädchen, die ehemals dem Bordell angehörten, und jetzt zu alt und kränklich sind, um ein solches Sündenleben fortzusetzen: solche Individuen können die Bestrebungen des Irrenarztes nicht befördern. Es müssen also Mittel angewiesen werden, diese nachtheilige Einrichtung zu entfernen.

Man mache Anstalten: Wärter zu bilden, sie zu unterrichten, und suche sie mit dem Gedanken zu erfüllen, daß ihr Geschäft ein achtbares, bedeutendes und rein christliches sei. Man stelle keinen an, der nicht zuvor geprüft und gut bestanden ist, und verschaffe dann die Mittel, ihn zu seiner vollen Zufriedenheit für dies beschwerliche, höchst wichtige, oft gefährliche, Geschäft zu entschädigen. Von allem diesen ist die dermalige Einrichtung des Charité-Irrenwärterwesens ganz entblößt, und eine Menge von Unordnungen und Uebelständen, Entweichungen der Kranken, unschickliche Kommunikationen der beiden Geschlechter, Selbstentleibungen, Beförderungen der Rückfälle, sind die nothwendigen Folgen dieses höchst drückenden Mangels.

Eben so schlecht, als die Anstalt die Wärter behandelt, behandeln sie dafür die ihnen anvertrauten Kranken, erlauben sich Veruntreuungen und Vergehen aller Art, die mit dem herrlichen Namen der Anstalt in einem grellen Widerspruche stehen.

Die nachtheiligen Krankenbesuche, welche bei der Unzuverläßigkeit der Wärter und Thürsteher nicht immer verhütet werden können; die Zudringlichkeit der nächsten Verwandten; die gerichtlichen Prüfungen ohne Konkurrenz des dirigirenden Arztes, die manchen Geisteskranken schaden, begonnene Besserungen stören und Rückfälle befördern; einseitige und vielfach nachtheilige Polizei-Recherchen, hinter dem Rücken des Arztes, sollten gar nicht statt finden, da sie zu nichts führen, wohl aber zum Theil dem Ansehen des Arztes und dem Vertrauen zu demselben, so wie dem Kredit der ihm anvertrauten Anstalt, schaden.

Endlich bedürfen (wie schon oben bei den Bemerkungen über den Etat erinnert wurde) diejenigen Bestimmungen, welche die Verpflegungskosten der Kranken — sowohl der ganzen Anstalt, als der Irrenanstalt insbesondere betreffen, einige den Zeitumständen und der Natur der Sache angemessene Verbesserungen. Es gelte als Prinzip: daß jeder Kranke, der das Vermögen besitzt, die Anstalt für ihre Auslagen zu entschädigen, sie vollständig entschädigen, und dann von der Anstalt selbst dasjenige erhalten müsse, was zu seiner Nahrung, Pflege und Kur unentbehrlich ist. Diese Verpflegung sei stets der Anstalt ganz überlassen; der Hausvater, Krankenwärter, habe hiermit nichts zu thun, und dürfe in keinen Privatverkehr mit einzelnen Kranken treten. — Nach einer sorgfältigen und genauen Berechnung werde der Verpflegungssatz bestimmt, und er ändere sich von Zeit zu Zeit ab, je nachdem die Preise der Lebensbedürfnisse steigen oder fallen.

Dieser Wiederersatz für die Auslagen gelte auch für die Arzeneimittel. Dies war bisher nicht der Fall. Nach einer alten, aber unzweckmäßigen, Einrichtung müssen diejenigen Geisteskranken, welche die zweite Beköstigungsart, oder den sogenannten Mitteltisch, bezahlen, für ihren Arzeneibedarf nicht den Betrag der Arzeneitaxe, mit billigem Rabatt, sondern ein für allemal, und wenn sie auch noch so kostbare Arzeneien verbrauchen, monatlich 2 Rthlr. der Königl. Hofapotheke als Entschädigung entrichten. Dieser Betrag wird für die seltensten Fälle hinreichen; in den meisten ist hiermit offenbar ein Verlust verbunden.

Der Betrag der Kosten für den Mitteltisch ist bei den jetzigen Preisen der Lebensmittel nicht bedeutend genug, obwohl, wie schon oben erwähnt, unter den Kranken, die zu dieser Klasse gehören, manche, zu einer vollständigen Entschädigung der Anstalt, Vermögen genug besitzen.

Auch die übrige Arzeneikosten-Einrichtung möchte eine Abänderung zulassen. Berliner Kranke zahlen bei dem gewöhnlichen Kostensatze wöchentlich 4 Gr. Arzeneigeld; auswärtige Kranke bei demselben Satze monatlich 1 Rthlr. 8 Gr. Nur die wohlhabenden Kranken, die den Offiziantentisch genießen, vergütigen die Arzeneien nach der Taxe mit dem gewöhnlichen Rabatt. Vertauschen diese den Offizianten- mit dem Mitteltisch, so sind sie nur zur monatlichen Zahlung von 2 Rthlr. Arzeneigeld verpflichtet, und wenn sie auch für 10 Rthlr. verbrauchten. Und diesen Tausch gehen viele um so lieber ein, da der Mitteltisch im Ganzen nahrhafter und konsistenter, als jener, ist. Sie gewinnen dadurch, aber die Königl. Hofapotheke verliert.

Dasselbe gilt von dem Betrag des einfachsten Satzes, welcher die Anstalt für ihre Auslagen nicht entschädigt. Unter den Kranken dieser Klasse befinden sich doch manche, die aus öffentlichen Kassen, auf Kosten der Kommune, aus Gewerkskassen rc., verpflegt werden. Es ist nothwendig, daß eine einfache und wohlfeile Beköstigungsart für diese Kranken aus der ärmsten Klasse existire; doch muß sie auch immer vollständig und zweckmäßig sein, und der Kranke muß Alles erhalten, was der Arzt, Behufs der Kur, für wesentlich nöthig hält.

Bei entschiedener Armuth erfolge eine ganz unentgeldliche Verpflegung und Heilung, und zwar auch so vollständig, wie sie zur Kur nöthig ist, da der Staat die Verpflichtung hat, die dem öffentlichen Wohl schädlichen Individuen zu isoliren und sie, wenn es möglich ist, heilen zu lassen. Die Anstalt lasse sich durch diejenigen, welche Vermögen genug besitzen, nichts entziehen von dem, worauf sie zu ihrer vollen Entschädigung Anspruch hat. Wenn dies geschieht, so wird es ihr um so leichter möglich werden, für die wirklich Armen ihre Schuldigkeit zu leisten; und so wird für das ganze Publikum ein Institut nützlich werden, das immer noch mehr als Versorgungsort für Unheilbare, wie als eine eigentliche Heilanstalt betrachtet wird, und das doch bei zweckmäßiger Verfassung und Verwaltung so vielen Unglücklichen so herrlich helfen, so vielen vollständig und für die ganze Lebenszeit den unschätzbaren Verlust der freien und gesunden Geistesthätigkeit glücklich wieder zu verschaffen vermag.

Irrenheilanstalten kann es nur wenige im Lande geben. Sie sind kostbar und zusammengesetzt, und es müssen eine Menge von Mitteln vereinigt werden, um sie wahrhaft nützlich und wohlthätig zu machen. Deshalb scheinen die Bestrebungen unzweckmäßig und unausführbar, in jeder kleinen Abtheilung des Landes Irrenheilanstalten zu errichten. Hierdurch würden die Kräfte zersplittert; es würde die Fürsorge der höchsten Behörden getheilt, und durch die Menge der Anstalten der Zweck ihrer Errichtung um so leichter vereitelt werden. Es mag in jedem Regierungsbezirk besondere Institute für Unheilbare, Blödsinnige, Epileptische und andere Ekel und Abscheu erregende Kranke geben; aber schwerlich wird ein Land, dessen Einkünfte mäßig, dessen allgemeine Bedürfnisse umfassend sind, Hülfsmittel und Fonds genug gewinnen, um zugleich mehrere, in Bezug auf Lokalität, Umgebung, Personale und befriedigenden Geldetat, nach den Anforderungen der Erfahrung und Wissenschaft, zweckmäßig eingerichtete Irrenheilanstalten zu organisiren.

Die Errichtung einer neuen und vollständigen öffentlichen Irrenanstalt — von der schon seit 15 Jahren und länger die Rede gewesen — sei erst vollendet, ehe man zur Errichtung vieler einen Plan macht, dessen Ausführung in den beschränkten Fonds des Landes unübersteigliche Hindernisse finden würde.

Vierzehnter Abschnitt.

Ueber das Sterblichkeitsverhältniß in Krankenhäusern. Angabe der Bedingungen, von denen dasselbe abhängt. Ueber die Sterblichkeit in der Charité seit den letzten 22 Jahren. Ueber das Verhältniß der Aufgenommenen, Entlassenen und Gestorbenen in den Jahren 1796 bis incl. 1806. Ueber das Verhältniß der Aufgenommenen, Entlassenen und Gestorbenen in den Jahren 1807 bis 1817. Ueber das Sterblichkeitsverhältniß während der, seit den letzten eilf Jahren, herrschend gewesenen Epidemieen. Wechselfieber und ihre Nachkrankheiten. Erste Nervenfieberepidemie. Zweite Nervenfieberepidemie. Ueber das Verhältniß der Aufgenommenen, Geheilten, ungeheilt Entlassenen und Verstorbenen in der Irrenanstalt, während der letzten zwölf Jahre, mit Rücksicht auf die zu wiederholtenmalen erkrankten und wieder aufgenommenen Irren, und auf das Verhältniß der geheilt Gebliebenen.

Ueber die Sterblichkeit in Krankenhäusern ist beim Publikum häufig die Rede, ohne daß man die Sache immer richtig würdigte. Manche gehen hierin so weit, daß sie unbedenklich behaupten: eine große Sterblichkeit in Krankenhäusern falle vorzüglich dem Heilverfahren des Arztes zur Last. Diejenigen Krankenhäuser sollen sich der besten Aerzte erfreuen, in welchen die wenigsten Kranken sterben, und diejenigen der schlechtesten, in welchen die größte Sterblichkeit herrscht.

Diese Urtheile beruhen auf einem Irrthume; denn hierbei ist mehr als Eine Rücksicht zu nehmen. Hierbei konkurriren Einflüsse, die viel entscheidender sind, als die Art der Heilmethode, welche die Aerzte in Lazarethen in Gebrauch ziehen.

Schon längst haben anerkannte Sachkundige, z. B. Joseph Frank, (so paradox es auch klingen mag,) gerade das Gegentheil behauptet, namentlich: daß diejenigen Krankenhäuser gerade am besten verwaltet würden, in denen die Sterblichkeit am größten sei. (Reise nach Paris, London, und einem großen Theile des übrigen Englands und Schottlands, in Beziehung auf Spitäler, Versorgungshäuser rc. Wien 1804. 1. Theil. S. 199.): „Das Guy's Hospital in London ist das vollkommenste Spital, das ich je gesehen habe. Die Art der Aufnahme der Kranken in das Spital verdient als Muster aufgenommen zu werden. Der beste Beweis, den ich vor der Hand davon geben kann, ist der: daß die Sterblichkeit in keinem andern Spitale in London so beträchtlich ist, indem nemlich der siebente Kranke dort stirbt. Nur diejenigen Kranken werden aufgenommen (S. 201.), welche der Hülfe am meisten bedürfen. Der dem Tode nahe Lungensüchtige wird deshalb dem bleichsüchtigen Mädchen vorgezogen" u. s. w.

Meine eigene Ansicht wird klar werden, wenn man Folgendes bemerken will:

Ob nach Verhältniß viel oder wenig Individuen in Krankenhäusern sterben, hängt ab:

1) Vorzüglich von der Art der Krankheiten, ob solche zu den bösartigen oder zu den gutartigen, zu den einfachen oder zusammengesetzten, zu den heilbaren oder unheilbaren, gehören.

Es giebt Krankenhäuser, in denen kein einziger Kranker geheilt wird, da alle Kranke die hineinkommen, unheilbar sind. Nach ihrem ursprünglichen Zwecke sollen diese Anstalten keine Heilanstalten, sondern Sterbeanstalten sein. Unglückliche Kranke sollen bis zu ihrem Tode darin verpflegt, ihre Leiden sollen erleichtert, das Sterben soll ihnen bequemer gemacht werden. In Zeiten des Krieges kommen Militär-Lazarethe vor, in welchen, bis auf wenige Ausnahmen, nach und nach alle sterben, die darin aufgenommen werden, z. B. sehr schwer Verwundete, von ansteckenden Lazarethfiebern, bösartigen Ruhren, Befallene, durch Mangel, Beschwerden, Krankheit und Hunger erschöpfte Kriegesgefangene 2c. Die Erfahrungen aus den letzten Kriegesjahren haben diese Wahrheit aufs Neue bestätigt; denn es kamen Lazarethe vor, in denen von 100 über 90 starben. Vielleicht würden darin die übrigen 10 auch gestorben sein, wenn man sie nicht evacuirt und andern Lazarethen zugeschickt hätte. Wahrscheinlich sind auch diese späterhin, nur nicht im ersten Lazarethe, welches sie aufgenommen, gestorben.

Auch außer dem Kriegeszustande wird durch dies Verhältniß die Sterblichkeit in allen Krankenhäusern vorzüglich begründet. Die meisten Kranken sterben in Krankenhäusern, so wie sie auch in Privathäusern, von den erfahrensten Aerzten behandelt, gestorben sein würden. Bei ihrem Transport in die Krankenanstalt hatte man nicht die Absicht: sie dort heilen zu lassen, sondern ihnen die letzte Pflege zu erweisen. Es sollten ihnen nur die letzten Stunden erleichtert werden. Hierher sind zu rechnen: alle Lungensüchtige, Schwindsüchtige, Wassersüchtige, Kranke mit bösartigen Fiebern, mit versäumten Entzündungen, durch große äußerliche Verletzungen Verstümmelte.

Bei dieser großen Klasse von Kranken, die in Residenzstädten, wo die Armuth mit der Theurung wächst, am zahlreichsten vorkommt, werden von 100, 100 sterben. In jedem Krankenhause wird daher die Sterblichkeit um so größer sein, je mehr diese Klasse von Kranken die der leichteren überwiegt.

In den meisten allgemeinen Krankenhäusern großer Städte, z. B. Paris, London, Wien, Berlin, wird diese Klasse von unglücklichen Kranken stets einen großen Umfang haben; und dieß bestätigen auch die Lazarethlisten. Mehr als der fünfte Theil sämmtlicher Todten der hiesigen Anstalt, in einem Jahre, sind namentlich Lungensüchtige, worüber die fast in allen Fällen angestellten Leichenöffnungen eine zuverlässige Erkenntniß verschafft haben. Die Abdominalschwindsüchtigen; die nach äußerlichen Schäden Abgezehrten; die Wassersüchtigen aller Art, die in den höhern Stufen ihres Uebels so selten gerettet werden, sind hier gar nicht zugerechnet; schon die eigentliche Lungensucht absorbirt mehr als den fünften Theil der gesammten Todten des Hauses.

Je mehr dafür, in Verhältniß zu jenen, leichtere Kranke, einfache chronische Kranke, gutartige hitzige, venerische und krätzige, aufgenommen werden, je geringer wird die Sterblichkeit ausfallen; gleichviel für diese Beziehung: ob das angewandte Heilverfahren zweckmäßig oder unvollständig, aktiv oder passiv, gewesen ist. Ein Krankenhaus kann daher sehr schlecht verwaltet, sein Arzt unkundig und unerfahren sein, und dennoch wird eine sehr auffallend geringe Sterblichkeit herrschen, aus dem Grunde, weil nur leichte, selbst bei einem schlechten Heilverfahren nicht tödlich werdende, Krankheiten vorkommen.

2) Ein anderes Moment, welches die Sterblichkeit bedingt, geht aus von der Art der Lazarethverwaltung; denn sie ist wichtiger, als die ärztliche Behandlung selbst. Die meisten heilbaren Krankheiten, besonders gutartige hitzige Krankheiten; eine Menge von chronischen Krankheiten, mit dem Karakter der Adynamie, entstanden durch den Einfluß der Witterung und Jahreszeit, entstanden durch Gemüthsaffekte, durch Exzesse in der Diät, durch zu große Anstrengung der Kräfte und unzureichende Nahrung, durch ungesunde Wohnung etc., werden durch die Naturkräfte allein geheilt, sobald diese durch diätetische Hülfsmittel gehörig unterstützt werden. Die Ernährung der Kranken, ihre Reinigung, ihre Sättigung, ihre Bekleidung, Erwärmung, die Art ihrer Umgebung, humane Behandlung etc. sind gerade hier die Mittel, welche über den Genesungsprozeß in unzähligen Fällen allein entscheiden. Ohne Arzeneien, nur durch zweckmäßige diätetische Pflege, werden in großen Krankenhäusern jährlich vielleicht einige Hunderte geheilt, die bei schlechter Verwaltung: bei Versäumung der Reinlichkeit, bei unzureichender oder unzweckmäßiger Nahrung, bei versäumter Wartung, bei Einwirkung einer Lazareth-Mephitis, bei zweckwidriger Vereinigung mit andern bösartigen Kranken, höchst wichtig und gefährlich krank werden, ja häufig sterben. So war in manchen großen Krankenhäusern, vorzüglich in England und Frankreich, und auch in einigen Provinzial-Militärlazarethen, die Sterblichkeit größer; als die Beschaffenheit der Kranken es mit sich brachte; nicht deshalb, weil es an guten Aerzten gefehlt hätte, sondern blos deshalb, weil die Lazarethverwaltung schlecht,

weil die Aerzte, sonst brave Praktiker, des Lazareth-wesens nicht kundig, oder, bei der einmal eingeführten Verfassung, ihr lazarethärztliches Wirken zu sehr beschränkt war. Dieser Gegenstand ist wichtiger und entscheidet mehr für die Sterblichkeit, als die Güte der Heilmethode selbst. Denn bekanntlich giebt es trefflich verwaltete Krankenanstalten in England und Frankreich, deren Aerzte viel zu wünschen übrig lassen; dessen ungeachtet aber kann die Sterblichkeit darin, weil jene erste Bedingung nicht eintritt, verhältnißmäßig nur unbedeutend genannt werden.

3) Endlich hängt die Sterblichkeit ab von der Art der Heilmethode der Aerzte. Ein zweckmäßiges, thätiges und vollständiges Heilverfahren ist im Stande, sowohl bei epidemischen, als bei sporadischen, sowohl bei hitzigen, als bei chronischen Krankheiten, Heilungen zu Stande zu bringen, die ohne dies gewiß nicht gelingen würden. Man hüte sich nur, den Einfluß des ärztlichen Heilverfahrens für wichtiger und entscheidender zu halten, als er es wirklich ist. Bei der bei weitem größten Zahl von Kranken ist das tödliche Ende ganz unabhängig von der Art des Heilverfahrens. Die Menge stirbt, die Aerzte mögen viel oder wenig, oder gar nichts thun; sie mögen diese oder eine entgegengesetzte Kurart versuchen; sie mögen alle Arten von Arzeneimitteln in Bewegung setzen, oder von den Heilkräften der Natur Alles erwarten. Eine Menge von vergleichenden Versuchen, die im Großen angestellt wurden über das, was Arzeneimittel und Diät überhaupt zu leisten vermögen, haben diese Behauptung über jeden Zweifel erhoben. Der Einfluß, den das Heil-

Summarische Nachweisung

den letzten 22 Jahren, von 1796 bis incl. 1817, in dem Königl. Charité-Krankenhause aufgenom-, geheilt und ungeheilt entlassenen und verstorbenen Kranken, nach der Art ihrer Krankheiten, aus den Rezeptionsbüchern und Diarien der Registratur der Anstalt entnommen.

Während der Jahre 1796 bis incl. 1806.

Abtheilungen.	Bestand	Aufgenommen	Summa der Behandelten	Geheilt u. ungeheilt entlassen	Gestorben	Entbunden	Bestand
ere	135	13,774	13,909	9,613	4,242	—	54
urgische	86	5,202	5,288	4,389	821	—	78
wangere und Wöchnerinnen	18	2,675	2,693	2,562	82	(2,619)	49
glinge	8	2,343	2,351	1,981	341	—	29
erische	97	5,756	5,853	5,605	144	—	104
erisch-Krätzige und Krätzige	109	7,034	7,143	6,981	113	—	49
eskranke und Epileptische .	41	1,992	2,033	1,354	487	—	192
Summa	494	38,776	39,270	32,485	6,230	(2,619)	555

Während der Jahre 1807 bis incl. 1817.

Abtheilungen.	Bestand	Aufgenommen	Summa der Behandelten	Geheilt u. ungeheilt entlassen	Gestorben	Entbunden	Bestand
ere	54	15,981	16,035	11,293	4,573	—	169
urgische	78	4,375	4,453	3,639	682	—	132
wangere und Wöchnerinnen	49	3,060	3,109	2,999	68	(2,958)	42
glinge	29	2,641	2,670	2,312	345	—	13
erische	104	4,491	4,595	4,398	113	—	84
erisch-Krätzige und Krätzige	49	8,266	8,315	8,070	137	—	108
eskranke und Epileptische .	192	1,836	2,028	1,386	424	—	218
Summa	555	40,650	41,205	34,097	6,342	(2,958)	766

aß vorstehende summarische Nachweisung der in den letzten zwei und zwanzig Jahren aufgenommenen, enen und verstorbenen Kranken der Charité, nach der Art ihrer Krankheiten, mit dem Inhalte der n Registrator, Sekretair und Polizeikommissarius Herrn Müller uns zu diesem Zweck mitgetheilten ionsbücher und Diarien der Königl. Charité-Registratur ganz übereinstimmt, und daß wir vorste- Nachweisung nach den darin enthaltenen Angaben mit möglichster Sorgfalt ausgearbeitet haben, be- gen wir hierdurch.

Charité-Krankenhaus den 21sten Juli 1818.

mit der Führung der Lazarethbücher und Anfertigung der Nachweisungen beschäftigten Charité-Chirurgen

Carl Schreiber und Christian Wittzack.

Summaris

der während der letzten 22 Jahre, von 1796 bis incl.
und ungeheilt entlassenen und verstorbenen

Während der Jahre 1796 bis incl. 1806.	Zugang	Abgang: Geheilt u. ungeheilt entlassen	Abgang: Gestorben
Bestand war ultimo Dezember 1795	—	—	—
Im Jahre 1796 . . .	2,717	2,078	554
= = 1797 . . .	2,202	1,782	435
= = 1798 . . .	2,175	1,811	400
= = 1799 . . .	2,968	2,252	476
= = 1800 . . .	3,647	3,061	587
= = 1801 . . .	3,509	2,926	534
= = 1802 . . .	3,598	3,089	539
= = 1803 . . .	3,940	3,161	626
= = 1804 . . .	4,039	3,440	616
= = 1805 . . .	4,956	4,225	700
= = 1806 . . .	5,025	4,660	763
	38,776	32,485	6,230
		38,715	

Bestand war ultimo Dezember 1795 . . . 49

Zugang von 1796 bis ultimo Dezember 1806 . 38,77

Summa 39,27

Abgegangen und gestorben sind in obengedachter Zeit 38,71

Mithin bleibt Bestand ultimo Dezember 1806 . 55

Charité-Krankenhaus den 31sten Deze

…chweisung

…Königl. Charité-Krankenhause aufgenommenen, geheilt …ebst Angabe der Sterblichkeitsverhältnisse.

…ährend der Jahre 1807 bis incl. 1817.	Zugang	Abgang		Bestand
		Geheilt u. ungeheilt entlassen	Gestorben	
…and war ultimo Dezember 1806	—	—	—	555
…n Jahre 1807 . . .	3,310	2,645	523	[illegible]97
" 1808 . . .	3,520	2,624	831	762
" 1809 . . .	3,975	3,306	79[illegible]	637
" 1810 . . .	3,073	2,600	476	634
" 1811 . . .	3,651	3,087	498	700
" 1812 . . .	3,133	2,635	479	719
" 1813 . . .	4,358	3,828	706	543
" 1814 . . .	3,227	2,603	529	638
" 1815 . . .	3,415	2,900	431	722
" 1816 . . .	3,903	3,320	495	810
" 1817 . . .	5,085	4,549	580	766
	40,650	34,097	6,342	766
		40,439		

…Bestand war ultimo Dezember 1806 . .	555
…Zugang von 1807 bis ultimo Dezember 1817 .	40,650
Summa	41,205
…Abgegangen und gestorben sind in obengedachter Zeit	40,439
…Mithin bleibt Bestand ultimo Dezember 1817 .	766

C. Müller,
Sekretär und Registrator der Königl. Charité.

verfahren auf die Verminderung der Sterblichkeit in großen Krankenhäusern hat, ist nicht entscheidend; und ungleich nützlicher wird ein thätiger und erfahrner Lazaretharzt dadurch, daß er unermüdet ist im Abhalten schädlicher Einflüsse, die ein Aufenthalt im Lazarethe sonst so leicht herbeiführt, Einflüsse, die wichtig und verderblich genug sind, eine Menge von leichtern und leicht heilbaren Krankheiten zu tödlichen zu machen. Die kostbarsten Arzeneimittel sind nicht hinreichend, um die Sterblichkeit in Krankenanstalten zu vermindern. Vielmehr vermag der Arzt hierin durch stetes festes Einwirken auf die Art der Pflege des Kranken. Daher werden seine Bemühungen in dieser Beziehung um so leichter vereitelt werden, je mehr ihm gerade hierbei die Hände gebunden sind.

Dies wird nicht immer gehörig bedacht, wenn man über die Sterblichkeit der Krankenhäuser richtet; und solche übereilte Urtheile sind auch häufig über die Charité gefällt! — Hier bleibt kein anderer Trost, als der alte: Hic murus aheneus esto etc.

Zur richtigen Würdigung des Sterblichkeitsverhältnisses, welches in dieser Anstalt seit den letzten 22 Jahren herrschte, theile ich hier eine allgemeine summarische Nachweisung über die Summe der Aufgenommenen, geheilt und ungeheilt Entlassenen und Gestorbenen während der Jahre 1796 bis zum Jahre 1806 mit; zugleich aber: eine zweite summarische Nachweisung über die Summe der Aufgenommenen, geheilt und ungeheilt Entlassenen und Gestorbenen, während der verflossenen eilf Jahre vom Jahre 1807, in welchem ich die medizinische Leitung der Anstalt übernahm, bis zum Jahre 1817.

Hiernach ist:

1) das Verhältniß während der letzten 22 Jahre:

Bestand . . . 494
Aufgenommen . . 79,426 } 79,920
Entlassen . . . 66,582
Gestorben . . . 12,572;

mithin das Verhältniß der Behandelten zu den Entlassenen: wie $1\frac{247}{1233}$ zu 1, also beinahe: wie $1\frac{1}{5}$ zu 1;

das Verhältniß der Behandelten zu den Gestorbenen wie: $6\frac{1122}{3143}$ zu 1, also ungefähr: wie $6\frac{1}{3}$ zu 1.

2) das Verhältniß während jener ersten eilf Jahre von 1796 bis 1806:

Bestand 494
Aufgenommen . . . 38,776 } 39,270
Entlassen 32,485
Gestorben 6,230;

mithin das Verhältniß der Behandelten zu den Entlassenen: wie $1\frac{1357}{6497}$ zu 1, also etwa: wie $1\frac{1}{5}$ zu 1;

das Verhältniß der Behandelten zu den Gestorbenen: wie $6\frac{189}{623}$ zu 1, also fast: wie $6\frac{1}{3}$ zu 1.

3) das Verhältniß während der letzten eilf Jahre von 1807 bis 1817:

Bestand 555
Aufgenommen . . . . 40,650 } 41,205
Entlassen 34,097
Gestorben . . . 6,342.

Das Verhältniß der in den letzten eilf Jahren Behandelten zu den Entlassenen ist daher: wie $1\frac{7108}{34097}$ zu 1, also ungefähr: wie $1\frac{1}{5}$ zu 1.

Das Verhältniß dieser Behandelten zu den Gestorbenen 6342 ist: wie $6\frac{1053}{2113}$ zu 1, also beinahe: wie $6\frac{1}{2}$ zu 1.

Das Verhältniß der in jenen ersten eilf Jahren behandelten 13909 innerlichen Kranken zu den in den letzten eilf Jahren behandelten 16,035 ist, nach der angeschlossenen, mit der größten Genauigkeit angefertigten, Nachweisung der Art der Krankheiten, während der letzten 22 Jahre: wie 1 zu $1\frac{2126}{13909}$, also fast: wie 1 zu $1\frac{1}{6}$.

Das Verhältniß der behandelten zu den entlassenen innern Kranken in jenen ersten eilf Jahren ist: wie $1\frac{4326}{9813}$ zu 1, also beinahe: wie $1\frac{1}{2}$ zu 1;

dasselbe Verhältniß in den letzten eilf Jahren: wie $1\frac{4742}{11293}$ zu 1, also ungefähr: wie $1\frac{2}{5}$ zu 1.

Das Verhältniß der behandelten zu den gestorbenen innerlichen Kranken in jenen ersten eilf Jahren ist: wie $3\frac{169}{606}$ zu 1, also ungefähr: wie $3\frac{1}{4}$ zu 1;

dasselbe Verhältniß in den letzten eilf Jahren: wie $3\frac{2316}{4573}$ zu 1; also fast: wie $3\frac{1}{2}$ zu 1.

Das Verhältniß der behandelten venerischen, venerisch-krätzigen und krätzigen Kranken in jenen ersten eilf Jahren zu denen in den letzten eilf Jahren ist nicht merklich verschieden. In den Jahren 1796 bis 1806 wurden behandelt Venerische und Krätzige: 12,996, und während der letzten eilf Jahre: 12,910.

Die Verhältnisse der behandelten, entlassenen und

gestorbenen Geisteskranken und Epileptischen lassen sich nach dieser Nachweisung nicht mit Sicherheit berechnen, da man ehemals, und noch bis zum Jahre 1813, zu dieser Klasse von Kranken viele rechnete, die, streng genommen, in eine Irrenanstalt nicht gehören, z. B. Gelähmte, vom Schlage getroffene und dadurch schwachsinnig Gewordene, durch Altersschwäche kindisch Gewordene, von denen die meisten entweder bald nach ihrer Aufnahme starben, oder ungeheilt entlassen wurden. Das wahre Sterblichkeitsverhältniß ist hiernach eben so wenig zu berechnen, als das Verhältniß der Entlassenen genau anzugeben, da die Registratur-Rezeptionsbücher die Bemerkung „geheilt und ungeheilt entlassen," worauf hier das Meiste ankommt, nicht enthalten. Um desto zuverläßiger sind die Resultate der seit den letzten 12 Jahren geführten ärztlichen Lazarethbücher, mit deren Mittheilung ich diesen Abschnitt beschliessen werde.

Während der letzten 11 Jahre sind also

1) mehr behandelt: 1935
2) mehr geheilt: 1612
3) und, ungeachtet der verheerenden Epidemieen, besonders der Nervenfieberepidemieen, nur mehr gestorben: . . . . . . 112.

Alle diese Angaben beruhen auf dem Inhalte der Registraturbücher und Diarien der Anstalt, nach welchen jeder Kranke bei seiner Aufnahme namentlich eingetragen, mit einer eigenen Nummer versehen, und immer nur als ein Individuum gezählt wird, gleichviel: er mag an Einer oder, nach und nach, an 5 — 6 verschiedenen Krankheitsformen leiden. Daher kommt es, daß die ärztlichen Lazarethbücher, welche die Krankheiten nach ihrer Verschiedenheit, nicht aber die Zahl der Köpfe verzeichnen, mit den Büchern der Königl. Charité-Registratur, in Hinsicht der Zahl der Aufgenommenen, nicht stimmen können, da diese auf die Verlegung der Kranken aus einer Abtheilung in die andere keine Rücksicht nehmen. Um desto sicherer geben letztere auch die Zahl der Todten an, in deren Angabe sie mit den ärztlichen Listen billig stimmen sollten, aber oft nicht stimmen, wenn die Führung der Todtenlisten von den dazu bestellten Subchirurgen nicht genau genug besorgt wurde. Die Bücher der Administration verdienen in Hinsicht der Zählung der Todten deshalb einen viel größeren Glauben, weil die amtliche Rechnungsführung über die Verpflegungszeit und die Begräbnißkosten mit der Führung jener Bücher — nach denen häufig sogar die Todtenscheine ausgestellt werden, wenn die Kirchenbücher nicht ausreichen — genau zusammenhängt, diese mithin eine viel größere Genauigkeit voraussetzen lassen.

Alle sonst mitgetheilten Nachrichten über die Sterblichkeitsverhältnisse in den frühern und spätern Jahren, die hiervon abweichen (und dies findet bei mehreren statt), sind deshalb unrichtig, da sie meistens zu wenig Todte angeben, wahrscheinlich deshalb, weil die Aufzeichnung mancher Todesfälle, z. B. bei den unmittelbar während oder nach der Aufnahme Verstorbenen, den neugebornen Kindern, den sogenannten Exklusivkindern, in der Eile oder in Gefolge einer mangelhaften täglichen Rapportführung, vergessen wurde. Die darauf gegründete Berechnung der Sterblichkeitsverhältnisse weicht aber auch deshalb von den hier mitgetheilten ab, weil die medizinischen Listen immer eine viel größere Anzahl von Aufgenommenen angaben, da man die von einer Abtheilung der Charité auf die andere Verlegten als neu Aufgenommene zählte, die Administration hingegen immer nur die in die Anstalt von außen her Aufgenommenen hinzu rechnete.

Jene Berechnung würde noch lehrreichere Resultate geben, wenn meine Vorgänger die Lazareth- und Todtenbücher, so wie es billig hätte geschehen sollen, hätten führen lassen. Leider habe ich solche von ihnen nicht vorgefunden, und deshalb habe ich über das spezielle Verhältniß der einzelnen Geschlechter und Arten der Krankheiten jener ersten eilf Jahre nichts Befriedigendes finden können.

Was ich von den letzten eilf Jahren hierüber geben könnte, theile ich hier theils deshalb nicht mit, weil jenes fehlt, mit dem es verglichen werden könnte, theils weil die von mir seit mehreren Jahren öffentlich bekannt gemachten jährlichen Generalberichte über die Charité dieses Resultat schon enthalten.

Das Einzige, was ich hierüber nachträglich noch bemerken will, bezieht sich auf die hier behandelten epidemischen Krankheiten, namentlich Wechselfieber und ihre Nachkrankheiten in den Unglücksjahren 1808 und 1809, und ansteckende Nervenfieber in den Jahren 1807, 1808 und 1809, und endlich in den letzten großen Epidemieen 1812, 1813, 1814.

Zum Schluß sei es mir erlaubt: dem Publikum einen Summarischen General-Bericht über die Irrenanstalt von den letzten 12 Jahren zu übergeben, wodurch ich zugleich über den Erfolg meiner Bemühungen für dieses Institut eine öffentliche Rechenschaft ablege. Dieser Bericht verdient vielleicht auch deshalb einige Aufmerksamkeit, weil bei seiner Abfassung auf das Verhältniß der nach der Entlassung wieder erkrankten und zu wiederholten Malen aufgenommenen zu den geheilt gebliebenen Geisteskranken besondere Rücksicht genommen wurde.

Erfahrne und unbefangene Aerzte mögen darüber entscheiden, ob es möglich gewesen, bessere Resultate zu bewirken, als die sind, die ich erlangte, ungeachtet der großen Beschränktheit der mir zu Gebote gestandenen Mittel, und ungeachtet der Menge und der Größe der Schwierigkeiten, mit denen ich während meiner ganzen Dienstführung unaufhörlich zu kämpfen gehabt habe. Folgende Beilagen enthalten hierüber das Nähere.

1.
Wechselfieber-Epidemieen in den Jahren 1808 und 1809.

1808.

Von den in diesem Jahre behandelten 309 Wechselfieberkranken wurden

geheilt entlassen:	242	
Es starben:	34	— 276

2 starben an Schlagfluß, 18 an Wassersucht, 8 an Kacherie, 6 an Lungensucht. Wie viel von den übrigen 103 an Wassersucht verstorben sind, zuvor aber schon mögen am Wechselfieber gelitten haben: läßt sich nicht ausmitteln.

1809.

In diesem Jahre wurden 442 Wechselfieberkranke behandelt.

Davon wurden geheilt: . . .	357
Es starben (an Wassersucht, Verstopfungen der Eingeweide)	40

2.

Nervenfieber-Epidemieen in den Jahren 1807, 1808 und 1809, und dann in den Jahren 1812, 1813, 1814.

1807.

Bestand war am 1sten Januar . .		13
Aufgenommen wurden im Laufe des Jahres		454
	Summa	467

Abgang

Geheilt entlassen	364	
Gestorben:		
a) Sterbenskrank aufgenommen und binnen 5 Tagen verschieden	51	
b) Nach längerer Zeit . .	33 — 84	— 448
	Bleibt Bestand	19

1808.

Bestand war		19
Aufgenommen wurden		417
	Summa	436

Abgang

Geheilt entlassen	324	
Gestorben:		
a) in den ersten 5 Tagen . 35		
b) nach längerer Zeit . . 29	64	— 388
	Bleibt Bestand	48

1809.

Bestand war		48
Aufgenommen wurden		591
	Summa	639

Summa 639

Abgang

Geheilt entlassen	483		
Gestorben:			
a) Es kamen sterbend an . 51			
b) Nach längerer Zeit starben 45	96	—	579
(Außerdem starben noch auf andern Stationen 21 am Nervenfieber)			
Bleibt Bestand			60

Rekapitulation

Bestand war am 1sten Januar 1807 . .		13
Aufgenommen wurden in den 3 Jahren . .		1462
		1475

Abgang

Geheilt entlassen wurden . .	1171			
Gestorben:				
a) Sterbenskrank aufgenommen wurden . .	137			
b) Nach längerer Zeit starben. . .	107	— 244	—	1415
Bleibt Bestand				60

Jahr 1812. (dessen letzte 3 Monate:)

Aufgenommen wurden		54
Geheilt wurden	41	
Es starben	2 —	43
Bleibt Bestand		11

Jahr 1813.

Bestand war	11
Aufgenommen wurden	1838
Summa	1849

Summa 1849

Abgang

Geheilt 1447

Gestorben:

a) in den ersten 72 Stunden 126

b) nach längerer Zeit . . 113 — 239 — 1686

Summa des Bestandes 163

Jahr 1814 bis Juni.

Bestand war 163

Aufgenommen wurden 496

Summa 659

Geheilt wurden 535

Gestorben:

a) in den ersten 72 Stunden 32 }
b) nach längerer Zeit . . 51 } 83 — 618

Summa des Bestandes 41

Rekapitulation

Aufgenommen wurden in den 3 Jahren . . 2388

Geheilt entlassen . . . 2023

Gestorben:

a) in kürzerer Zeit . . 158 }
b) Nach längerer Zeit . 166 } 324 — 2347

Bleibt Bestand 41

3.

Summarischer General-Bericht

über die in der Irrenanstalt des Königl. Charité-Krankenhauses zu Berlin während der letzten zwölf Jahre, vom 1sten Oktober 1806 *) bis zum 1sten Sep-

*) Die Abtheilung der Irrenanstalt übernahm ich gleich nach meinem Antritt zu Michaelis 1806, die übrigen Abthei-

tember 1818, geheilten, ungeheilt entlassenen und gestorbenen Geisteskranken und Epileptischen, mit besonderer Rücksicht auf das Verhältniß der nach der Entlassung wieder Erkrankten und zu wiederholten Malen Aufgenommenen zu den geheilt Gebliebenen.

Jahr 1806. (dessen letzte 3 Monate)

der Bestand der Geisteskranken und Epileptischen war am 1sten Oktober 1806			210
Aufgenommen wurden im Laufe der letzten 3 Monate			41
		Summa	251
Unter diesen 251 Behandelten befanden sich:			
Gemüthskranke	220	251	
Epileptische	31		
Davon wurden geheilt entlassen:			
Gemüthskranke	29		
Epileptische	7	36	
Davon wurden ungeheilt entlassen:			
Gemüthskranke	6		
Epileptische	1	7	
Davon starben**)			
Gemüthskranke	14		
Epileptische	2	16	59
		Bleibt Bestand	192

lungen der Charité bei Zunahme der Kränklichkeit meines verewigten Vorgängers, vom Anfange des Jahres 1807. Geschlossen ist dieser Bericht den 1sten September 1818. Es fehlt mithin an zwölf Jahren nur ein Monat.

**) Bis Michaelis 1812 dauerte der früher eingeführte Gebrauch fort, solche somatische Kranke, die außer ihren

Dies giebt ein Verhältniß der Geheilten zum Bestande, (wozu auch die unheilbaren Blödsinnigen und

---

primären innerlichen und chirurgischen Krankheiten, z. B. Schwindsuchten, halbseitigen Lähmungen, Wassersuchten, Geschwüren, Beinfraß, Kolliquationen, als: unwillkührlich abgehenden Bauchflüssen 2c., auch an Blödsinn, Epilepsie oder kindischem Zustande des Alters litten, aus den übrigen Abtheilungen des Krankenhauses in die Irrenanstalt zu legen. Dies Verfahren hörte von jener Zeit an auf, da diese Kranke kein Gegenstand einer psychischen Behandlung sein konnten, und ihr körperliches Uebel viel wichtiger und meistens lebensgefährlich war. Hierauf gründet sich die viel größere Sterblichkeit in der hiesigen Irrenanstalt in der ersten Hälfte der genannten 11 Jahre, die später dadurch noch geringer werden mußte, daß diejenigen als Geisteskrank aus der Stadt oder der Fremde aufgenommenen innern Kranken, die als an gleichzeitigen wichtigen organischen Krankheiten leidend und als lebensgefährlich krank sich aussprachen, z. B. bei vorhandener Lungensucht, Nervenschwindsucht, Lähmungen 2c., aus der Irrenanstalt in die Abtheilung der innerlich Kranken verlegt wurden, da ihre gleichzeitige Geisteskrankheit untergeordnet, ihr somatisches Uebel hingegen ungleich wichtiger war.

Bei den in den Jahren 1806 bis Michaelis 1812 angegebenen Todten, sind nun diejenigen nicht mitgerechnet, welche unmittelbar nach ihrer Aufnahme in die Irrenanstalt an solchen Krankheiten starben, zu deren letztem Zeitraume die Geisteskrankheit sich nur gesellt hatte; z. B. Schwachsinn, Blödsinn, kindischer Zustand, bei den vom Schlage Getroffenen, Altersschwachen, Schwindsüchtigen, die bei dieser Verwickelung eben so wenig ein Gegenstand der psychischen Behandlung sein konnten.

Vom Jahre 1812 an sind die an komplizirter Geisteskrankheit Leidenden und auf die Abtheilung der innerlich Kranken Verlegten und dort Verstorbenen aus diesem Grunde besonders verzeichnet, und von den in der Irrenanstalt selbst Verstorbenen unterschieden.

Epileptischen gerechnet) incl. der Aufgenommenen, ungefähr: wie 1 zu $5\frac{1}{3}$; der ungeheilt Entlassenen, ungefähr: wie 1 zu $27\frac{3}{7}$; der Gestorbenen: wie 1 zu 12.

Jahr 1807.

Der Bestand der Geisteskranken und Epileptischen war am 1sten Januar 1807			192
Aufgenommen wurden im Laufe des Jahres .			152
Summa			344
Unter diesen 344 Behandelten befanden sich:			
Gemüthskranke			297
Epileptische			47
Summa			344
Davon wurden geheilt entlassen:			
Gemüthskranke	81		
Epileptische	12	93	
Davon wurden ungeheilt entlassen:			
Gemüthskranke	27		
Epileptische	12	39	
Davon starben:			
Gemüthskranke	44		
Epileptische	7	51	183
Bleibt Bestand			161

Dies giebt ein Verhältniß der Geheilten zum Bestande, (wozu auch die unheilbaren Blödsinnigen und Epileptischen gerechnet) incl. der Aufgenommenen, ungefähr: wie 1 zu $3\frac{2}{3}$; der ungeheilt Entlassenen, ungefähr: wie 1 zu $8\frac{7}{9}$; der Gestorbenen: wie 1 zu $6\frac{3}{4}$.

Jahr 1808.

Der Bestand der Geisteskranken und Epileptischen war am 1sten Januar 1808 161
Aufgenommen wurden im Laufe des Jahres . 131
Summa 292

Unter diesen 292 Behandelten befanden sich:
Gemüthskranke 243
Epileptische 49
Summa 292

Davon wurden **geheilt** entlassen:
Gemüthskranke 65
Epileptische . . . . 6 — 71

Davon wurden **ungeheilt** entlassen:
Gemüthskranke 12
Epileptische . . . . 8 — 20

Davon **entliefen**:
Gemüthskranke 1
Epileptische . . . . 1 — 2

Davon **starben**:
Gemüthskranke 40
Epileptische . . . . 8 — 48 — 141
Bleibt Bestand 151

Dies giebt ein Verhältniß der Geheilten zum Bestande (wozu auch die unheilbaren Blödsinnigen und Epileptischen gerechnet), incl der Aufgenommenen, ungefähr: wie 1 zu $4\frac{1}{9}$; der ungeheilt Entlassenen, ungefähr: wie 1 zu $14\frac{2}{5}$, der Gestorbenen: wie 1 zu $6\frac{1}{12}$.

Jahr 1809.

Der Bestand der Geisteskranken und Epileptischen war am 1sten Januar 1809 151
Aufgenommen wurden im Laufe des Jahres . 120
Summa 271

Unter diesen 271 Behandelten befanden sich:

Gemüthskranke 210
Epileptische 61

Summa 271

Davon wurden geheilt entlassen:

Gemüthskranke 55
Epileptische . . . . 13 — 68

Davon wurden ungeheilt entlassen:

Gemüthskranke 20
Epileptische . . . . . . 16 — 36

Davon starben:

Gemüthskranke 26
Epileptische . . . . . . 6 — 32 — 136

Bleibt Bestand 135

Dies giebt ein Verhältniß der Geheilten zum Bestande (wozu auch die unheilbaren Blödsinnigen gerechnet), incl. der Aufgenommenen, ungefähr: wie 1 zu 4; der ungeheilt Entlassenen, ungefähr: wie 1 zu $7\frac{1}{2}$; der Gestorbenen: wie 1 zu $8\frac{1}{2}$.

Jahr 1810.

Der Bestand der Geisteskranken und Epileptischen war am 1sten Januar 1810 135
Aufgenommen wurden im Laufe des Jahres . 162

Summa 297

Unter diesen 297 Behandelten befanden sich:

Gemüthskranke 238
Epileptische 59

Summa 297

Summa 297

Davon wurden **geheilt** entlassen:

Gemüthskranke 60

Epileptische . . . . . . 16 — 76

Davon wurden **ungeheilt** entlassen:

Gemüthskranke 38

Epileptische . . . . . . 14 — 52

Davon **starben**:

Gemüthskranke 18

Epileptische . . . . . . 6 — 24 — 152

Bleibt Bestand 145

Dies giebt ein Verhältniß der Geheilten zum Bestande, (worunter auch die unheilbaren Blödsinnigen gerechnet) incl. der Aufgenommenen, ungefähr: wie 1 zu $3\frac{4}{5}$; der ungeheilt Entlassenen, ungefähr: wie 1 zu $5\frac{2}{3}$; der Gestorbenen: wie 1 zu $12\frac{3}{8}$.

Jahr 1811.

Der Bestand der Geisteskranken und Epileptischen war am 1sten Januar 1811 145

Aufgenommen wurden im Laufe des Jahres . 188

Summa 333

Unter diesen 333 Behandelten befanden sich:

Gemüthskranke 271

Epileptische 62

Summa 333

Davon wurden **geheilt** entlassen:

Gemüthskranke 69

Epileptische . . . . . . 15 — 84

Latus 84

Davon

Transp. 84 333

Davon wurden ungeheilt entlassen:

Gemüthskranke 24

Epileptische . . . . . . 13 — 37

Davon starben:

Gemüthskranke 32

Epileptische . . . . . . 5 — 37 — 158

Bleibt Bestand 175

Dies giebt ein Verhältniß der Geheilten zum Bestande (wozu auch die unheilbaren Blödsinnigen gerechnet), incl. der Aufgenommenen, ungefähr: wie 1 zu $3\frac{7}{8}$; der ungeheilt Entlassenen, ungefähr: wie 1 zu 9; der Gestorbenen: wie 1 zu 9.

Jahr 1812.

Der Bestand der Geisteskranken und Epileptischen war am 1sten Januar 1812 175

Aufgenommen wurden im Laufe des Jahres . 154

Summa 329

Unter diesen 329 Behandelten befanden sich:

Gemüthskranke 257

Epileptische 72

Summa 329

Davon wurden geheilt entlassen:

Gemüthskranke 62

Epileptische . . . . . . 8 — 70

Davon wurden ungeheilt entlassen:

Gemüthskranke 17

Epileptische . . . . . . 13 — 30

Latus 100 329

	Transp.	100	329
Davon wurden auf andere Stationen verlegt:			
Gemüthskranke	16		
Epileptische	4 — 20.		
(Von den, wegen wichtiger, meistens unheilbaren, körperlicher Grundkrankheiten, z. B. Lungensuchten, Lähmungen, Nervenschwindsucht ꝛc., zur Behandlung in der Irrenanstalt nicht Geeigneten, und deshalb in die Abtheilung der innerlich Kranken Verlegten, starben daselbst: 12 Gemüthskranke.)			
Davon entliefen:			
Gemüthskranke		1	
Davon starben:			
Gemüthskranke	23		
Epileptische	2 — 25 —		146
		Bleibt Bestand	183

Dies giebt ein Verhältniß der Geheilten zum Bestande (wozu auch die unheilbaren Blödsinnigen und Epileptischen gerechnet), incl. der Aufgenommenen, ungefähr: wie 1 zu $4\frac{2}{3}$; der ungeheilt Entlassenen, ungefähr: wie 1 zu 11; der Gestorbenen: wie 1 zu 16.

Jahr 1813.

Der Bestand der Geisteskranken und Epileptischen war am 1sten Januar 1813	183
Aufgenommen wurden im Laufe des Jahres .	141
Summa	324

Unter diesen 324 Behandelten befanden sich:

Gemüthskranke	. . . .		252
Epileptische	. . . .		72
		Summa	324

Davon wurden geheilt entlassen:

Gemüthskranke	. . . . .	66	
Epileptische	. . . . . .	14	— 80

Davon wurden ungeheilt entlassen:

Gemüthskranke	. . . . .	42	
Epileptische	. . . . . .	21	— 63

Davon wurden auf andere Stationen verlegt:

Gemüthskranke	. . . . .	21	
Epileptische	. . . . . .	4	— 25

(Von den, wegen wichtiger, meistens unheilbarer, körperlichen Grundkrankheiten, z. B. Lungensuchten, Lähmungen, Nervenschwindsucht ꝛc., zur Behandlung in der Irrenanstalt nicht Geeigneten, und deshalb in die Abtheilung der innerlich Kranken Verlegten, starben daselbst:

Gemüthskranke 13
Epileptische . 2 — 15.)

Davon starben:

Gemüthskranke	. . . . .	25		
Epileptische	. . . .	3	— 28	— 196
			Bleibt Bestand	128

Dies giebt ein Verhältniß der Geheilten zum Bestande (wozu auch die unheilbaren Blödsinnigen und Epileptischen gerechnet), incl. der Aufgenommenen, ungefähr: wie 1 zu $4\frac{1}{20}$; der ungeheilt Entlassenen: wie 1 zu $5\frac{1}{4}$; der Gestorbenen: wie 1 zu $11\frac{2}{5}$.

Jahr 1814.

Der Bestand der Geisteskranken und Epileptischen war am 1sten Januar 1814 128
Aufgenommen wurden im Laufe des Jahres . 176

Summa 304

Unter diesen 304 Behandelten befanden sich:
Gemüthskranke 230
Epileptische 74

Summa 304

Davon wurden **geheilt** entlassen:
Gemüthskranke 54
Epileptische . . . . . . 6 — 60

Davon wurden **ungeheilt** entlassen:
Gemüthskranke 10
Epileptische . . . . . . 17 — 27

Davon wurden auf andere Stationen **verlegt**:
Gemüthskranke 23
Epileptische . . . . . . 11 — 34

(Von den, wegen wichtiger, meistens unheilbarer, körperlichen Grundkrankheiten, z. B. Lungensuchten, Lähmungen, Wassersuchten, Nervenschwindsucht rc.,

Latus 121 304

Transp. 121 304

zur Behandlung in der Irrenanstalt nicht Geeigneten, und deshalb in die Abtheilung der innerlich Kranken Verlegten, starben daselbst:

Gemüthskranke 23

Epileptische . 6 — 29.)

Davon entliefen:

Gemüthskranke 1

Davon starben:

Gemüthskranke 13

Epileptische . . . . . . 6 — 19 — 141

Bleibt Bestand 163

Dies giebt ein Verhältniß der Geheilten zum Bestande (wozu auch die unheilbaren Blödsinnigen und Epileptischen gerechnet), incl. der Aufgenommenen, ungefähr: wie 1 zu 5; der ungeheilt Entlassenen, ungefähr: wie 1 zu $11\frac{1}{3}$; der Gestorbenen: wie 1 zu 16.

Jahr 1815.

Der Bestand der Geisteskranken und Epileptischen war am 1sten Januar 1815 163

Aufgenommen wurden im Laufe des Jahres . . 217

Summa 380

Unter diesen 380 Behandelten befanden sich:

Gemüthskranke 302

Epileptische 78

Summa 380

Transp. 380

Davon wurden geheilt entlassen:

Gemüthskranke	64	
Epileptische	5 — 69	

Davon wurden ungeheilt entlassen:

Gemüthskranke	30	
Epileptische	21 — 51	

Davon wurden auf andere Stationen verlegt:

Gemüthskranke	29	
Epileptische	6 — 35	

(Von den, wegen wichtiger, meistens unheilbarer, körperlichen Grundkrankheiten, z. B. Lungensuchten, Lähmungen, Nervenschwindsucht ꝛc., zur Behandlung in der Irrenanstalt nicht Geeigneten, und deshalb in die Abtheilung der innerlich Kranken Verlegten, starben daselbst:

Gemüthskranke 10

Epileptische . 4 — 14)

Davon starben:

Gemüthskranke	9	
Epileptische	5 — 14 —	169
	Bleibt Bestand	211

Dies giebt ein Verhältniß der Geheilten zum Bestande (wozu auch die unheilbaren Blödsinnigen und Epileptischen gerechnet), incl. der Aufgenommenen, ungefähr: wie 1 zu $5\frac{1}{2}$; der ungeheilt Entlassenen, ungefähr: wie 1 zu $7\frac{1}{2}$; der Gestorbenen: wie 1 zu $13\frac{4}{7}$.

Jahr 1816.

Der Bestand der Geisteskranken und Epileptischen war am 1sten Januar 1816 211

Aufgenommen wurden im Laufe des Jahres . 208

Summa 419

Unter diesen 419 Behandelten befanden sich:

Gemüthskranke		333
Epileptische		86
Summa		419
Davon wurden geheilt entlassen:		
Gemüthskranke	94	
Epileptische	11 — 105	
Davon wurden ungeheilt entlassen:		
Gemüthskranke	34	
Epileptische	26 — 60	
(Von den ungeheilt Entlassenen wurden 23, als unheilbar, theils andern Verpflegungsanstalten, theils ihren Familien übergeben.)		
Davon wurden auf andere Stationen verlegt:		
Gemüthskranke	25	
Epileptische	8 — 33	
(Von den, wegen wichtiger, meistens unheilbarer, körperlicher Grundkrankheiten, z. B. Lungensuchten, Lähmungen, Wassersuchten, Nervenschwindsucht, zur Behandlung in der Irrenanstalt nicht Geeigneten und deshalb in die Abtheilung		
Latus	198	419

Transp. 198 419

der innerlich Kranken Verlegten, starben daselbst: 23.)

Davon entliefen:

Gemüthskranke		2	

Davon starben:

Gemüthskranke	6		
Epileptische	1 —	7 —	207
		Bleibt Bestand	212

Dies giebt ein Verhältniß der Geheilten zum Bestande (wozu auch die unheilbaren Blödsinnigen und Epileptischen gerechnet), incl. der Aufgenommenen, ungefähr: wie 1 zu 4; der ungeheilt Entlassenen, ungefähr: wie 1 zu 7; der Gestorbenen: wie 1 zu $59\frac{6}{7}$.

Jahr 1817.

Der Bestand der Geisteskranken und Epileptischen war am 1sten Januar 1817 (incl. der Beurlaubten) 212

Aufgenommen wurden im Laufe des Jahres . . 187

Summa 399

Unter diesen 399 Behandelten befanden sich:

Gemüthskranke	318
Epileptische	81
Summa	399

Davon wurden geheilt entlassen:

Gemüthskranke	72	
Epileptische	9 —	81

Davon wurden ungeheilt entlassen:

Gemüthskranke	18	
Epileptische . , . . .	12 —	30

Latus 111 399

Transport 111 399

(Davon wurden 7 Gemüthskranke und 1 Epileptischer als unheilbar anderen Verpflegungsanstalten übergeben.)

Davon wurden auf andere Stationen verlegt:

Gemüthskranke	42		
Epileptische	10 — 52		

(Von den, wegen wichtiger, meistens unheilbarer, körperlichen Grundkrankheiten, z. B. Lungensuchten, Lähmungen, Wassersuchten, Nervenschwindsucht 2c., zur Behandlung in der Irrenanstalt nicht Geeigneten, und deshalb in die Abtheilung der innerlich Kranken Verlegten, starben daselbst: 41.)

Davon starben:

Gemüthskranke	4	
Epileptische	1 — 5 —	168
Bleibt Bestand zum 1sten Januar 1818		231
		incl. 12 Beurlaubter.

Dies giebt ein Verhältniß der Geheilten zum Bestande (wozu auch die unheilbaren Blödsinnigen und Epileptischen gerechnet), incl. der Aufgenommenen, ungefähr: wie 1 zu $4\frac{8}{9}$; der ungeheilt Entlassenen: wie 1 zu $13\frac{3}{10}$; der Gestorbenen: wie 1 zu $79\frac{4}{5}$.

Jahr 1818.

Vom Januar bis incl. August.

Bestand war am 1sten Januar 1818 . .	231
Aufgenommen wurden in den 8 Monaten . .	103
Summa	334

Unter den Behandelten befanden sich:

Gemüthskranke		265
Epileptische		69
	Summa	334

Davon wurden geheilt entlassen:

Gemüthskranke	40
Epileptische	3 — 43

Davon wurden ungeheilt entlassen:

Gemüthskranke	37
Epileptische	28 — 65

(Davon wurden, auf Befehl der Königl. Regierung, 20 Gemüthskranke und 12 Epileptische theils Verpflegungsanstalten, theils ihren Verwandten übergeben.)

Davon wurden auf andere Stationen verlegt:

Gemüthskranke	18
Epileptische	2 — 20

(Von den, wegen wichtiger, meistens unheilbarer, körperlichen Grundkrankheiten, z. B. Lungensuchten, Lähmungen, Wassersuchten, Nervenschwindsucht ꝛc., zur Behandlung in der Irrenanstalt nicht Geeigneten, und deshalb in die Abtheilung der innerlich Kranken Verlegten, starben daselbst: 15.)

Davon starben:

Gemüthskranke	3 — 3 — 131

Bleibt Bestand den 1sten September 1818 203
incl. 9 Beurlaubter.

Dies giebt ein Verhältniß der Geheilten zum Bestande (wozu auch die unheilbaren Blödsinnigen und Epileptischen gerechnet) incl. der Aufgenommenen, ungefähr: wie 1 zu $7\frac{5}{7}$; der ungeheilt, meistens als unheilbar, Entlassenen, ungefähr: wie 1 zu $5\frac{1}{4}$; der Gestorbenen: wie 1 zu $110\frac{2}{3}$.

Rekapitulation

vom 1sten Oktober 1806 bis zum 1sten September 1818.

Bestand war am 1sten Oktober 1806 . . .		210
Aufgenommen wurden in diesen 12 Jahren .		1980
Total-Summe der in diesem Zeitraume Behandelten		2190
Davon wurden geheilt entlassen:		
Geisteskranke	811	
Epileptische	125 — 936	
Davon wurden ungeheilt entlassen:		
Geisteskranke	315	
Epileptische	202 — 517	
Davon wurden auf andere Stationen verlegt:		
Geisteskranke	174	
Epileptische	45 — 219	
Davon entliefen:*)		
Geisteskranke	4	
Epileptische	2 — 6	
Latus	1678	2190

*) Von den Entwichenen sind hier nur solche gezählt, die nicht wieder zurückgeliefert wurden. Die übrigen Entlaufenen, die gleich entdeckt und wieder zurückgebracht wurden, sind nicht mit aufgeführt.

		Transp. 1678	2190
Davon starben:			
Geisteskranke	257		
Epileptische	52	— 309 —	1987
Bleibt Bestand am 1sten Sept. 1818			203
			incl. 9 Beurlaubter.

Dies giebt ein Verhältniß der Geheilten zum Bestande (wozu auch die unheilbaren Blödsinnigen und Epileptischen gerechnet), incl. der Aufgenommenen, ungefähr: wie 1 zu $2\frac{1}{3}$; der ungeheilt Entlassenen ungefähr: wie 1 zu $4\frac{1}{4}$; der Gestorbenen, incl. der an körperlichen, meistens unheilbaren, Krankheiten, als Lungensuchten, Wassersuchten, Lähmungen, organischen Gehirnkrankheiten, und der in den ersten Wochen nach der Aufnahme verstorbenen komplizirten Gemüthskranken: wie 1 zu $7\frac{1}{12}$.

Anmerkung.

Das Verhältniß der Geheilten und Verstorbenen zum Bestande würde noch günstiger sein, wenn nicht so viele (wenigstens $\frac{1}{3}$tel des Bestandes) unheilbare Blödsinnigen und Epileptischen, für welche hier noch keine besondere Anstalt existirt, als permanenter Bestand (worunter mehrere 10 — 15 — 20 Jahr lang Blödsinnige oder Epileptische) gerechnet werden müßten. Bei einem solchen Bestande muß auch die Sterblichkeit größer sein, als in einem den heilbaren, nicht veralteten, Geisteskranken allein gewidmeten Institute, da die Geisteszerrüttung, je länger je mehr, auf die Organisation des somatischen Systems verderblich wirkt, und die Erfahrung allgemein gelehrt hat: daß Kranke dieser Art in der Regel nicht alt werden.

Schluß-Bemerkungen.

I.

1.

Die tödlich gewordenen Krankheiten der in den letzten zwölf Jahren verstorbenen komplizirten Geisteskranken und Epileptischen waren folgende:

1) an der Schwindsucht, meistens Lungensucht, hatten gelitten	169
2) am Schlagfluß	73
3) = Nervenfieber	9
4) an der Luftröhrenentzündung	1
5) = = Magen= und Darmentzündung	4
6) = = brandigen Rose des Kopfs	1
7) am hitzigen Wasserkopf	1
8) an wassersüchtigen Krankheiten	26
9) am Mutterblutfluß	1
10) = brandigen Durchliegen nach Lähmung	3
11) an Altersschwäche	21
Summa	309

2.

Die dem Tode vorhergegangenen Geisteskrankheiten waren:

1) allgemeiner Wahnsinn, bei	84
2) partieller Wahnsinn (Melancholie, Narrheit), bei	76
3) Blödsinn, bei	97
4) Mit Epilepsie verbundene Geisteskrankheiten, bei	52
Summa	309

3.

Das Verhältniß des Geschlechts bei den Verstorbenen war folgendes. Es starben:

1) Gemüthskranke männlichen Geschlechts	.	149
2) = = weiblichen = =	.	108
1) Epileptische männlichen Geschlechts	. .	22
2) = = weiblichen Geschlechts	. .	30
	Summa	309

4.

Das Verhältniß des Alters:

1) Zwischen	10	und	20	Jahren starben	.	17
2) =	20	=	30	= =	. .	53
3) =	30	=	40	= =	. .	86
4) =	40	=	50	= =	. .	69
5) =	50	=	60	= =	. .	46
6) =	60	=	70	= =	. .	28
7) =	70	=	80	= =	. .	5
8) =	80	=	90	= =	. .	4
9) =	90	=	100	= =	. .	1
					Summa	309

5.

Das Verhältniß der Dauer der Behandlung der Krankheit bis zum Eintritt des Todes:

1) Nach einem Aufenthalte von	14	Tagen starben	32
2) = = = = =	1	Monat =	19
3) = = = = =	2	= =	26
4) = = = = =	¼	Jahr =	36
5) = = = = =	½	= =	41
6) = = = = =	¾	= =	21
7) = = = = =	1	= =	40
8) = = = = =	2	Jahren =	26
9) = = = = =	3	= =	16
		Latus	257

							Transp.	257
10) Nach	einem	Aufenthalte	von	4	Jahren	starben		9
11)	=	=	=	=	5	=	=	7
12)	=	=	=	=	6	=	=	4
13)	=	=	=	=	7	=	=	8
14)	=	=	=	=	8	=	=	6
15)	=	=	=	=	9	=	=	4
16)	=	=	=	=	10	=	=	5
17)	=	=	=	=	11	=	=	2
18)	=	=	=	=	12	=	=	1
19)	=	=	=	=	13	=	=	1
20)	=	=	=	=	14	=	=	1
21)	=	=	=	=	15	=	=	1
22)	=	=	=	=	16	=	=	1
23)	=	=	=	=	19	=	=	1
24)	=	=	=	=	20	=	=	1
								309

II.

Das Verhältniß der aus der Anstalt geheilt entlassenen und geheilt gebliebenen zu den wieder krank oder kränker gewordenen und deshalb zum zweiten, dritten ꝛc. Male während jener zwölf Jahre wieder aufgenommenen Geisteskranken ergiebt sich aus Folgendem. Es gab:

1) Solche, die als völlig geheilt betrachtet und entlassen waren, deren Wiederaufnahme nicht erwartet wurde, und die dessen ungeachtet Rückfälle bekamen;

a) männlichen Geschlechts . . .	25
b) weiblichen = = . . .	18
Summa	43

Transport 43

2) Solche, die an anerkannt periodischem Wahnsinne litten, und nur für eine Zeitlang geheilt waren, deren Wiederaufnahme daher erwartet werden konnte;
   a) männlichen Geschlechts . . 13
   b) weiblichen = = . . 18 — 31

3) Solche, die gebessert, aber nicht als geheilt und gemeiniglich nur als beurlaubt, entlassen waren;
   a) männlichen Geschlechts . . 5
   b) weiblichen Geschlechts . . . 3 — 8

4) Solche, die auf Verlangen ihrer Verwandten oder auf Veranlassung verschiedener Behörden, die über ihre anderweitige Unterbringung entschieden, ungeheilt entlassen werden mußten, und nach eingetretener Verschlimmerung der Anstalt wieder übergeben wurden;
   a) männlichen Geschlechts . . 13
   b) weiblichen Geschlechts . . . 7 — 20

5) Solche, die als unheilbar aus der Anstalt entlassen waren, aber wegen Verschlimmerung ihres Zustandes wieder aufgenommen wurden;
   a) männlichen Geschlechts . . 2
   b) weiblichen = = . . . 3 — 5

Summa 107

Von diesen 107 sind zu verschiedenen Malen in die Anstalt aufgenommen, und zwar

1) zweimal: 79; nämlich: 34 männlichen und 36 weiblichen Geschlechts. Von diesen gehörten

a) zu

a) zu denen, welche als geheilt betrachtet wurden: 23 männlichen und 18 weiblichen Geschlechts;

b) zu denen, welche an anerkannt periodischem Wahnsinne litten, und nur für eine Zeitlang geheilt waren, deren Wiederkehr daher erwartet werden konnte: 6 männlichen und 8 weiblichen Geschlechts;

c) zu denen, die gebessert, aber nicht geheilt und meistens nur als beurlaubt entlassen waren: 3 männlichen und 3 weiblichen Geschlechts.

d) zu denen, die, auf Verlangen ihrer Verwandten oder auf Veranlassung verschiedener Behörden, ungeheilt entlassen waren: 10 männlichen und 6 weiblichen Geschlechts;

e) zu denen, die als unheilbar aus der Anstalt entlassen waren, aber wegen Verschlimmerung ihres Zustandes und bei dem Mangel eines besondern Instituts für unheilbare Irre, wieder aufgenommen wurden: 1 männlichen und 1 weiblichen Geschlechts.

2) Dreimal waren in der Irrenanstalt: 21; nämlich: 13 männlichen und 8 weiblichen Geschlechts. Von diesen gehörten

a) zu denen, welche als geheilt betrachtet wurden: 2 männlichen Geschlechts;

b) zu denen, welche an anerkannt periodischem Wahnsinne litten, und nur für eine Zeitlang geheilt waren: 4 männlichen und 7 weiblichen Geschlechts;

c) zu denen, welche gebessert, aber nicht geheilt, entlassen waren: 2 männlichen Geschlechts.

d) zu denen, welche auf Verlangen ihrer Verwandten ungeheilt entlassen waren: 3 männlichen und 1 weiblichen Geschlechts;

e) zu denen, welche als unheilbar entlassen waren: 1 männlichen und 1 weiblichen Geschlechts.

3) Viermal waren in der Irrenanstalt: 5 weiblichen Geschlechts. Von diesen gehörten zu denen, die an anerkannt periodischem Wahnsinne litten: 3; zu denen, die als unheilbar entlassen waren: 1.

4) Fünfmal waren in der Anstalt: 2 männlichen Geschlechts, gehörend zu denen, die an anerkannt periodischem Wahnsinne litten.

5) Sechsmal war in der Anstalt 1 männlichen Geschlechts, der gleichfalls an periodischem Wahnsinne litt.

Von diesen 107 sind in kürzerer oder längerer Zeit in die Anstalt wieder aufgenommen:

innerhalb 1 Jahres	36
" " 2 Jahre	33
" " 3 "	12
" " 4 "	8
" " 5 "	3
" " 6 "	2
" " 7 "	4
" " 8 "	5
" " 9 "	2
" " 10 "	2
Summa	107

Von diesen 107 sind aus der Irrenanstalt geheilt entlassen und nicht wiedergekehrt: 24 männlichen und 22 weiblichen Geschlechts;

aus der Irrenanstalt ungeheilt entlassen und bis jetzt nicht wiedergekehrt: 14 männlichen und 17 weiblichen Geschlechts.

An Folgekrankheiten sind in der Anstalt von jenen 107 Individuen verstorben: 15 männlichen und 5 weiblichen Geschlechts.

In der Anstalt befinden sich von Jenen noch 5 männlichen und 4 weiblichen Geschlechts.

Von diesen 9 noch in der Anstalt sich befindenden Kranken, sind höchst wahrscheinlich unheilbar: 2 männlichen, und 2 weiblichen Geschlechts.

Das Verhältniß der geheilten und nicht wieder aufgenommenen Gemüthskranken zu den geheilten und wieder aufgenommenen, incl. derer, deren Wiederaufnahme wegen periodischen Wahnsinns erwartet werden konnte, ist: wie 9 zu 1; das Verhältniß der geheilten und nicht wieder aufgenommenen zu den für völlig geheilt gehaltenen und dennoch, wegen erfolgter Rückfälle, wieder aufgenommenen Geisteskranken ist: wie $16\frac{1}{2}$ zu 1.

Die Total-Summe der während der verflossenen zwölf Jahre geheilten und nicht wieder zurückgekehrten Gemüthskranken, beträgt deshalb 704.

Erklärung der Kupfertafeln.

Tafel 1.

Fig. 1. Abbildung des Apparats des Spritzbades bei Behandlung solcher Kranken, welche am Nervenfieber, an der Hirnentzündung, Schlafsucht, am hitzigen Wasserkopf leiden.

Der Kranke ist mit Brust-, Hand- und Fußriemen von gefuttertem Leder in der Badewanne befestigt. Ein mit gefirnißter Leinwand inwendig überzogener Korb, dessen Umfang zur Badewanne paßt und am Kopfende einen Ausschnitt hat, bedeckt den Körper des Kranken, fängt den größten Theil des Wasserstrahls, wenn er vom Kopf des Kranken zurückprallt, auf, und vermindert so das Umherspritzen des Wassers im Krankenzimmer.

Ein in seinen Fugen verpichter Kasten, in welchem die Wanne steht und das überfließende Wasser auffängt, unterstützt diesen Zweck.

Die Größe, Zusammensetzung und Verbindung der die Spritzbadmaschine bildenden Bestandtheile erhellen aus den beigefügten Umrissen (Fig. 2., 3. und 4.), nach welchen die Nachbildung des ganzen Apparats sehr leicht wird.

Fig. 2. Die Spritzbadmaschine von der Seite, mit Wasser gefüllt, welches vermittelst einer Pumpe in den daran befindlichen Schlauch getrieben wird.

Fig. 3. Diese Maschine von der Vorderseite, nach Entfernung des mit der Pumpe verbundenen Sch..engels.

Fig. 4. Ansicht der Maschine von oben, nach Entfernung der Pumpe und des Schwengels. Durch die Oeffnung X spielt der eiserne Stempel, der durch den Schwengel auf- und niedergezogen, und vermittelst dessen das Wasser in den Schlauch getrieben wird.

Tafel 2.

Fig. 1. stellt den bei den Uebergießungen und Sturzbädern erforderlichen Apparat, so wie er bei Wahnsinnigen angewendet wird, dar.

Der Wahnsinnige wird in der Badewanne mit Brust- und Armriemen befestigt. Ein Wärter, durch einen Bretterschirm geschützt, gießt in einiger Höhe die vollen Eimer kalten Wassers über seinen Kopf. Ein Brunnen steht mit einer nebenstehenden Badewanne in Verbindung, und erhält sie stets so mit Wasser gefüllt, daß die andern Gehülfen dasselbe mit Eimern schöpfen, und den höher stehenden ohne Unterbrechung mit vollen Eimern schnell genug versorgen können, um die Uebergießungen Viertel- und halbe Stunden lang fortzusetzen, wie es bei großer Unempfindlichkeit vieler Kranken durchaus erforderlich ist.

Eine Spritzbadmaschine steht zur Seite, um ihren Gebrauch den kalten Uebergießungen da, wo es erforderlich ist, unmittelbar folgen zu lassen; indem die Erfahrung den großen Nutzen der Verbindung und Aufeinanderfolge beider Arten von Bädern so oft bestätigte.

Fig. 2. stellt den Apparat des Wasserdampfbades dar, wie er bei chronischem Gliederreißen, mehrern Formen der Gicht, Gelenkanschwellungen und Steifigkeiten, venerischen und gichtischen Hautkrankheiten, mit entschiedenem Nutzen gebraucht wird.

Nr. III. stellt das Hauptstück des Apparats, die eigentliche Wanne (den Obersatz) dar, welches nach seiner Durchschnittsfläche, nebst der Art, wie der Kranke darin sitzen muß, in Nr. VIII. abgebildet ist.

Es besteht aus festem, trockenen Holze, und ist möglichst dicht in seinen Verbindungen, die durch eiserne Reifen (Nr. III. A. B. C. D. E. F.) gesichert werden.

Der Deckel dieses Hauptstücks ist in Nr. I. abgebildet. Der Fußtheil dieses Deckels ist an dem obern Rande des Hauptstücks befestigt, so daß an den Seiten kein Dampf entweichen kann. Der übrige Raum der obern Oeffnung des Hauptstücks wird durch zwei zusammenpassende, mit kleinen Schiebern leicht zu verbindende, Deckel (B. B.) verschlossen, nachdem der Kranke sich in die Wanne gesetzt hat. Die Oeffnung C. stellt den Raum dar, aus dem der Kopf des Kranken frei hervorsteht. Die eisernen Verbindungshaken oder Schieber, deren Bestimmung aus der Zeichnung erhellt, sind durch D. D. D. D. bezeichnet. Der Rand der beiden Deckel B. B. steht etwas über den Rand der Wanne hervor, um das Entweichen des Dampfes zu verhindern. Je dichter diese Deckel passen, desto weniger Dampf kann entweichen.

Nr. II. stellt den Boden des Hauptstücks vor, der an demselben wie bei einer gewöhnlichen Badewanne befestigt, und überall durchlöchert ist. Unter diesem Boden befindet sich eine eiserne Pfanne, aus der sich die Dämpfe durch diese Oeffnungen in den Raum des Hauptstücks der Wanne begeben, in welchem (nach Nr. VIII.) der Kranke sitzt.

Nr. IV. bezeichnet den Untersatz, dessen obere Pe=

ripherie etwa 1 Zoll tief, und ½ Zoll breit ausgehöhlt ist, um den untern Raum des Hauptstücks aufzunehmen, und ihn möglichst luftdicht zu umfassen.

Durch den viereckigen Ausschnitt (bei x) werden, vermittelst einer eisernen Schaufel, die bis zum Rothglühen erhitzten sechspfündigen eisernen Kugeln (1 — 3 — 4 Stück) geschoben, welche durch diese Oeffnungen unmittelbar in die mit Wasser gefüllte Blechpfanne fallen, und solches in Dampf verwandeln.

Nr. V. bezeichnet die Sitzbank von oben, auf der der Kranke während des Dampfbades sitzt. In Nr. VIII. Lit. E. sieht man von der Seite ihre Stellung während ihres Gebrauchs.

Nr. VI. stellt die aus Eisenblech bestehende Pfanne dar, mit ihren Handhaben (A. B.)

Nr. VII. dieselbe von einer Seite, mit ihrem Ausschnitte (A) durch welchen, wie bemerkt, die glühenden Kugeln in dies Gefäß gelangen, während der Kranke sich schon in der Wanne befindet.

In Nr. VIII. Lit. C. ist die Stellung der Pfanne in dem Raum des Untersatzes, während des Badens, anschaulich gemacht.

Die meisten Kranken ertragen mit heilsamem Erfolge eine Wärme des Dampfbades von 30 bis 40 Grad Reaumür, der durch 3 bis 6 Kugeln, von oben angegebener Beschaffenheit, in einigen Minuten hervorgebracht wird.

Ein solcher Dampfbadeapparat kostet an Böttcher-, Schlösser-, Tischler- und Maler-Arbeit in Summa 50 Rthlr. 4 Gr. Preuß. Courant.

Tafel 3.

Die Drehmaschine (Drehbett) und der Drehstuhl.

	Größe. Rheinl. Fuß	Zoll
Fig. 1. Das Drehbett.		
A. Walze, welche aufrecht steht, und an der das Rad, wodurch die Maschine gehemmt wird, befestigt ist, hoch: oben 1 Fuß, unten 1 Fuß 2 Zoll stark.		
B. Rad zum Hemmen der Maschine, im Durchmesser	5	3
CC. Das Lager, lang . . . . . . am Kopfende 3 Fuß, am Fußende 1 Fuß 11 Zoll breit.	6	—
DD. Unterlage, lang . . . . . . am Kopfende 3 Fuß, am entgegengesetzten Ende $6\frac{1}{4}$ Zoll breit.	13	—
EE. Seitenstücke am untern Ende des Unterlageholzes, lang . . . . $8\frac{1}{2}$ Zoll breit.	4	$9\frac{1}{2}$
F. Ein starkes eichenes Bohlenstück, woran die Eisenstangen zur Haltung der Maschine befestigt sind, durch die Walze durchgeschoben, lang	2	$7\frac{1}{2}$
GG. Vordere Eisenstangen zur Haltung der Maschine	3	5
HH. Hintere Eisenstangen zur Haltung der Maschine	2	6
II. Zwei Kasten, worin Gewichte zur Erhaltung		

		Rheinl. Fuß	Rheinl. Zoll
	des Gleichgewichts und Erleichterung des Umschwungs.		
KK.	Zwei zusammengefügte Balken, worin der Zapfen der Walze geht, lang . . .	19	—
	$4\frac{3}{4}$ Zoll stark.		
LL.	Zwei Balken zum Hemmen des Rades, lang	17	—
M.	Tragebalken für die Balken LL. . .	16	—
N.	Tragebalken für die Balken KK. . .	16	—
O. P.	Tragebalken für die Balken MN. . .	12	—
Q.	Tragebalken für LL, lang	7	1
RR.	Stützpfeiler für Q, hoch	9	9
SS.	Stützpfeiler des Balken KK, hoch . .	11	6
T.	Balanzier, die Maschine in Bewegung zu setzen, lang	10	—
U.	Rad, welches durch Aufwickelung des Stricks V, der an die Enden der beweglichen Balken LL befestigt ist, sie zusammenzieht, und damit das Rad B einklemmt, wodurch die Maschine zum Stillstande gebracht wird.		
W.	Brustriemen für Sitzende.		
X.	Brustriemen für Liegende.		
Y.	Handriemen.		

Fig. 2. Obere Ansicht von der Maschinerie des Drehbetts.

Außer den in Fig. 1. dargestellten Stücken sind hier noch bemerklich:

Z. Der Lenker, welcher die Kurbel

TZ mittelst des Balanziers T in Bewegung setzt,

wodurch die Umdrehung der damit verbundenen Welle, und des an dieser befestigten Betts bewirkt wird.

Fig. 3. Zeichnung der Verbindung des Dorns X im Balanzier T mit den eisernen Pfannen, welche in den Pfeilern SS befindlich sind.

Fig. 4. Drehstuhl.

		Rheinl. Fuß	Rheinl. Zoll
aa.	Höhe des ganzen Stuhls . . .	7	5
bb.	Durchmesser desselben	2	5
cc.	Höhe der Thüre	3	—
d.	Eiserner Zapfen, welcher in einer messingenen Pfanne läuft, lang	—	9
e.	Kloß, in welchem die Pfanne, worin der Zapfen läuft, befestigt ist, hoch . .	—	9
f.	Scheibe, worin der Strick läuft, durch welchen der Stuhl in Bewegung gesetzt wird, im Durchmesser	—	10
gg.	Länge des Balkens, in welchem der obere Zapfen läuft	3	6
hh.	Länge des Hauptbalkens, welcher die Maschine aufrecht erhält, und in welchem die große Scheibe, worin der Strick läuft, befindlich ist	9	10
ii.	Balken, welcher zur Stützung der Maschine benutzt worden ist, und, so wie die darüber liegenden unbezeichneten Balken, zu dem in demselben Zimmer befindlichen Drehbett gehört.		
x.	Stützbalken	1	12
k.	Brustriemen.		
l.	Handriemen.		

Außer den in der Zeichnung sichtbaren Scheiben sind auf beiden Seiten des Tragebalkens zwei aufrechte, der Richtung der untern großen entgegengesetzt stehende, kleinere Scheiben angebracht, um welche der Strick ohne Ende läuft, welcher mittelst des Griffs an der großen Scheibe von einem Gehülfen in Bewegung gesetzt wird.

Das Drehbett der Berliner Irrenanstalt kostet an Zimmer-, Riemer- und Schlosserarbeit in Summa 209 Rthlr. 18 Gr. Preuß. Courant.

Der Drehstuhl kostet 70 Rthlr.

Tafel 4.

Das Zwangsitzen und das Zwangstehen Wahnsinniger und Tobsüchtiger.

Fig. 1. Das Zwangsitzen. Ein mit einem hohen Sitze und starken Armen aus festem Holze verfertigter Lehnstuhl mit beweglichem Rücken, in welchem der Irre vermittelst eines breiten Brustgurtes, Arm-, Hand- und Fuß-Riemen befestigt wird. Zugleich ist eine Vorrichtung angebracht, durch welche die Rückenlehne höher und niedriger gestellt werden kann, für solche Fälle, in denen der Kranke ungestüme Bewegungen mit dem Kopfe macht, welche durch Hinablassen des obern Stücks der Rückenlehne sogleich unschädlich gemacht werden können.

Fig. 2. Das Zwangstehen von der vorderen Seite dargestellt. Ein breiter Brustgurt von Drillich oder Leder, vorn und hinten und zu beiden Seiten mit eisernen Ringen versehen, an welchen starke Stränge befestigt werden, die wieder an eiserne Haken, die an

den Seitenwänden des Zimmers angebracht sind, geknüpft werden. Ein Seil, welches in der Decke und am Fußboden an eisernen Haken Befestigungspunkte findet, läuft durch einen am hintern Theil des Brustgurtes befestigten eisernen Ring, und erhält den Kranken in einer und derselben Stellung. Nachdem die gewöhnliche Zwangsjacke mit verlängerten Aermeln übergezogen worden, werden, zur Erhaltung der Arme in einer fast horizontalen Lage, die Enden an die Seitenhaken des Zimmers geknüpft. Um die Füße in einer ruhigen Stellung zu erhalten, werden solche mit einem gewöhnlichen Fußriemen befestigt.

Fig. 3. Das Zwangstehen von der hintern Seite gezeichnet.

Tafel 5.

Das Ziehen und Fahren des Wagens für Irre. Seine Größe, Bauart und die Art seines Gebrauchs erhellt aus der Zeichnung selbst, und bedarf deshalb keiner weiteren Erläuterung.

Tafel 6.

Die militärischen Bewegungsübungen für Irre beider Geschlechter.

Es ist hier ein Theil des Charité-Irren-Gartens nach seiner dermaligen Einrichtung, nach der Ansicht auf den benachbarten Thierarzneischulgarten, gezeichnet.

1. 2. 3. Drei Abtheilungen geisteskranker Frauen werden von drei rekonvaleszirten Militärkranken exerzirt. Ihre Gewehre sind von Holz, bequem, doch plump und schwer, um die Bewegungen mäßig lästig zu machen.

Unfolgsamen und trägen Kranken werden Tornister, die mit einigen Pfunden Sand gefüllt sind, umgehängt.

4. Der Anfang eines verdeckten Planes, bestimmt, bei regnigtem Wetter Spiele und Beschäftigungen darunter vorzunehmen.

5. Eine der Schaukeln zur Bewegung und Belustigung der Irren in den Freistunden.

6. Ein Zelt, um Schatten und kühle Sitzplätze in den Sommermonaten zu verschaffen.

Taf. 1.

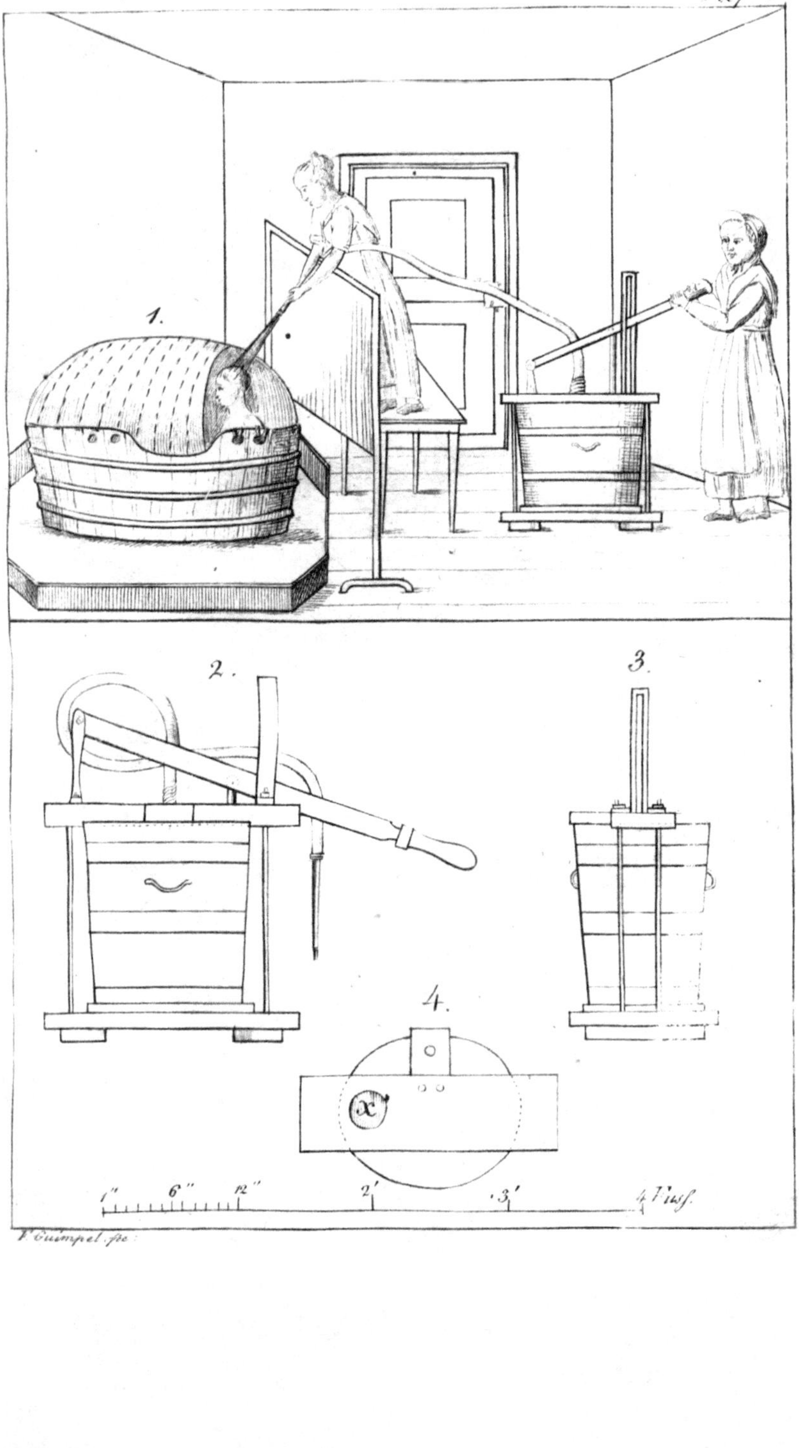

F. Guimpel fec.

Taf. 2.

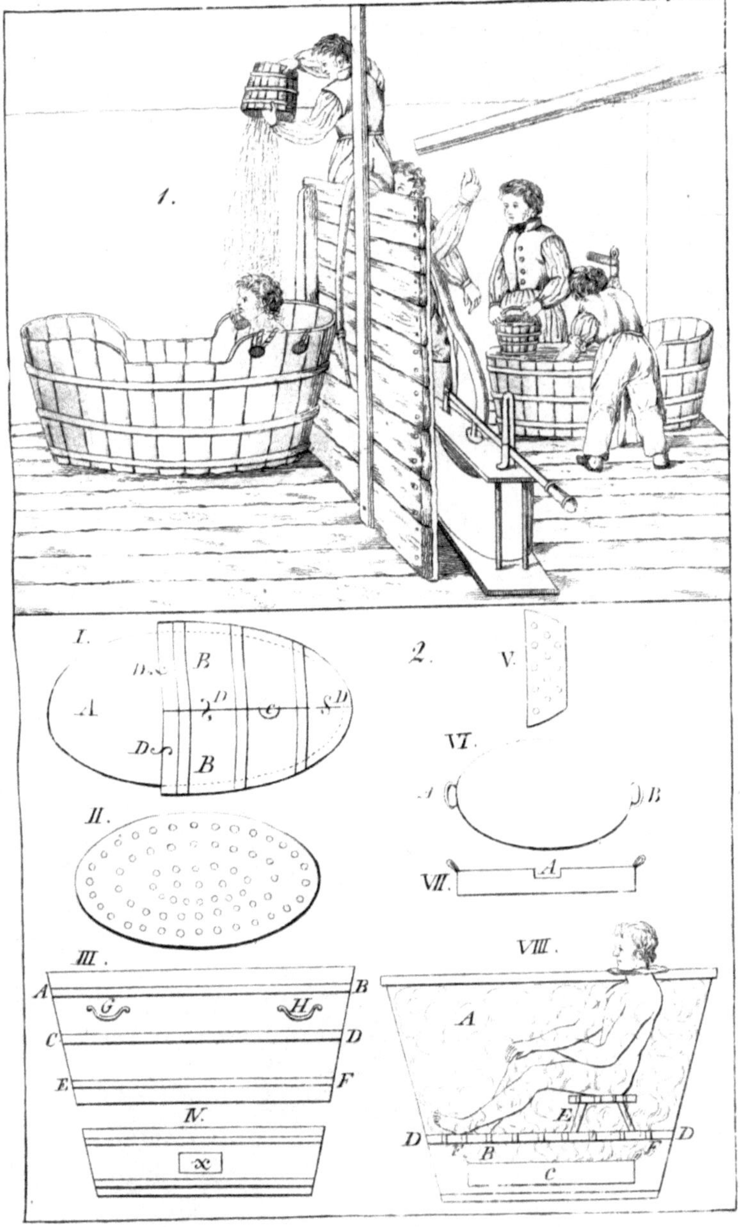

Taf: 3.

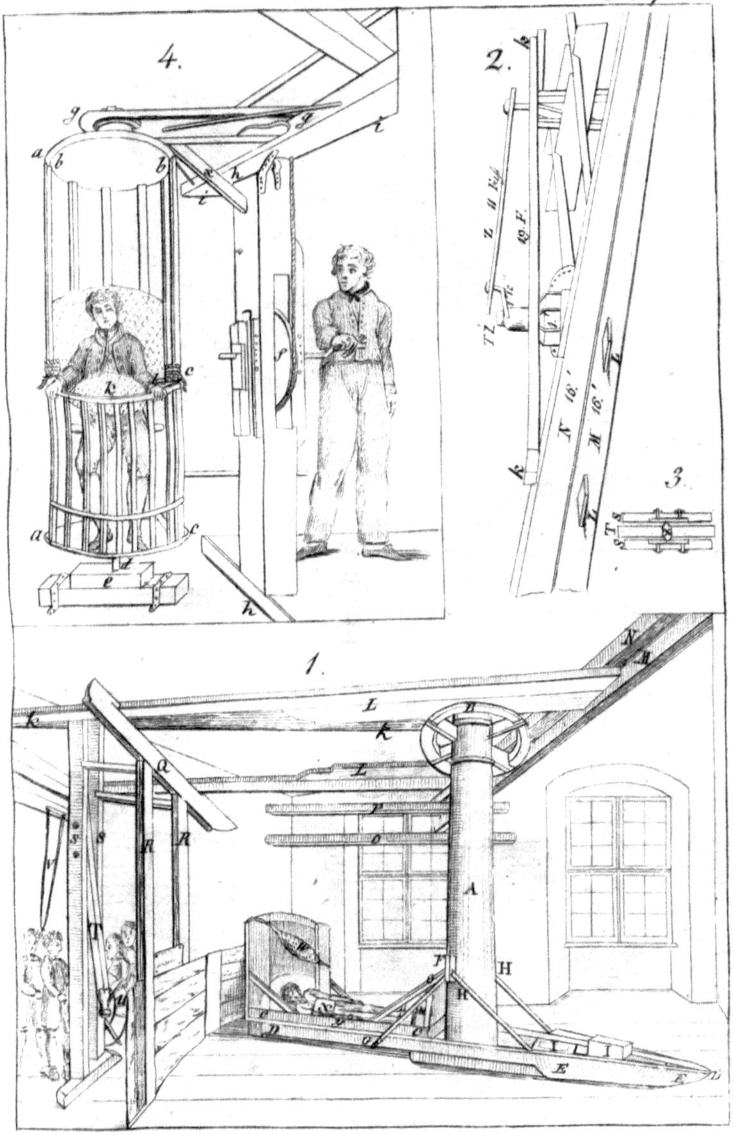

Taf. 4.

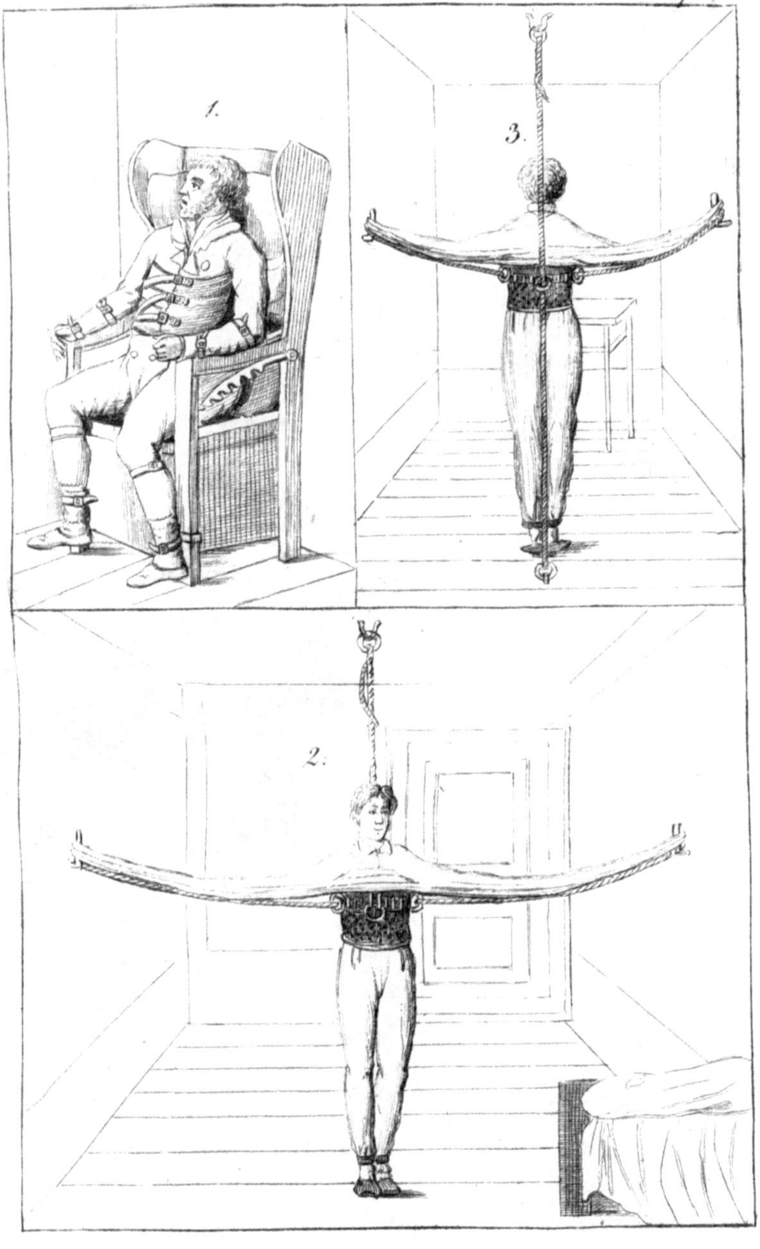

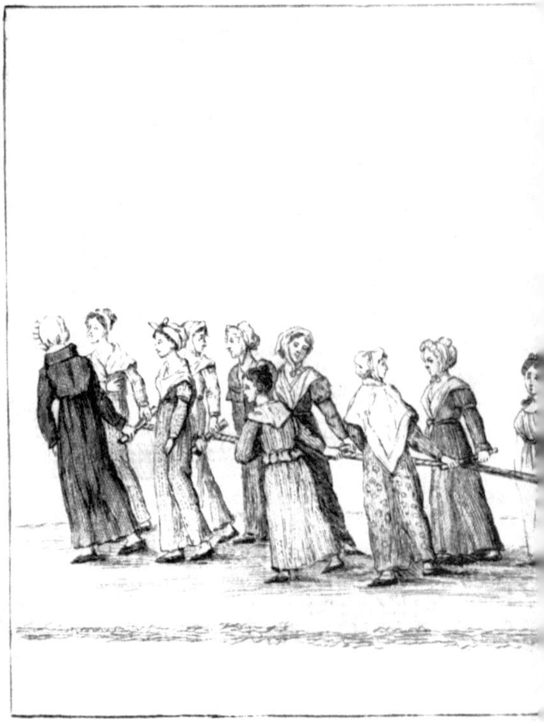

5.

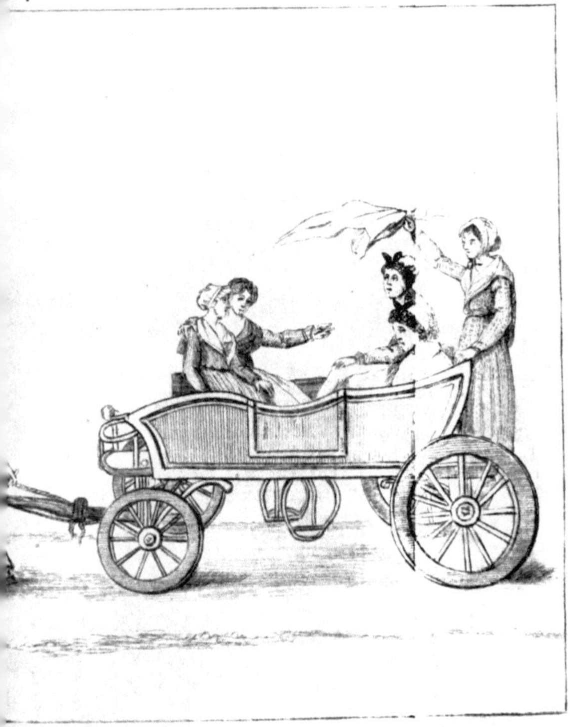

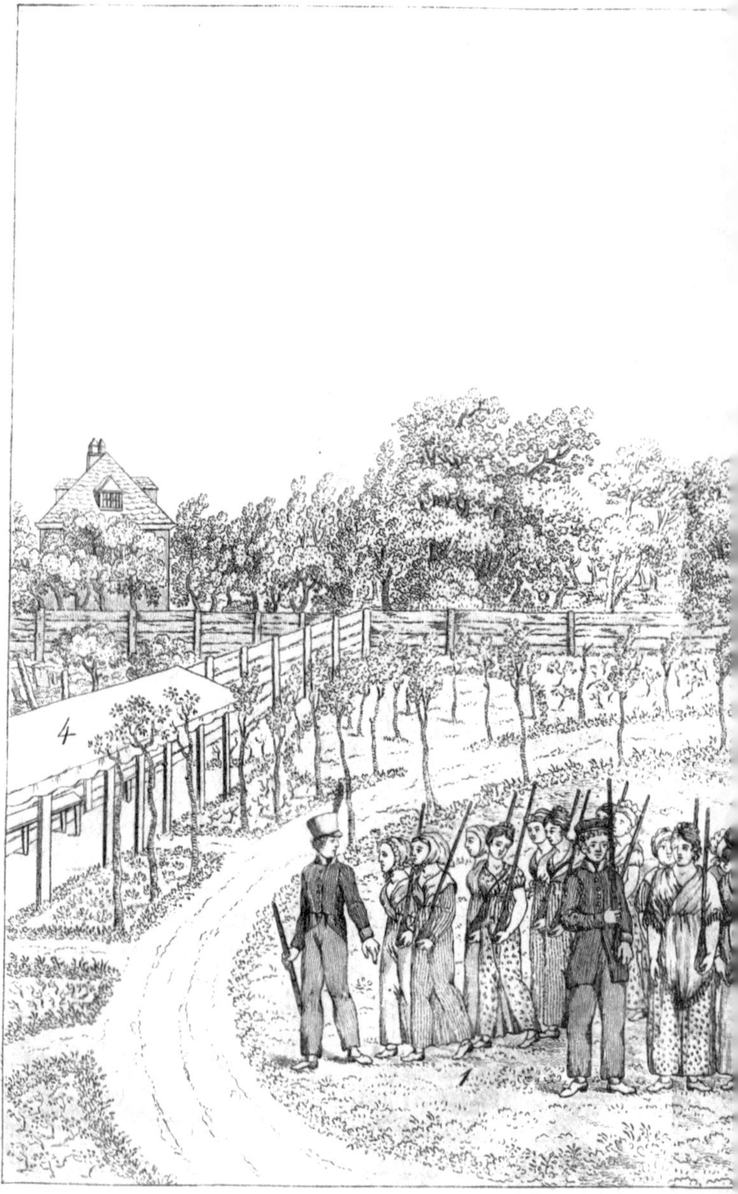

4
1

Taf. 6.

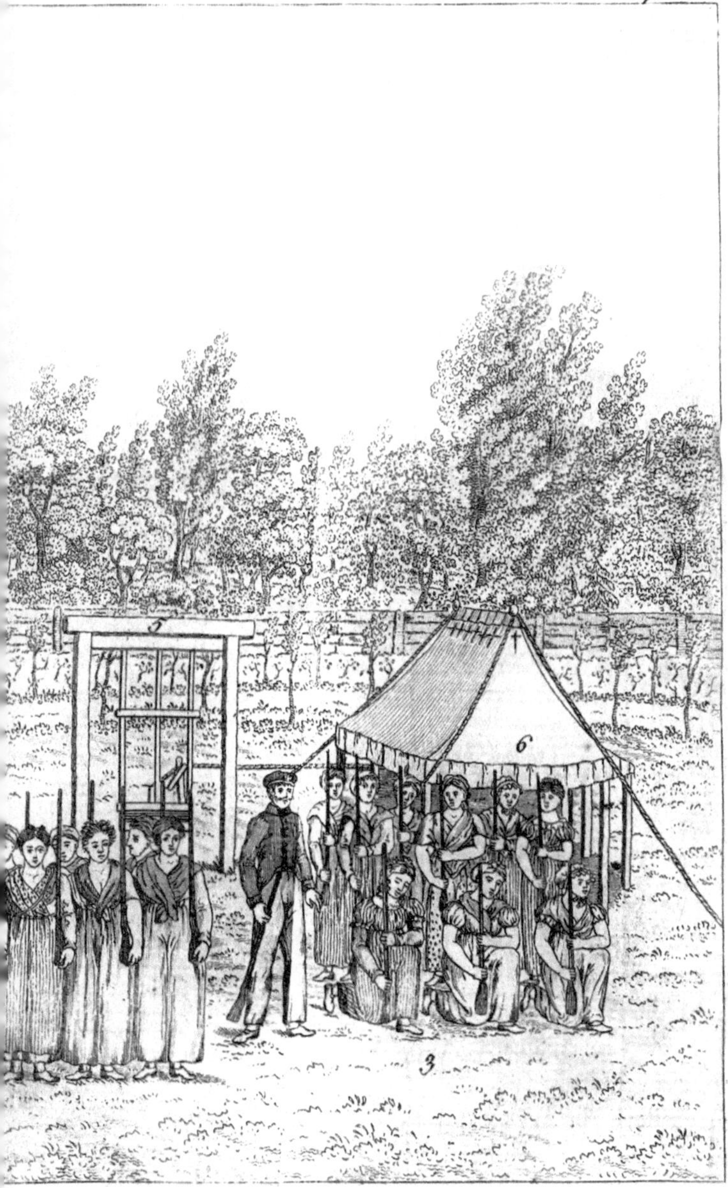

Kolibri 360 GmbH
Ferdinand-Jühlke-Straße 7
99095 Erfurt, Deutschland
produktsicherheit@kolibri360.de